伤寒六经原意

李宇铭　著

中国中医药出版社
·北　京·

图书在版编目（CIP）数据

伤寒六经原意/李宇铭著. —北京：中国中医药出版社，2014.1
（2020.7重印）
ISBN 978 - 7 - 5132 - 1690 - 6

Ⅰ.①伤…　Ⅱ.①李…　Ⅲ.①《伤寒论》–研究　Ⅳ.①R222.29

中国版本图书馆CIP数据核字（2013）第 258001 号

中 国 中 医 药 出 版 社 出 版
北京经济技术开发区科创十三街31号院二区8号楼
邮编：100176
传真　010 64405750
廊坊市祥丰印刷有限公司印刷
各地新华书店经销
*
开本 880×1230　1/32　印张 11.125　字数 297 千字
2014 年 1 月第 1 版　2020 年 7 月第 6 次印刷
书　号　ISBN 978 - 7 - 5132 - 1690 - 6
*
定价　35.00 元
网址　www.cptcm.com

如有印装质量问题请与本社出版部调换（010 64405510）
社长热线　010 64405720
购书热线　010 64065415　010 64065413
书店网址　csln.net / qksd /
官方微博　http:// e. weibo. com / cptcm

编写说明

一

假如一个说故事的人，说自己讲《西游记》，可是却没有按照原著的内容，而是自创故事"大话西游"，大家肯定知道他在撒谎。

或者一个讲《易经》的专家，解释某一个具有争议的卦象时，旁引博征，引用了多个注家的观点，将争议的论据都摆出来，可是到最后却不知道哪一个才是最好，只是从中选择了一个比较公认的看法，然后自己又补上了一个"个人意见"，让争论之中又再增加了一种观点。

又例如一个教《论语》的老师，讲课时先引用论语的一句话说："君子和而不同，小人同而不和。"之后他就解释如何从生活上体现"和而不同"，说："跟朋友相处，需要找到别人的共通点，就能够建立很好的友谊。"这句话当然没错，非常实用，可是为什么孔子要强调"君子"能和而不同，可是小人不能够？君子与小人之间有什么区别？这老师的解释方法，叫做只讲"引申义"而没有讲"本义"。

又假设在《道德经》中说："邻国相望，鸡犬之声相闻，民至老死不相往来。"有人读了这一句话，就说"老死不相往来"，大家住在附近，都是听到"鸡叫狗吠"的邻居了，却宁死也不愿见面，那样的国家实在太差了！可是这句话本来整句是这样说的："小国寡民，使有什伯之器而不用，使民重死而不远徙；虽有舟舆，无所乘之；虽有甲兵，无所陈之，使民复结绳而用之，甘其食，美其服，安其居，乐其俗，至治之极，邻国相望，鸡犬之声相闻，民至老死不相往来。"这里形容的，其实是一个非常美好的社会景象！"老死不相往来"，是指人们生活到老，都不会用兵器妄动干戈，没有发生争执，安居乐业，是生活太平的意思。那么，之前的解释方法叫"断章取义"，没有看到原文上下之间的联系。

以上这些例子，与现在研究仲景学说的情况十分相似。

由于张仲景的《伤寒论》与《金匮要略》文字古奥，并不容易诠释，在解读仲景理论的时候，历代注家多以个人发挥，在注解时以"意会"的方法直接得出结果，甚少有推论过程，这造成了后世学习者的更多不明白，一方面本义尚未明了，而且更要推测注者的用意，甚至要研究每一个注家之间的差别，导致学习仲景学说出现重重障碍。

当我们还未懂得"本意"是什么时，却先要学"引申义"，那样是"本末倒置"、"浮游无根"。所谓"知识是建构而成的"，又谓"万丈高楼平地起"，每一个人学习新的知识，都是从将新的知识与旧有的知识作连结，从打基础入手，亦像"滚雪球"的效应。当我们还未明白仲景理论的本义，又如何能联系上引申义？

二

《伤寒六经原意》是笔者学习仲景学说的"毕业总结"。回想过去学习的道路，也不算得容易。记得大二之时，学了一个学期的《伤寒论》，通过考试之后，发现自己已经将大部分东西还给老师了，就连《伤寒论》中的六条提纲是什么都记不住，更莫说是应用于临床。当时的心态，就是认为经典这东西不合时宜，学中医为何要学这么古老难懂的东西？

幸好到后来，受到身边老师和同学的影响，不少同学组织了经典学习小组，潜移默化地让我觉得经典是重要的东西，我应该好好地去学习她。于是，在大三、大四的时候，我再次回到《伤寒论》的课堂上旁听，希望重新学好。可是经过这两年的时间，发现自己还是不能应用《伤寒论》的东西，或许是因为同时学习多门课程，难以专心一致，不能全情投入地去体会经典。

于是，大四结束时我作了一个决定，就是休学一年，参加了大学的交流计划，孤身到南京中医药大学去，重新学习中医。那一年，我不用修任何学分，能自由地按自己兴趣学习。我专心地学习《伤寒论》，一年内曾经听过 4 次《伤寒论》的本科课程，让自己滚瓜烂熟，也旁听了硕士和博士班的《伤寒论》，还跟随了一些善用经方的老师门诊学习。经过了这一年的密集训练后，总算是入门了。

开始学习中医的前数年是浑噩度日，其后才能全心全意地投入自己。发现学习张仲景的东西，就好像渡海一样，还是必须要放下身上的包袱，投身进去，放下才能游到彼岸。若只在岸上轻叹远望，实难登经典的殿堂。

三

本书以"原意"为名，目标为"力求原意"，以张仲景自己解释自己，亦可称为狭义的"以经解经"。这是相对于"广义的"以经解经而言，过去一般说的"以经解经"，多是指以《黄帝内经》《难经》等医经来解释张仲景的理论，自从第一位注解《伤寒论》的成无己开始，上千年以来的众多医家，大部分都是努力地做这一份工作。

按《汉书·艺文志》的记载，当时"医经、经方、神仙、房中"是医学的四个流派，换句话说，医经与经方是截然不同的两大学派，过去医家用广义"以经解经"的方法，以"医经"的角度解释"经方"的理论，实际上是在进行"医经"与"经方"的理论大融合。可以说，经过上千年的努力，这一个融合的理论体系基本上已经形成，如现在的教科书上，以经络脏腑的角度理解《伤寒论》，当属此例。

可是，医经并不能够完整解释张仲景的理论。虽然张仲景也是明确地继承了《黄帝内经》等一些医经的内容，显然他也有了自己的创新。最明显的例证，如《伤寒论》的三阴三阳，与《黄帝内经》里面诸种三阴三阳概念是完全不相同的，张仲景只是取了"六经"之"名"，其"实"却是另一套新概念。这就好像哲学家提出一种新的概念时，亦会用旧的名词术语，但是自己重新作定义一样，方便后人接受。也就好像"经方"一词，在《汉书·艺文志》中本指经验之方，到现在则专指张仲景的方剂，因此不可望文生义。

在这种前提下，研究张仲景的思想，不可以单靠《黄帝内经》等医经的理论，必须回到张仲景的自身上，以张仲景自己去解释自己，这就是本书提出的、狭义的"以经解经"，对张仲景的理论正本清源。

本书所采取的研究方法，先是直面原文，主要在张仲景的《伤寒论》与《金匮要略》中找寻答案，在研究过程中主张以张仲景的原文解释自己，基本不参考历代注家的论述，而以当前教材的观点作为主流看法，以对比参照后世中医理论的发展，有助理解与仲景原意之间的异同。

四

本书研究思路，承蒙恩师的启发引导。记得在本科念《伤寒论》课程时，老师李致重教授强调，在课程结束之后，假若要真正提高《伤寒论》的水平，在研究生阶段要继续研究张仲景的理论，而且要从三个比较做起，分别是：类证、类方、类药。

具体而言，将各种"证候"比较，例如"发热"、"下利"、"发黄"、"关节疼痛"这一些证候，为何在不同条文中出现而用不同治法？透过证候的比较分析，可训练我们细微的辨证论治能力，准确辨证。（注：本书中所说的"证候"均是指"临床表现"，是指疾病的"现象"；目前《中医基础理论》中解释"证"为某一阶段的病理概括，亦即认为"证"是"本质"，并非仲景原意。）

"类方"分析，例如将"桂枝汤类方"、"小柴胡汤类方"、

"承气汤类方"等各自作比较，就可以看出张仲景在用药上的加减变化，如何与病机互相紧扣，从药物的变化中看到病机的演变过程。

"类药"分析，例如将同一类药物，如桂枝、麻黄、生姜同样是辛温之药，为何有不同功效？他们的差异在哪？类药比较可训练我们用药精确，达致"两味药能治好病，则不用三味药"的境界。"类药"研究的更深一层，即是"类药量"的研究，例如桂枝一药，它在全部仲景方之中的用量，从最大到最小的药量排列起来，就可以看出不同药量层次所针对的特定病机，使临床用药剂量上有所准绳。药量的比较研究，即是笔者后来在硕士以及博士论文中的主要研究课题，可称为"剂量－功效关系研究"。

当然，除了类证、类方、类药三种比较方法之外，在仲景书中还存在大量比较。曾在二手书店中找到一本 1984 年出版的《伤寒论手册》，这本书中将《伤寒论》中各种内容进行了资料分类编次，包括：类病证、类症状、类脉、类八纲气血、类法、类方、类药等七种分类，当资料整齐编次之后，就很容易发现条文之间的有机联系，实际上书中的分类，已经概括了从古到今诸多医家对于仲景学说的各种研究角度。

可是，这七种分类，还是远远不够。就像一班同学里面，你说要将这几十个人去分类，如何区分？可以按他们的高矮、肥瘦、成绩、兴趣、声线、姓名、出生月份、各种技能……但是每一种分类都有其局限性，看不到每一个人的全部。实际上，最终极的分类，就是以"个人"为单位了，每一个人都不一样，例如以高矮的分类，我们将全班同学由高到矮排列，就可以看到整个"演变"过程。所以，分类的研究到了最后，即是没有分类，而是落实到每一个"个体化"，而又同时看到每一个"个体"之间的互相联系、整体的变化。

学习《伤寒论》的更高层次，并非在于熟悉每一条条文的解释、不在于掌握每一首方剂的应用，而是在于贯穿每一条条文、看到方药之间的灵活变化，看到"无字处"，亦即发现各种"有字"内容之间的无形关系，可以说是一种"四维"的时空概念。此即等同于"得道"，发现了理论的整体，而不是零碎的经验片段。

五

本书强调"原意"，或许会有人非议，认为千年来中医是不断发展的，现在还要回到原点上，这岂不是倒退？对于中医是有所"发展"的观点，笔者十分认同，可是"发展"是否等同于"进步"，则要视乎具体情况。就像仲景学说的研究中，不少后世发展的理论，基本上是用了仲景理论的"术语"，可是实际上却非张仲景的原意，甚至说仲景原意一直隐藏不显，从未有人提出过正确的本义。例如中风、脾约、痞、痹、半表表里、芍药敛阴、柴胡升散等一大堆理论问题，主流的理解均与仲景原意不符。可是，当我们运用后世"发展"出的新理论来应用经方，我们是否仍然可以说这是张仲景的思想？虽然说的是张仲景的原话，可是内涵却不是张仲景的原意，究竟是"名实不符"，抑或当称为"断章取义"？实在值得我们深思。虽然发挥、创新是可取的，但不知其源，则如无水之木、无根之叶，没有继承，何来发展？

透过对仲景学说的正本清源，无论对于经方理论的理解，抑或现代临床应用，都有重要价值。

再者，亦有人非议，仲景书中不少内容或为后人修改。例如《伤寒论》中不少方后写"疑非仲景意"，肯定不是仲景原文；或如《伤寒论》由于战乱错简，之后再经过了王叔和的编次，条文排列次序已非仲景原意；再如《金匮要略》原书发现的时候已经是有"虫蛀"，当中的文字不少与《伤寒论》不同，明显有被修改过的痕迹。对于以上此等问题，假如从消极的角度看，那么仲景学说的研究是不可能再进一步的，因为目前没有一个"完美的"《伤寒杂病论》竹简的原书，似乎要解决此一问题，就必须等待考古学的新发现。

实际上以上的观点均属于"假设"，没有人知道《伤寒杂病论》的原貌如何，是否现在看到的赵开美版《仲景全书》已经十分接近当初的原貌？是否《伤寒论》与《金匮要略》已经是本来《伤寒杂病论》的全部？王叔和的整理，实际上没多少改动？从积极的角度看，这都是有可能的事。

因此，笔者不打算守株待兔，而是用积极的态度，假设《仲景全书》中文字基本正确，在此前提下对仲景理论重新考察。

以此角度深入研究张仲景的理论，可惊讶地发现，整部《伤寒论》是一个"庞大"而"紧密"的体系，条文之间并非杂乱无章，而是一个非常紧密的网络，密不可分；即使是《金匮要略》，亦处处与《伤寒论》前后呼应，揭示了外感与内伤两大类疾病的异同。这正是学习仲景学说的难点，因为它是一个系统、体系、整体，不可能简单地用线性思维去理解，而必须要面面俱全才能"得道"。

六

在研究到后期，发现本书的内容，可作为一本仲景学说的《中医基础理论》。张仲景在他的原序中，清楚地指出写作《伤寒杂病论》的目的："虽未能尽愈诸病，庶可以见病知源。"虽然让后人懂得如何治病，是本书的目的之一，可是如何能治好病？必须要懂得"见病知源"，这才是中医所谓"辨证论治"的重点。仲景书中大部分内容，都是直接列出"证候"（再次强调，本书所说的"证候"均指"临床表现"，而"非阶段性的病理概括"），而较少病机探讨，使后人难以明白其辨证思路。本书的目的，在于揭示张仲景的理论思维，所谓"医者意也"，若明白了张仲景的原意，在学习《伤寒论》与《金匮要略》的时候，则能直捣黄龙，进入一千八百年前已经奠定、成熟而完美的中医理论之中。

本研究的写作，部分内容文气较长，是由于考虑到不同的读者层面。毕竟仲景学说的内容，并非当前中医界人所熟悉，因此在论证时尽量引文详尽，以助阅读理解。若您是仲景学说的研究者，阅读本书的时候不妨顺序进深，能够逐步体会到本书的研究方法；若您是初学仲景学说的爱好者，阅读本书时大可不必深究理论的推论考证过程，直接明白推论的结果，主要阅读每一段的句头句末即可。

多年的研究，让我深切感受到，张仲景真乃圣人也！后学何德何能，竟能一窥仲景学说的奥秘、揭示这千年以来秘藏的理论？笔者不敢说书中发现全部正确，但亦自信本书的内容是近代仲景学说理论研究的突破，逐步恢复张仲景理论的真貌！是否如此，恳请诸位学者贤达批评指正，感谢提出不足与争议之处，促进学术进步。

张仲景的理论实在高深渊博，此书内容只是仲景学说的一小部分而已，仍需日后继续努力研究，盼望更多有志之士的参与，共同创造"仲景学派"的当代复兴！

李宇铭
2013 年于北京中医药大学

目　录

智者察同的中庸之道——论仲景学说之客观研究方法 ········ 1

上篇　还原基础理论

三焦营卫理论——以气血贯穿整体的生理学 ·············· 13

三焦与体表部位对应关系 ···························· 32

肝与三焦关系——下焦营血藏散即是肝 ·············· 49

表里部位概念——表证专指恶寒、里专指下焦 ·········· 62

手足四肢与三焦表里对应关系 ························ 76

胃病六大分类：寒、热、虚、实、燥、水停 ············ 99

针灸应用原则——针灸非为重病而设 ················ 108

中篇　厘清基本概念

坏病：并非变证 ································· 117

阴阳自和：专指寸尺脉调和 ······················ 122

脾约：葛根汤证下利是典型脾约 ·················· 125

客气：并非外来邪气 ···························· 135

痞：不包括按之柔软 ···························· 140

痹：不包括沉重疼痛 ···························· 144

发于阴阳：即病起于伤寒、中风 ················ 149

寒热真假：寒热皆是真象 ……………………… 157

无大热：无邪热在表的发热 …………………… 164

中风：风为阳邪有微热 ………………………… 174

伤寒：伤寒无广狭义之分 ……………………… 190

经：指一身经脉 ………………………………… 193

六经：外至内深入六阶段 ……………………… 203

下篇　重构六经原貌

"之为病"条文意义——提纲并非定义 ………… 209

太阳病概念：邪气在表 ………………………… 214

阳明病概念：正气充实、邪气入胃、正邪交争激烈 ……… 228

少阳病概念：胃虚而虚热上炎、热在上焦 …… 232

太阴病概念：脾胃俱虚 ………………………… 265

少阴病与厥阴病概念：共为下焦气血皆虚，厥阴更见

　　虚热上炎、热在上焦 ……………………… 283

六经纵论——"三焦营卫伤寒说" …………… 321

参考文献 ………………………………………… 341

智者察同的中庸之道

——论仲景学说之客观研究方法

《伤寒六经原意》是笔者在学习仲景学说的过程中，每当发现现行理论解释不通之时，则寻根究底，挖掘更符合原意的解释方法，最后竟成为了一篇又一篇的专题文章，透过研究而学习仲景思想。

研究开始时是从"问题"入手，视乎问题的性质而采用相应的方法，到后来随着研究日益深化，发现自己不自觉地采用了一种研究的"态度"、"思路"与"方法"，而这种"不自觉"更逐渐演变成了"自觉"，每于研究时提醒自己谨守的一些基本原则。本文尝试总结本书的研究方法，作为本书的导言。

一、过往仲景学说的研究问题——随文释义

历代对于《伤寒论》的研究注家不止千家，以现在各家学说的角度理解，一般将注家归纳成三大类：维护旧论、错简重订、辨证论治等三大派。当然，假若用不同角度细分，也有不同的研究注释角度，例如有用类证、类方、类药等不同的角度探讨，层出不穷。

若以更宏观的角度来说，各种研究均是以"注解"为主，就是透过"解释"经文原意为主要研究目的。"解释"本身并无错误，而且更应该说，正确的解释非常重要，后世的注解即是一道桥梁，解释的目的在于帮助读者明白原书作者的思想。可是，"如何解释"才是更重要的问题，如何解释才能揭示真正的"原意"？如何解释才不至于"误解"？如何解释才能避免渗入了后世的思想？这些都是值得探讨的问题。

　　历代注家的解释方法，绝大部分都是采用了"感悟"、"直觉"，在解释时只有"结论"而无"推论"。这实际上并非中医医家特有的问题，而是整个古代中国文化，都习惯了运用关联式的思考，直接论述结果而省略了推论过程。

　　举例而言，成无己在《注解伤寒论》中解释太阳病第一条时说："经曰：尺寸俱浮者，太阳受病。太阳受病，太阳主表，为诸阳主气。脉浮，头项强痛而恶寒者，太阳表病也。"这一种注解方式，是典型"直觉"推论，虽然成无己亦引用了"经曰"（此句原文未能在《黄帝内经》中找到，不知出自何经），但只引用一句他经经文即用作解释仲景理论，并不一定客观，如《素问·脉要精微论》篇说："诸浮不躁者皆在阳，则为热。"脉浮除了主表外亦主其他病证，为何成无己在解释此条时不选择以此句经文作解？明显地，成氏是自己先有了"太阳主表"的想法，后来再找上相关的经文作支持。再者，注解中说的"太阳主表，为诸阳主气"，即是解释者自己的演绎，并无推论过程，而到了最后一句"脉浮，头项强痛而恶寒者，太阳表病也"，实际上亦未有解释各种证候的发生机理，似乎要求读者自己"感悟"，不允许读者追问"为何"。

　　当然，上述举例并不在于批评成无己的不是，类似现象普遍存在于历代注家之中，这可以说是中国古代的一种文化。这种运用"感悟"、"直觉"的注解方式，虽然亦有正确的时候，但当人人各自表述自己意见时，究竟，众说纷纭之中是否只有一个真理？

　　历代注家在解释仲景学说的时候，各自运用自己的理解去解释张仲景，当我们回顾过去众多医家，已经形成了庞大的"仲景各家学说"。现在的中医学生在学习张仲景之时，并不能直接学习其原意，而必须先要努力理解各个注家的特点、差异，当我们认识了许多注家的思想之后，又会发现每一个注家的观点不同，不能互相沟通融合，到最后产生更多问题，让仲景思想添上层层迷雾。当代所使用的《伤寒论》与《金匮要略》教材，就是在各个注家之中选取较为符合现代解释的观点，形成另一种新的注本。

既然如此，面对着浩瀚的注家，难道只有"各讲各"，无法找到仲景原意？回答此一问题，先要认识仲景学说的特点。

二、研究对象与研究方法的关系——仲景学说的特点

在研究对象与研究方法的关系中，是"对象"决定了"方法"。道理十分简单，例如测量"身高"会用"尺"，测量"体重"会用"称"，我们不会说要"一尺白菜"、"一斤腰围"。可是，自古至今在研究仲景学说的时候，多是以"研究方法"为先，忽略了研究对象本身的特点，因此容易得出了"一米西瓜"的结果。

仲景学说具有独特之处，是在其他经典中无法找到的。张仲景最先提出了"辨证论治"体系，是最早的理法方药齐备的经典著作，这一点是《伤寒杂病论》的最大价值。

仲景书与《黄帝内经》作一比较。《黄帝内经》可以理解为"论文汇编"，是集合了众多不同学术观点的文集，其中的医学理论前后并不一定互通，由于每一篇的理论不同，未必能以一理贯通全书。张仲景的《伤寒杂病论》则是一人之作，虽然一般认为张仲景是在前人的基础上"博采众方"而成，但是张仲景具有自己的理论体系，只是将合适的方药吸收到自己的理论之中。因此，研究《黄帝内经》与《伤寒杂病论》的方法不同，前者需要视乎每一篇的内容进行独立研究，后者需要将全书作为一体来研究。

再将《伤寒杂病论》与吴鞠通的《温病条辨》作比较。虽然两者都是具有完整的理论体系，可是吴鞠通明显地是承袭自张仲景以及其他明清温病学家的理论观点，而张仲景的理论体系，似乎未能明显地从《黄帝内经》中找到，是"原创"的理论体系。若从两书运用的药物比较，《温病条辨》中运用了约266种药物，而张仲景在《伤寒论》与《金匮要略》中则只用了约166种，不

要忘记《温病条辨》只是温病学专著，而张仲景的二书则包括了伤寒与杂病，可知张仲景用药非常精炼，而到了吴鞠通则用药广泛，反映对中医理论的认识已经产生了变化。

从以上的两种比较，可知张仲景的理论是"自成体系"，并不能够完全以接近时代的《黄帝内经》抑或其他经典作解释，而后世的医学理论，大都从《伤寒杂病论》的理论作为基础而有所发展。因此，欲要明白仲景学说的原意，必须以张仲景自身去证明自己。此即"内证"与"外证"的区别，以张仲景解释自己作为"内证"最为客观，而其他如《内经》抑或后世医家的理论均为"外证"，只能作为辅助。

三、研究态度——"以经解经"的对与错

一般学者亦明白，不应"以今评古"抑或"以古非今"，以后世医家的观点去评价张仲景容易产生谬误，可是却较少指出"以经解经"的问题，这里引申讨论。

自从成无己全面注解《伤寒论》以后，以《黄帝内经》等医经理论来解释张仲景的方法，则称为"以经解经"，广义的可理解为以"医经"解释"经方"，狭义的可理解为以《黄帝内经》解释《伤寒杂病论》。无论如何，这些方法均属"外证"，尝试以外在的理论去解释张仲景。

无可否认，张仲景应学习过《黄帝内经》的部分理论，但是张仲景的理论与《内经》有明显不同。例如《内经》基本上没有记载方药（只有十三首简单方），主要运用针灸治疗；《伤寒论》则理法方药完备，而较少运用针灸。又比如说，《伤寒论》"六经"（或称"六病"）的三阴三阳理论，并不能用《黄帝内经》的各种三阴三阳的理论作解释，是另一种新的理论体系。《黄帝内经》与《伤寒杂病论》确实为两种不同理论体系。

从这些角度理解，张仲景明显在《黄帝内经》的基础上有所提升，而且自成体系，假若我们将全部张仲景的理论以《黄帝内经》作解释，则可以说是一种理论的"倒退"。就好像现代已经

是有"飞机"的年代，假如我们却坚持用"汽车"的原理去解释飞机，则如何解释飞机能够升空？又比如现在可以用"打印机"列印文件，假如我们坚持以"雕版印刷术"的方法去解释打印机原理，是否有点过时？

张仲景的理论与《黄帝内经》等医经明显不同，可是在过去一千多年以来，历代医家努力的用"以经解经"的方法，以《内经》去解释《伤寒论》，就好像是当初佛教从印度传来中国之后，逐渐与中国文化融合，成为了儒道佛合一的"中国化佛教"一样。当然，《伤寒杂病论》被《内经》化，本身并不一定是坏事，实际上即"医经"与"经方"理论融合的尝试，可以说，经过了一千多年以后，到现在已经基本形成一新理论了，我们现在的《伤寒论》教材，可以理解为《伤寒论》被"《内经》化"的产物。

可是，这一种"医经"融合"经方"的过程，实际上可以理解为"经方"的思想被"医经"所吞并。由于《伤寒杂病论》的内容较少深入的理论阐述，故此"以经解经"即是以医经的理论，加上张仲景的方药，实际上即以医经的理论取代了经方本身的理论，故此使《伤寒杂病论》本身的原意被湮没了。能够用医经理论解释经方，表面上看似是一种进步，实际上亦是一种倒退，未能揭示经方本身的深意，只是用更接近我们身边的"汽车"来解释"飞机"，好像更容易明白一点而已，没有真正地明白其本义。

因此，在解释"仲景原意"的时候，必须时刻保持一种态度，认为张仲景的理论具有独特性，应当寻找"内证"，而不能单纯以"外证"作解释。

四、研究思路——智者察同的中庸之道

在讨论了过去研究方法的问题后，笔者提出重视"类比"、"察同"的研究思路，帮助我们挖掘仲景原意。

在《素问·阴阳应象大论》篇说："智者察同，愚者察异。"

虽然该篇文中这一句话原意是用在养生之道上，由于智者能够懂得观察天地万物、阴阳五行之间的关系，因此懂得养生，这里的"察同"所强调的是"类比"，是在《黄帝内经》中十分重视的思想。又如《素问·示从容论》篇说："汝受术诵书者，若能览观杂学，及于比类，通合道理，为余言子所长……夫圣人之治病，循法守度，援物比类，化之冥冥……不引比类，是知不明也。"可以说，"类比"的方法，是古人十分常用的方法，认为类比是认识万物的最佳途径。

"类比概念"是相对于"具体概念"而言的。"类比概念"是观察事物之间的"共性"，而"具体概念"则是观察事物各自的"特性"，从逻辑与研究方法而言，"类比概念"属于"综合"方法，而"具体概念"则属于"分析"方法。例如说，桌子上有苹果、橙子、香蕉、西瓜、桃子等五种东西，假若以"综合"的角度作观察，我们则可以得出"水果"这一共性，假若我们以"分析"的方法，则会指出每一种水果的特点，例如苹果红色、橙子多汁、香蕉色黄柔软等各自的描述。

"类比"所运用的思路，进一步讲即是"中庸之道"。"中庸"即是"用中"，凡事恰到好处、找到最佳点即是中庸。就好像上述五种东西，"水果"这一结论即是其"最佳点"，能够发现各样事物的关系。换言之，发现事物的"共性"，即中庸之道。

由此角度出发，在研究张仲景的理论时，有一种"简单法则"：能够用一种理论解释清楚问题，则不用两种理论解释。由于《伤寒杂病论》是一人之作，其理论当是"一"而非"多"，在解释张仲景的理论时，应当能用一种理论通释全书，而并非在各处解释不同。例如说"气上冲"一证，在仲景书中一共有九种证情，各方证之间的共通点为何？过去注家在解释"气上冲"的成因时，较少串联起来论述，以致每一方证各自解释其"特点"，而没有分析这九种方证之间的"共性"（可参笔者在《伤寒治内方证原意·气上冲证治》一文论述）；又如"芍药"的功效，一般认为"芍药"具有"双重功效"，例如在桂枝加芍药汤中即认为芍药能够缓急又能通络，可是如此解释，则芍药在某些方剂中能补益，某些则能通泄，如此则未能看到芍药在诸方中的"共性"，而只是随文释义（可参笔者《伤寒解外方证原意·桂枝汤方义在宣降营卫》一文）。

找寻理论之间的"共性"，在中医上即找寻"核心病机"。例如"发热"一证，在许多病证中均可出现，太阳中风可见发热，阳明腑实可见发热，小柴胡汤证可见往来寒热，过去在解释这样不同"发热"之证，多强调他们各自的"特性"，而在本文的角度则更强调各种发热之间的"共性"，即"核心病机"。又如上述"气上冲"的成因有许多，不然张仲景就不会列出九种方证，可是假若我们不知道九种方证的共同成因，则无法了解各种病情之间的演变关系。得知每一种病证的"核心病机"，则有助明白其与"非核心病机"的关系，亦即"知常达变"，核心病机即最典型的病情，即病之"常"，而兼夹各种不同病机则属其"变"。故此，《内经》多次强调说："知其要者，一言而终，不知其要，流散无穷，此之谓也。"运用察同、类比、综合、中庸的方法，抓核心、共性，是中医经典研究的重要思路。

五、"客观"的研究方法——彻底地以张仲景解释自己

1. 何谓"客观"

《辞海》说："谓不带个人偏见，按照事物的本来面目去认识，与主观相对。"简而言之，"客观"即是"客观实在"，实事求是的去呈现事物的本来面目，在仲景学说的研究而言，若以在上述定义来看，客观研究张仲景的理论即指出："不带个人偏见，按照张仲景的本来面目去认识他的理论。"并非如历代众多注家一样随文释义，尝试用"外证"或"感悟"、"直觉"去解释张仲景。

2. 何谓"原意"

所谓"原意"，并非指"某医家"整个人的"思想"，没有一个人能够完全明白另一个人。即使我们读懂了全部张仲景的文

本，也不可以说"我们已经完全明白张仲景的思想"，而只能说是读懂了他的文字而已，实际上所有的古代医家的学术思想研究，均是只能够从现存的文献中挖掘其部分思想。虽然透过文本研究未必能完全反映一个人思想的全部，但这也只是我们所能做到的，或者说，既然作者写下该书，则当理解书中的理论反映作者欲表达的核心思想，否则无必要记载下来。

3. 何谓"仲景原意"的研究

透过挖掘仲景书中的理论，尝试将理论整体性的框架呈现出来，是研究"仲景原意"的主要研究工作。这类似于张仲景所说"若能寻余所集，思过半矣"，这里"思过半矣"，并非从"疗效"而言说"治愈"百分之五十的病人，而是从"理论思维"而言，是指若后世能看到他的书，透过他的论述，能明白一半以上的中医理论。因此，客观的研究"仲景原意"，是指透过客观研究张仲景的文本，尽量呈现张仲景的理论原貌，力求将仲景学说的理论体系揭示出来。

4. "三等"证据层次

如何"客观的"研究张仲景的原意？除了上述的"态度"与"思路"之外，在论证的证据资料上可分为三种等次：

第一层次：是最佳的证据层次，完全以张仲景解释自己

每一种理论的分析归纳，均以《伤寒论》和《金匮要略》的文本作为研究对象，并且以善本作为研究基础，此即所谓"内证"。研究时所使用的理论解释，若一种概念的解释能够通释全书，则不采用两种理论，符合"简单法则"；若在仲景书中找到的例证越多，则可信性越大。

透过电脑数据库的帮助，能够便捷地进行这一层次的研究，对相关条文作出考证分析。例如说要研究"客气"一词的概念为何，只需搜寻所有具有此一关键词的条文（或相近术语），列出进行客观比较，找出各种条文的共通解释方法。可参本书中篇《客气》一文的具体示范。

《伤寒论》和《金匮要略》原文采用宋·林亿校正，明万历

二十七年（1599年）赵开美校刻版本（习称宋版或赵版），具体考证时将参考其他版本原文作分析对照，包括《注解伤寒论》、《金匮玉函经》、《唐本伤寒论》等。

第二层次，较次等的研究证据层次，以他经解释张仲景

透过与张仲景时代接近的医著作为辅助解释，例如《黄帝内经》《难经》《脉经》《神农本草经》《中藏经》等，作为仲景理论解释的助证，但不能单纯以其他医著的理论直接作为仲景原意的理论依据。其他如《说文解字》等同时代的文字学著作亦属此一层次。

第三层次，对比参考资料，有助理解现代理论异同

历代注家对于仲景学说的观点属于"外证"，基本不可作为立论依据，但可以作为对比参考资料，以便比较仲景原意与后世思想的异同。除了注家以外，如现代的教材、字典、各种本草著作、医书，抑或其他较为次要的《伤寒论》版本，均属此一层次。

简言之，在研究仲景原意时，必须注意立足在"客观"的文本资料基础上，彻底让张仲景解释自己，至于其他"以经解经"的方法则可作为一种辅助支持，后世文本只可作为对照参考。

5. "三点固定法"论证方式

在考证、论证新的学术观点时，采用一种笔者称为"三点固定法"的论证方式。

"三点固定法"本身是登山技术的专有名词，是指攀爬陡峭的岩壁时，如何能够安全攀行，即"双手双足"形成人体的四个支撑点，透过轮流使用其中三个点作固定，让一个点可以移动攀行。在文献论证上亦十分类似，若要论证一个新观点时，需要以"三点"作为依据。每当一个新观点被论证以后，则可成为论证其他新观点时的"三点"依据之一，引领研究不断向前推进。

三点"固定"，是强调三个"稳固"的文献依据，即是该文献例证本身较少争议，能够作为稳固的论证基础，能更好地推论一个新的论点。另外，选择"三"点的原因，是由于若只有一个

文献例证，则是"孤证不立"，即使两个例证仍有可能是巧合，若有三个例证同时指向新的解释，则论据较为充分。当然，假如文献例证依据更多，则论证可信性越强；但是，有时候文献例证较少，只有一、两例证据时，不代表这即是不可信，而是可信性相对较低而已。

仲景学说的"稳固的"文献依据，若以三点文献依据皆是第一层次最为可信，若两层次的证据相混则较次，三点皆是第三层次的证据则不为可信。

六、结语

张仲景被历代推崇为"医圣"，是中医发展的一个"高峰"，仲景学说的理论至今仍然未能被后世全面解释，因此，仲景原意的研究，实际上是一种可贴近而难以完全到达的最高境界，本书的研究正是朝着此一方向进发，务求将仲景本源的理论再现于世。

由于本书的研究，并非"先订立规则"再启动研究，而是一边研究、一边总结方法，本导言则是研究到了后期的自我总结，只是将之放在全书开首，以助读者明白笔者的研究思路。因此，书中前部分的一些文章，未必完全按照本文的思想，到后来讨论问题方式渐趋成熟，是笔者研究逐步深入的真实写照。读者亦会发现，随着书中内容逐渐推进，题材日益深化，研究发现每有惊喜，最后更进入本书的高峰——"六经"本原理论的破解。

本文作为讨论仲景学说的"研究方法"，内容较为理论性，进入后文讨论具体理论问题，抑或读毕全书后再返回阅读本文，定能对文中观点有更深刻的体会。

上 篇

还原基础理论

三焦营卫理论——以气血贯穿整体的生理学

　　张仲景的医学理论，虽然继承了《黄帝内经》等医经的思想，却又有所发展。正如《内经》中的三阴三阳与《伤寒论》三阴三阳，只是用了相同名字而内涵不同，因此欲要了解张仲景的三焦与营卫理论，需要直接面向仲景书中找出答案。

　　在《伤寒论》与《金匮要略》中，记载了大量关于三焦与营卫病证的内容，因此可以从其病变的发生，推知三焦与营卫的生理功能。由于张仲景的三焦与营卫紧密联系，故本研究合而论之，将仲景书中所有三焦与营卫的条文作全面的考察与归纳，辅以《内经》《难经》与《中藏经》等对三焦的论述，以揭示张仲景的学术思想。

一、三焦的功能

　　三焦的"焦"，有"火热"、"烧灼"之意，如在《伤寒论》116 条说："火气虽微，内攻有力，焦骨伤筋，血难复也。"在误用灸法之后，火热之邪内攻而"焦骨伤筋"；再如 223 条所用的蜜煎方，方后注说："搅之勿令焦着。"蜜在火煎煮后容易变焦；再如《金匮要略》十九篇 4 条的蜘蛛散方，蜘蛛的药后注说"熬焦"，"熬"即"干炒，非今日加水煎熬"[①]，如《伤寒论》中牡蛎、虻虫、水蛭、葶苈子、芫花等药后注均用"熬"，而小青龙汤的芫花需要"熬令赤色"，大陷胸丸的杏仁和白散方的巴豆均要"熬黑"，均是干炒而言，熬不可能是水煮的意思。故此蜘蛛"熬焦"，是指干炒以后使其变焦。以上三证，提示三焦的"焦"

――――――――――

① 叶森. 仲景方药现代研究 [M]. 北京：中国中医药出版社，1997：207.

有火热、烧灼之意，引申有阳气、腐熟等意思。

三焦分而言之，可从上、中、下焦各自言其功能，合而言之三焦亦为一整体，以下先从三焦整体的角度探讨其功能。

1. 三焦是阳气的通道

《辨脉法》说："形冷、恶寒者，此三焦伤也。""形冷"的"形"，当指"形体"（见《金匮要略》第一篇2条与二十二篇8条），或"身形"（见三篇1条），"形冷"之意则如十二篇39条说的"其人形肿者"，形肿指身体肿，那么"形冷"则指身体冷。

此条《辨脉法》说身体冷且恶寒，欲与发热而恶寒相鉴别。假若身体冷同时见恶寒，《金匮要略》十四篇30条说："营卫俱劳，阳气不通即身冷，阴气不通即骨疼；阳前通则恶寒，阴前通则痹不仁。"此处阳气即指卫气，是三焦的阳气不通达，卫气不能温煦肌肉皮肤，故身冷，若卫气先通而营气仍不通，则恶寒（上文"前通"当解作"先通"，可参《金匮要略》十四篇20条"经水前断，后病水，此病难治；先病水，后经水断，名曰水分"），是故《辨脉法》此条所说的"形冷、恶寒者，此三焦伤也"，均是指卫阳之气不通之机，因此三焦的功能是阳气的通道。

这与《难经》的思想一致，《三十八难》说"所以腑有六者，谓三焦也，有原气之别焉，主持诸气"、《六十六难》又说："脐下肾间动气者，人之生命也，十二经之根本也，故名曰原。三焦者，原气之别使也，主通行三气，经历于五脏六腑。"《难经》说三焦是"原气之别使"的观点，"原"一方面是强调三焦与原穴之间的关系，另一方面"原气"是指"肾间动气"，亦即指维持人体生命根本的"阳气"，故三焦能"主持诸气"、"通行三气"（即上、中、下焦之气），又能"经历于五脏六腑"。

2. 三焦是表里内外的通道

《辨脉法》中说："浊邪中下……表气微虚，里气微急，三焦相混，内外不通。"三焦是表里的通道，是将阳气从里达表的途径，透过上焦的宣发，阳气可通达肌肤腠理，因此假若三焦阳气"相溷"（《说文解字》："溷，乱也，一曰水浊儿。"）即杂乱、混浊之意），则使内外之气不通，故此在《平脉法》又说："审察表里，三焦别焉。"透过诊察表里之气，即可知道三焦是否通畅。

因此，在《金匮要略》第一篇 2 条说："若五脏元真通畅……病则无由入其腠理。腠者，是三焦通会元真之处，为血气所注；理者，是皮肤脏腑之纹理也。"此处说"腠"是"三焦通会元真之处"，即是指三焦元真之气，实等同于三焦之原气、正气，能通会至皮肤腠理，是由于五脏的真气、气血通畅，因而能够透过三焦而达表。

这与《中藏经》的思想一致，《论三焦虚实寒热生死逆顺脉证之法第三十二》说："三焦者，人之三元之气也，号曰中清之腑。总领五脏、六腑、营卫、经络，内外左右上下之气也。三焦通，则内外左右上下皆通也。其于周身灌体，和内调外，营左养右，导上宣下，莫大于此者也……三焦之气和，则内外和。"《中藏经》亦强调三焦之气能通达表里内外周身。

3. 三焦是营卫的通道

《金匮要略》五篇 9 条说："营气不通，卫不独行，营卫俱微，三焦无所御，四属断绝，身体羸瘦。"而在《平脉法》也有类似论述："营卫不能相将，三焦无所仰，身体痹不仁。"假若营卫不足，三焦则无气可输布，出现肢体周身的病证。由于卫气即阳气，营气包含了津液与血，营卫通道实即包含了气血通道、水谷精气通道、津液通道之意。此在后文论述三焦与营卫关系时再作深入探讨。

二、三焦各部位的功能与病证

三焦的上、中、下焦，分而论之各部位有其不同功能。三焦与各脏腑有密切关系，但又不等同于各脏腑。例如胃属于三焦之中的中焦，可是胃并不可直接等同中焦，如张效霞教授在《脏腑真原》一书中说"腐熟水谷的部位虽然在胃，但这一功能却是由中焦承担和完成的"，即是指脏腑的功能，是透过三焦所通行的阳气才得以发挥。以下逐一探讨三焦各部的功能，并三焦各部的典型病证。先从中焦说起。

1. 中焦

（1）中焦的功能

中焦与脾胃有关，而尤重胃中腐熟水谷的功能。《平脉法》说："中焦不归者，不能消谷引食。"又说"胃气实，实则谷消而水化也。"《伤寒论》191 条说："胃中冷，水谷不别故也。"可知中焦通行阳气，以助胃中腐熟水谷而化成精气。参《素问·经脉别论》篇，胃气足则"游溢精气"，则脾气能为其散精而上归于肺，假若胃虚则使脾气不通，故《平脉法》说："胃无谷气，脾涩不通，口急不能言，战而栗也。"

中焦腐熟水谷所得的精气，能输于上焦或下焦，继而遍布周身。

（2）中焦的病证

若中焦失常，阳气不通，可出现胃虚与胃实两大类病证。

若中焦阳热太过，胃中有热，则消谷太过而出现"引食"、"大便硬"。如《金匮要略》十三篇 8 条说："跌阳脉数，胃中有热，即消谷引食，大便必坚。"十一篇 19 条说："热在中焦者，则为坚。"一篇 6 条说："吸而微数，其病在中焦，实也，当下之即愈，虚者不治。""引食"的"引"是"索取"之意，如《伤寒论》236 说"渴引水浆"，282 条说"虚故引水自救"，均属此例，假如是正常胃气充实，则是能消谷而正常饮食，而"引食"即由于胃热而消谷太过，故胃中消谷迅速，时欲索取食物；"大便硬"亦是由于热盛伤津使胃肠中燥，可以攻下腑实而解。由于胃热炽盛，胃气上扰影响上焦肺气，则可见"吸而微数"的吸气急促，若热盛更重，甚至可见大承气汤证的"腹满而喘"（如208 条）。

若中焦胃热而伤津，同时兼有胃虚，则可出现"小便数"，胃虚更重则可演变为"水气病"。如《金匮要略》十四篇 7 条说："跌阳脉当伏，今反数，本自有热，消谷，小便数，今反不利，此欲作水。"本条只见"消谷"而不"引食"，胃热相对较轻；

小便数一方面是由于热盛伤津，另一方面胃气亦见偏虚，如《伤寒论》247条的麻子仁丸证说："趺阳脉浮而涩，浮则胃气强，涩则小便数。"胃气强即是指胃虚而胃气亢奋；由于胃虚津亏，使脾气虚无精以散，若不见小便数而小便不利，则水液停滞而出现水气病，如《金匮要略》十二篇5条说："水在脾，少气身重。"十四篇19条说："胃气衰则身肿。"十四篇21条说："胃家虚烦，咽燥欲饮水，小便不利，水谷不化，面目手足浮肿。"因此十四篇7条末说："今反不利，此欲作水。"

假若变为单纯中焦阳虚，胃中虚寒则可见"呕吐"。在《伤寒论》122条详细论述了胃热转为胃虚的过程："病人脉数。数为热，当消谷引食。而反吐者，此以发汗，令阳气微，膈气虚，脉乃数也。数为客热，不能消谷；以胃中虚冷，故吐也"（另《金匮要略》十七篇3条亦有类似经文），此条讨论120条见"腹中饥、口不能食"且"朝食暮吐"的原因，实际上是讨论胃的虚与实病证。胃中实热而脉数则能消谷且引食；误用吐法使胃虚而热，此时的"脉细数"则是"客热"，非真阳气，不能消谷；假若中焦胃气更虚，胃中寒冷则呕吐。

假如胃阳气虚、胃中精气不足以脾气宣散，胃虚及脾，或因脾虚而胃不甚虚等，则可见下利、便溏，甚至完谷不化、胃反呕吐。如《伤寒论》159说"医以理中与之，利益甚，理中者，理中焦"，《金匮要略》十四篇19条说"趺阳脉伏，水谷不化，脾气衰则鹜溏"，十七篇5条说"脾伤则不磨，朝食暮吐，暮食朝吐，宿谷不化，名曰胃反"，《平脉法》说"趺阳脉伏而涩，伏则吐逆，水谷不化，涩则食不得入，名曰关格"等等，均属此例。

2. 上焦

（1）上焦的功能

上焦与心肺有关。如在《金匮要略》七篇1条说："热在上焦者，因咳为肺痿。"又如一篇6条说："在上焦者，其吸促。"肺病与上焦有关；九篇1条说："夫脉当取太过不及，阳微阴弦，即胸痹而痛，所以然者，责其极虚也。今阳虚知在上焦，所以胸痹心痛者，以其阴弦故也。"胸痹心痛亦属病在上焦。

上焦之气是来自中焦。《金匮要略》十一篇 18 条说："上焦受中焦气。"这跟《黄帝内经》对中上焦的理解相同，在《素问·经脉别论》篇云："食气入胃，浊气归心，淫精于脉，脉气流经，经气归于肺，肺朝百脉，输精于皮毛。"又说："饮入于胃，游溢精气，上输于脾，脾气散精，上归于肺。"《灵枢·针解》说："水谷皆入于胃，其精气上注于肺，浊溜于肠胃。"《灵枢·口问》说："谷入于胃，胃气上注于肺。"此等经文均是指上焦受气于中焦。

上焦是宣发卫气之所，中焦胃产生精气，透过上焦肺气宣发至周身，是故上焦亦主一身之表。《灵枢·营卫生会》说："卫出于下焦。"实际上卫气出于"上焦"，据张效霞考证，在《针灸甲乙经》《黄帝内经太素》《中藏经》《备急千金要方》与《外台秘要》等书中均作"上焦"，为"下"乃"上"之误文之"他证"，再参《灵枢·决气》《灵枢·本脏》《素问·痹论》等篇对卫气的论述，卫气必然是出自上焦，使中焦水谷之气能够透过上焦而达表，濡养周身的肌肉、皮肤、腠理。

（2）上焦的病证

由于上焦主表，太阳病表证亦与上焦相关。如《辨脉法》说："寸口脉阴阳俱紧者，法当清邪中于上焦……阳中于邪，必发热、头痛、项强、颈挛、腰痛、胫酸，所为阳中雾露之气，故曰清邪中上。"若外邪袭表，则影响上焦卫气宣发，即见营卫不和的表证。

若上焦失常，阳气不通，可出现心肺的各种寒热虚实病证。上焦热证，如《伤寒论》243 条说："食谷欲呕，属阳明也，吴茱萸汤主之。得汤反剧者，属上焦也。"又如栀子豉汤证则属于热扰上焦胸膈。上焦寒证，如《金匮要略》十四篇 2 条说："上焦有寒，其口多涎。"又如肺痿病用甘草干姜汤则属上焦虚寒。因此，《伤寒论》的太阳病篇中大量内容，均属于上焦、或中上焦同病的病证。

由于上焦之气从中焦而来，上焦病亦能使中焦受病。如《辨脉法》说："上焦怫郁，脏气相熏，口烂食断也。中焦不治，胃气上冲，脾气不转，胃中为浊。"假若上焦郁滞，则可使中焦之气不升而出现"胃气上冲"。

相反而言，假若中焦虚弱，亦牵连上焦受病。在《平脉法》亦说："上焦不归者，噫而酢吞。""噫而酢吞"当属于中焦胃病，却为何见于上焦病中？这在《金匮要略》十一篇18条有所解释："上焦竭善噫，何谓也？师曰：上焦受中焦气，未和，不能消谷，故能噫耳。"由于上焦之气来源于中焦，中焦虚弱则上焦亦虚。因此，在《伤寒论》145条及《金匮要略》二十二篇2条均说："无犯胃气，及上二焦，必自愈。"即是强调中上焦的密切关系。

3. 下焦

（1）下焦的功能

下焦的功能较为复杂，与肾、膀胱、小便功能直接相关，主津液气化，而与大小肠、大便功能间接相关，主分别清浊。

下焦的直接功能是司小便。在《平脉法》中说："下焦不归者，则遗溲。""溲"即是小便，如《金匮要略》十三篇2条说："气盛则溲数，溲数即坚。"《辨脉法》亦说："溲数则大便硬。"均是小便数则大便硬的意思。故"溲"即指小便，假若下焦虚弱，则见遗尿，再如《金匮要略》十一篇18条说："下焦竭，即遗溺失便，其气不和，不能自禁制。"下焦的阳气主小便通利，阳气充足则能制水，使小便正常。《伤寒论》282条说："若小便色白者，少阴病形悉具；小便白者，以下焦虚有寒，不能制水，故令色白也。"下焦功能是"制水"，司控小便。

下焦的阳气能使膀胱津液气化而成小便。在《素问·灵兰秘典论》说："膀胱者，州都之官，津液藏焉，气化则能出矣。"膀胱是储藏津液之处，透过下焦阳气的气化，使膀胱的津液化成小便。此在《伤寒论》中亦有所体现，如106条："热结膀胱，其人如狂。"参125条当见"小便自利"，是因热在膀胱则有助下焦阳气，能使小便通利，就像中焦有热则消谷引食之意相约。

下焦阳气来自肾气，亦为三焦的阳气所主，能通达中、上二焦，使各脏腑得以运转。相反，肾阳气虚、下焦阳气虚弱，则小便难或遗尿，甚至使三焦阳虚。如《辨脉法》说："寸口脉阴阳俱紧者，法当清邪中于上焦，浊邪中于下焦……浊邪中下，阴气为栗，足膝逆冷，便溺妄出，表气微虚，里气微急……五液注下，下焦不阖，清便下重，令便数、难，脐筑湫痛，命将难全。"由于浊邪入下焦，使下焦阳气受损，而"便溺妄出"，使小便数、难。条末更说"脐筑湫痛"，参《伤寒论》理中丸方后注云："若脐上筑者，肾气动也。""脐筑"是肾阳气动的表现，由于浊邪使下焦阳气受伤，实际上即伤及肾阳。《金匮要略》一篇6条亦说："在下焦者，其吸远。"是因为下焦肾主纳气，而肾气虚则纳气乏力，故吸气难而深远。在《灵枢·本输》说："肾合膀胱，膀胱者，津液之府也。"膀胱的气化由肾所司，下焦的阳气是从肾气而来，即《难经》所指，三焦是原气之别使，原气即肾间动气。

下焦的津液，从中焦而来。如《金匮要略》十五篇2条说："尺脉浮为伤肾，趺阳脉紧为伤脾。风寒相搏，食谷即眩，谷气不消，胃中苦浊，浊气下流，小便不通。"本条由于脾气偏虚，水谷精气不升，因而胃中浊气下流至下焦膀胱，又因肾气虚而小便难。再参《素问·经脉别论》："饮入于胃……通调水道，下输膀胱。"《灵枢·五味论》亦说："不出即留于胃中，胃中和温，则下注膀胱。"中焦胃在纳化水谷精气后，水气可直接透过下焦水道而下输膀胱。

至于大、小肠的功能，间接与下焦膀胱的津液储藏有关。在仲景书中直接论述大、小肠的只有一处，在《金匮要略》十一篇19条："热在上焦者……热在下焦者，则尿血，亦令淋秘不通。大肠有寒者，多鹜溏；有热者，便肠垢；小肠有寒者，其人下重便血；有热者，必痔。"从此条的编排来说，先指出热在上焦与中焦的病证，最后列出下焦则尿血，其后讨论大肠小肠的寒热病证，当指大、小肠与下焦有关。而在《伤寒论》中的阳明病以

"胃家实"为特点，按《灵枢·本输》说："大肠、小肠，皆属于胃，是足阳明也。"由于胃与大、小肠均属于六腑，传化物而不藏，其性相近，因此在阳明病篇一并讨论。

大、小肠中的津液，能否进入下焦膀胱，则同时牵涉大便、小便的功能。故在《伤寒论》中多次强调"小便数则大便硬"，实际上是大、小肠对于膀胱津液的间接影响。《素问·灵兰秘典论》中说："大肠者，传道之官，变化出焉。小肠者，受盛之官，化物出焉。"透过下焦的阳气，小肠受盛腐熟水谷而泌别清浊，渣滓则透过大肠传糟粕，大、小肠的津液则能进入下焦，故《灵枢·营卫生会》："下焦者，别回肠，注于膀胱，而渗入焉。故水谷者，常并居于胃中，成糟粕而俱下于大肠，而成下焦，渗而俱下，济泌别汁，循下焦而渗入膀胱焉。"即是指下焦与大小肠的关系。《灵枢·平人绝谷》又说："下焦下溉诸肠。"下焦除了使大、小肠津液能渗至膀胱外，亦使大、小肠本身得到津液的濡养。

值得讨论的一点，究竟下焦的水液能否上升至中、上焦？先从阳气而论，三焦之阳气是来自于下焦肾气，肾阳之气可透过三焦阳气、营血通道而上达中、上焦，使三焦各处的脏腑得以正常运作，可是这只代表三焦阳气、营血能够上升，而并非下焦水液能够上升。在仲景书与《内经》之中，均没有文字提到下焦水液能够上升，反而更多的论述是中、上焦不通后，则水流下焦，如《灵枢·五癃津液别》说："天寒则腠理闭，气湿不行，水下留于膀胱……阴阳不和，则使液溢而下流于阴……阴阳气道不通，四海塞闭，三焦不泻，津液不化，水谷并于肠胃之中，别于回肠，留于下焦。"这里说上焦腠理闭郁，营卫之气不和，水气不能上升则独流下焦。一般所谓"膀胱气化"，是指气化则能小便，如《灵兰秘典论》说的"气化则能出矣"，而非气化使下焦津液上升。这似乎是由于下焦水液根本无需要上升，下焦水液本身是从中焦而来，而中焦亦可将水液上升至上焦，故此无必要下焦再使津液上行，再透过上焦输布周身。不过，从某些经方的运用中，可发现宣散下焦水液的治法，如在《金匮要略》水气病篇中治疗"里水"用越婢加术汤、甘草麻黄汤等方，均是在宣散下焦水饮，甘草麻黄汤更是明确用于发汗，另外参笔者《伤寒解外方证原意·麻黄细辛附子汤证并非太少两感》一文中论述，麻黄细辛附子汤与麻黄附子甘草汤等方，其本义属治疗下焦饮停之证，目的在温化下焦寒水，由此可推论，假若下焦阳气充足，则下焦水液得化，能输布往中焦。

如此则构成了三焦水液输布的完整系统。饮入于中焦胃之后，能宣散往上焦出表，肺气的肃降亦能使水液下降；饮入于胃后，亦能使津液下降下焦以储藏，下焦所藏之津液亦能透过阳气气化而宣散往中、上二焦。因此三焦之水液得以四通八达，遍布周身。

（2）下焦的病证

若下焦失常，阳气不通，出现病证包括膀胱寒与热证、肾阳虚证，以及大、小肠的寒热证。

膀胱热证，或称为血热证。如《伤寒论》106 条与 125 条，由于津液属阴，是营血的组成部分，因此热在膀胱，即使热与津液、营血相结而成血热证。热在下焦，则更助下焦津液气化，若血与津液不虚则当小便自利，或如 293 条说："少阴病，八九日，一身手足尽热者，以热在膀胱，必便血也。"可出现尿血。而热结膀胱证，若同时兼见津液亏虚，胃肠干燥，更可出现阳明腑实证，如《金匮要略》二十一篇 7 条："产后七八日，无太阳证，少腹坚痛，此恶露不尽。不大便，烦躁发热，切脉微实，再倍发热，日晡时烦躁者，不食，食则谵语，至夜即愈，宜大承气汤主之。热在里，结在膀胱也。"此证由于产后血虚津亏，同时见热在膀胱，亦先以大承气汤急下以清热保津。再如《金匮要略》十五篇 2 条："阴被其寒，热流膀胱，身体尽黄，名曰谷疸。额上黑，微汗出，手足中热，薄暮即发，膀胱急，小便自利，名曰女劳疸。"还如十五篇 14 条："膀胱急，少腹满，身尽黄，额上黑，足下热，因作黑疸。"热流下焦膀胱可出现黄疸。

　　至于膀胱寒证，如 340 条："病者手足厥冷，言我不结胸，小腹满，按之痛者，此冷结在膀胱关元也。"由于下焦阳气不通，小便气化不利，因此见四逆、小腹满且按之痛。

　　膀胱寒证，实际上等同于下焦肾阳虚证，由于肾阳虚、下焦阳气不足，因而膀胱寒冷。如《伤寒论》282 条说："小便白者，以下焦虚有寒。"膀胱虚寒证可见小便色白；《金匮要略》六篇 15 条："虚劳腰痛，少腹拘急，小便不利者，八味肾气丸。"或《金匮要略》十三篇 3 条："男子消渴，小便反多，以饮一斗，小便一斗，肾气丸主之。"此两证均属肾阳虚，使下焦膀胱不能气化，其轻者仅见小便不利，其重者当见小便多，是阳气不能制水，甚则遗尿，如《金匮要略》十三篇 2 条说："溲便遗失、狂言、目反直视者，此为肾绝也"。

　　若肾阳虚而水气停滞下焦较重，则水气上泛，中、上焦亦受病。如《金匮要略》十二篇 7 条说："水在肾，心下悸。"还有十四篇 17 条："肾水者，其腹大，脐肿，腰痛，不得溺，阴下湿如牛鼻上汗，其足逆冷，面反瘦。"均属于下焦水气泛滥上行之证。

　　另外，亦有下焦阳虚，而膀胱无病之证。如《金匮要略》十一篇 16 条："肾着之病，其人身体重，腰中冷，如坐水中，形如水状，反不渴，小便自利，饮食如故，病属下焦。"由于下焦阳气虚，但病位不在膀胱，而在下焦阳虚有寒所致。又如十四篇 21 条："营卫相干，阳损阴盛，结寒微动，肾气上冲，喉咽塞噎，胁下急痛。"是肾阳虚寒气较盛、虚阳上冲。

　　下焦病证还包括大、小肠的寒热证。上文提到的《金匮要略》十一篇 19 条："大肠有寒者，多鹜溏；有热者，便肠垢；小肠有寒者，其人下重便血；有热者，必痔。"又如《伤寒论》159 条的"此利在下焦，赤石脂禹余粮汤主之。复不止者，当利其小便"，假若是下焦大肠虚寒而出现的下利，当用赤石脂禹余粮汤以收敛固涩，若非大肠寒而是由于下焦阳虚，小便不利所造成的下利，则当温阳化气利水。另外，少阴病见下利清谷，亦属下焦大肠虚寒。还如《金匮要略》十四篇 9 条说："寸口脉弦而紧，弦则卫气不行，即恶寒，水不沾流，走于肠间。"由于卫气不通，则水亦不能从中焦上行，而下流大、小肠间，成痰饮之病。除了以上大、小肠病外，由于胃亦包括了大、小肠之疾，故阳明腑实证亦包括了大小肠之热证，如麻子仁丸证出现小便数而大便硬，当为病在大肠。

三、张仲景的营卫理论

张仲景对营卫的论述，与《黄帝内经》基本一致而有所发展，更与三焦紧密联系，以下逐一论述。

1. 营卫的化生

营卫二气生于中焦脾胃。在《平脉法》说："缓者胃气实，实则谷消而水化也，谷入于胃，脉道乃行，水入于经，其血乃成。"这里明确指出营血的化生，是由于水谷之气入胃而生成。张仲景多处明确指出，胃的生理功能是"消谷"，但是多以病理的角度论述，如《金匮要略》十七篇 3 条说："不能消谷，胃中虚冷故也。"十四篇 21 条说："胃家虚烦，咽燥欲饮水，小便不利，水谷不化。"胃虚则不能消谷，相反若胃中有邪热则能有助消谷，如十三篇 8 条说："胃中有热，即消谷引食。"除了胃以外，脾亦参与了营卫化生的过程，如《伤寒论》398 条说："脾胃气尚弱，不能消谷。"实际上即中焦脾与胃共同承担了消谷的功能，故此在《辨脉法》说："中焦不归者，不能消谷引食。"《金匮要略》十一篇 18 条说："上焦受中焦气，未和，不能消谷。"均是强调了中焦的作用。

脾胃在营卫的作用，是胃气腐熟水谷之后，透过脾气散精，使营卫得通。如《辨脉法》说："中焦不治，胃气上冲，脾气不转，胃中为浊，营卫不通，血凝不流。"这条指出脾气不能散精，则腐熟所生的水谷精气停滞胃中，使营卫不通；又如《金匮要略》十五篇 2 条说："风寒相搏，食谷即眩，谷气不消，胃中苦浊。"风寒邪气侵袭，亦使脾气受伤而胃中水谷精气不通。《辨脉法》又说："寸口诸微亡阳，诸濡亡血……以胃无谷气，脾涩不通。”本条从另外一个角度指出，假如胃虚无谷气所生，则脾无营卫之气可散，同样为营卫不通，与前二条比较一实一虚。

营卫之气生于脾胃的观点，与《内》《难》诸经的观点基本相同。如《难经·三十难》说：“经言人受气于谷，谷入于胃，乃传与五脏六腑，五脏六腑皆受于气，其清者为营，浊者为卫，营行脉中，卫行脉外。”《灵枢·营卫生会》说：“人焉受气，阴阳焉会，何气为营？何气为卫？营安从生？卫于焉会？……岐伯答曰：人受气于谷，谷入于胃，以传与肺，五脏六腑，皆以受气，其清者为营，浊者为卫，营在脉中，卫在脉外。”两段经文均明确指出了，胃与营卫化生的关系，营卫之气均是生于中焦胃，透过胃腐熟水谷而成。

营卫的生成与通行并不相同。在《营卫生会》中提出了“营出于中焦，卫出于上焦”的观点，这与营卫的化生并无矛盾，而是指营卫从胃中化生以后，从何道而出。营卫二气皆生于水谷精气，其中分成的清浊二气，营卫二气生成之后，其宣发、通行与收藏的路径则有不同，阳气与营气均藏于下焦，其中宣散出表之阳气称为卫气，透过卫气宣散则营血亦透过血脉从上焦出表，濡养周身。以下再按营气与卫气分别讨论。

2. 营气的生理功能

营卫之中营气属阴，因而亦称为阴气，在《灵枢·卫气》说：“其精气之行于经者，为营气。”营气能濡养周身，故曰“营”。在仲景书中，营气与血、津液属于同类且时常互用，以下论述三者之间的关系。

（1）营气是血生成的根本

在《平脉法》说：“寸口脉弱而迟，弱者卫气微，迟者营中寒，营为血，血寒则发热。”明确指出营即为血，又如《伤寒论》50条说：“以营气不足，血少故也。”《金匮要略》五篇3条说：“营缓则为亡血。”均是以营气与血相提并论，《伤寒论》53条更说：“营行脉中。”而116条则说：“血散脉中。”在脉中行的必然包含了血。

营气是血生成的根本，营气是指血中营养周身的作用，故此营气不直接等于血，血中除了营气之外还包含了津液。在《伤寒论》50 条说："以营气不足，血少故也。"《金匮要略》十七篇 4条说："营虚则血不足，血不足则胸中冷。"营与血两者是因与果的关系，营气足则血才能充足。

（2）营气化血需要津液

津液与血有密切关系。《伤寒论》58 条说："凡病，若发汗，若吐，若下，若亡血，亡津液，阴阳自和者，必自愈。"亡血与亡津液的性质相近，再看《辨脉法》说："其脉自微，此以曾经发汗、若吐、若下、若亡血，以内无津液，此阴阳自和，必自愈。"此条更清楚指出，亡血的原因是津液不足所致。

津液的生成是从中焦胃而来，因此血的生成亦与胃有关。在《平脉法》说："谷入于胃，脉道乃行，水入于经，其血乃成。"中焦胃腐熟水谷之后，水液经过阳气腐熟化生成人体的津液，再与营气进入脉道则成血。

津液与血是互相依存的关系。津液不足则血虚，如《不可下辨脉证并治》说："脉浮而大，浮为气实，大为血虚。血虚为无阴，孤阳独下阴部者，小便当赤而难，胞中当虚，今反小便利，而大汗出，法应卫家当微，今反更实，津液四射，营竭血尽。"若大汗出则使津液亏虚，而"营竭血尽"。假若血虚则津液亦伤，如《金匮要略》二十一篇 1 条说："新产血虚，多汗出……亡津液。"二十一篇 2 条又说："所以产妇喜汗出者，亡阴血虚。"又如六篇 4 条说："男子面色薄者，主渴及亡血。"口渴的原因，在十四篇 5 条说："此亡津液，故令渴也。"假若血行不通则出现水气病，如《金匮要略》十四篇 19 条说："妇人则经水不通，经为血，血不利则为水，名曰血分。"

（3）营气与下焦的关系

由于营血需要津液以化生，而下焦膀胱是藏津液之所，则营气与下焦关系最为密切。

诊候津液与营血是否不足，张仲景以尺脉作判断，因此下焦是藏津液与营血之所。《辨脉法》说"阴脉弱者，则血虚"，"阴脉迟涩，故知血亡也。"阴脉即指尺脉，"血不足"是以尺脉作诊断，又如《伤寒论》50 条说："尺中脉微，此里虚，须表里实，津液自和，便自汗出。"津液不足可见尺脉微；51 条又说："假令尺中迟者，不可发汗，何以知然？以营气不足，血少故也。"营血不足则见尺脉迟，均说明在仲景脉法中，以尺脉候营血、津液。在三部脉中，何故尺脉能测知津液与营血？是因为尺脉候下焦之气，而下焦是藏津液与营血之所。

由于下焦藏血，因此张仲景将血虚重证称为"下厥"。如《伤寒论》294 条说："少阴病，但厥，无汗，而强发之，必动其血。未知从何道出，或从口鼻，或从目出者，是名下厥上竭，为难治。"又如《金匮要略》二十一篇 2 条说："所以然者，血虚而厥，厥而必冒，冒家欲解，必大汗出。以血虚下厥，孤阳上出，故头汗出。"由于血虚是在下焦，因此说"下厥"。

营血藏于下焦，因此与血有关的病证则多见于下焦。如《伤寒论》106 条桃核承气汤证"热结膀胱"、124 条的抵当汤证"热在下焦，少腹当硬满，小便自利者，下血乃愈"，均是蓄血在下焦，是因为下焦藏津液与营血。诸如类似的下焦血证，在仲景书中经常出现，再如《金匮要略》二十一篇 6 条说："此为腹中有干血着脐下，宜下瘀血汤主之。"与二十二篇 9 条"瘀血在少腹不去"，均是下焦瘀血证。二十二篇 13 条："妇人少腹满如敦状，小便微难而不渴，生后者，此为水与血俱结在血室也。"此条更是下焦的水与血停滞，而此条说的"血室"则指"下焦"，因此再看仲景所言"热入血室"证，如《伤寒论》143 条："妇人中风，发热恶寒，经水适来，得之七八日，热除而脉迟、身凉、胸胁下满，如结胸状，谵语者，此为热入血室。"妇人经水由下焦所主，因此热入血室，即指热在下焦、热与血结，"血室"一词即是强调下焦"藏血"的功能。亦因此在 145 条的热入血室证，强调"无犯胃气，及上二焦，必自愈"，是因为若中、上二焦通畅，则津液能下，下焦津液充足，则病能自愈。

另外，张仲景亦指出血与心的关系。如《金匮要略》十一篇12 条说："邪哭使魂魄不安者，血气少也。血气少者，属于心。"十六篇17 条又说："心气不足，吐血、衄血，泻心汤主之。"这两条均指出心与血的关系，而并非心与营气的关系，可理解下焦营气成血以后，才能透过上焦心来宣发出脉中。参《素问·经脉别论》云："食气入胃，浊气归心，淫精于脉。"《灵枢·决气》说："何谓血？岐伯曰：中焦受气，取汁变化而赤，是谓血。何谓脉？岐伯曰：壅遏营气，令无所避，是谓脉。"心在血生成的过程中，是在中焦胃使浊气归心，使之化赤成血，再散布于脉中，因此血与心有密切关联。

下焦肝与上焦心在血的关系上，属一藏一散、一阴一阳，透过下焦的肝藏血，而在上焦的心宣散血到脉中从而输布体表，再加上中焦胃的化生营血之功，三焦共奏血的生化、收藏与输布。

2. 卫气的生理功能

营卫之中卫气属阳，因而亦称为阳气。卫气出于上焦，宣散阳气出表以"温分肉，充皮肤，肥腠理，司开阖"，因此卫气主表、主上焦。

卫气的"卫"，即有"守卫"、"固表"的意思。例如在《伤寒论》54 条说："病人脏无他病，时发热、自汗出而不愈者，此卫气不和也。"单纯卫气不和，即见发热、自汗等表证，而53 条又说："常自汗出者，此为营气和。营气和者，外不谐，以卫气不共营气谐和故尔。以营行脉中，卫行脉外。复发其汗，营卫和则愈。"若营气无病，即津液、血无病，而单纯卫气不和，则可见自汗，是由于在表的阳气不固所致。假若阳气虚衰，则如《辨脉法》说："其脉浮，而汗出如流珠者，卫气衰也。"可见大汗淋漓。

卫气虚则容易感受外邪。如《金匮要略》五篇9 条说："卫缓则为中风。"七篇2 条又说："风中于卫。"而感受外邪之后，卫气则与邪气交争，驱邪外出，故《伤寒论》95 条说："太阳病，发热、汗出者，此为营弱卫强，故使汗出。"此处的"卫强"

并非真正的"强实"，而是与邪气交争，亢奋于外之意。卫气亦有温煦肌腠之功，因此在《金匮要略》十篇 17 条说："腹痛，脉弦而紧，弦则卫气不行，即恶寒。"若卫气不通则恶寒。卫气亦主上焦阳气升发，如《金匮要略》十四篇 9 条说："寸口脉弦而紧，弦则卫气不行，即恶寒，水不沾流，走于肠间。"卫气不通除了见恶寒外，亦使水不能从中焦上升上焦，因而下流肠间。

3. 营卫互相依存

营卫之气，是相互依存，营卫充足才能使阴平阳秘。在《平脉法》中说："营卫血气，在人体躬，呼吸出入，上下于中，因息游布，津液流通……营卫流行，不失衡铨。"营卫之气在人体内，本随着呼吸而上下流通，使阳气、津液能够通行周身，《伤寒论》53 条说："营行脉中，卫行脉外。"而《灵枢·卫气》说："其浮气之不循经者，为卫气。其精气之行于经者，为营气。阴阳相随，外内相贯，如环之无端。"营卫之气透过经脉使气血通行周身，《平脉法》又说："阴阳相抱，营卫俱行，刚柔相搏，名曰强也。"营卫俱行，则正气强实，能抵御外邪侵袭。

营卫的病证，除上述营气与卫气的病外，更多的是营卫一起受病。例如《金匮要略》十四篇 30 条说："寸口脉迟而涩，迟则为寒，涩为血不足。趺阳脉微而迟，微则为气，迟则为寒。寒气不足，则手足逆冷；手足逆冷，则营卫不利；营卫不利，则腹满胁鸣相逐，气转膀胱，营卫俱劳。"又如《辨脉法》说："寸口脉浮而紧，浮则为风，紧则为寒。风则伤卫，寒则伤营。营卫俱病，骨节烦疼，当发其汗也。"感受风寒后，营卫俱病；再如《平脉法》说："趺阳脉浮而芤，浮者卫气衰，芤者营气伤，其身体瘦，肌肉甲错，浮芤相搏，宗气衰微，四属断绝。"以上皆是营卫同病之证。

营卫受病，亦可为卫气先病而损及营气，或营气先病而损及卫气。如《金匮要略》十四篇 21 条说："始时当微，年盛不觉。阳衰之后，营卫相干，阳损阴盛，结寒微动，肾气上冲。"此条则是卫阳之气虚损之后，卫气干犯营气而生病；五篇 9 条说：

"营气不通，卫不独行，营卫俱微，三焦无所御，四属断绝，身体羸瘦。"此条则是先营气不通，再使卫气不行，最后使营卫两伤。另外，血虚亦可使营气虚而卫气不固，如《金匮要略》二十一篇2条说："所以产妇喜汗出者，亡阴血虚，阳气独盛，故当汗出。"此证汗出则是营血虚而卫气亢盛所致。

四、三焦与营卫的关系

张仲景的三焦与营卫理论，互相关联，密不可分。在《平脉法》中说："营卫不能相将，三焦无所仰。"《金匮要略》五篇9条说："营卫俱微，三焦无所御。"如刘渡舟在《伤寒论讲解》中所说："本条论述营卫与三焦之关系，从而扩展了对营卫生理认识范围，这是《内》、《难》诸书未曾论及的。"

为何营卫与三焦互有关联？这是因为卫气与营气，均必须要依赖三焦的化生与通行，而三焦则需要依赖营卫资其阳气、水液。

营卫之气均生于中焦，而营气藏于下焦，卫气在上焦升发而出表，营卫之气遍布周身。故《平脉法》说："营为根，卫为叶，营卫俱微，则根叶枯槁。"营气在下则如根，卫气在上且散布出表则如叶，若营卫虚弱则身体内外耗竭。因此三焦是营卫之气化生与通行的场所。

相反，营卫虚弱，则三焦缺乏气血、津液、阳气可通行。故《平脉法》说："寸口脉微而涩，微者卫气不行，涩者营气不逮。营卫不能相将，三焦无所仰，身体痹不仁。营气不足，则烦疼，口难言；卫气虚，则恶寒数欠。"三焦无所仰，即是三焦无所依靠，而无营卫之气可升降。

总而言之，营卫之气均生于中焦，宣上降下，出表入里，一阳一阴，脉外脉中，相互依存。

五、张仲景的三焦营卫理论与《黄帝内经》的关系

在《内经》之中，对三焦的论述，主要是水道功能。例如在

《素问·灵兰秘典论》说："三焦者，决渎之官，水道出焉。"或《灵枢·本输》说："三焦者，中渎之府也，水道出焉，属膀胱，是孤之府也。"这是《内经》对三焦的主要看法，可是，"水道"是强调三焦之中的下焦功能，如《经脉别论》说"通调水道，下输膀胱"、《灵枢·经水》说："足太阳外合于清水，内属于膀胱，而通水道焉……手太阳外合于淮水，内属于小肠而水道出焉。"再如《灵枢·五味论》说："胃中和温，则下注膀胱，膀胱之脆薄以懦，得酸则缩绻，约而不通，水道不行，故癃。""水道"均是水液流通至下焦的功能而言。由此可知，《内经》认为三焦以通行水液的功能最为重要。

在《黄帝内经》的《灵枢·营卫生会》中，已经有详细论述营卫之气在三焦的输布，这与张仲景对三焦的理论基本一致。《内经》强调营气出于中焦，而卫气出于上焦，而张仲景亦认为营卫皆生于中焦，卫气出于上焦，更强调营气藏于下焦，与下焦的津液有关。

六、结语

张仲景对三焦的认识，明确提出三焦是阳气的通道、营卫的通道、表里内外的通道，而水液的通道则包含在三焦通行阳气、营卫的功能之中，主要属于下焦的功能。

因此，张仲景不单继承了《内经》对三焦是水液通道的观点，而且更有所发展；张仲景对于三焦的思想，较为接近《难经》与《中藏经》的认识，而其对于营卫与三焦的关系更属首创。明确张仲景的三焦营卫理论，对于理解仲景学说的理论有重要意义。

三焦与体表部位对应关系

　　在《伤寒论》《金匮要略》中，经常出现的体表部位如咽喉、胸中、心中、心下、胁下、腹中、少腹等等，它们相对应三焦的哪些部位？此一问题对于临床辨证具有重要意义，以下先从寸口脉说起。

一、寸口脉与三焦功能

　　张仲景重视脉诊，他将寸口脉诊分为"三部"诊法，与三焦对应，能诊候三焦的病证。在《平脉法》说："脉有三部，阴阳相乘，营卫血气，在人体躬，呼吸出入，上下于中，因息游布，津液流通……脉有三部，尺寸及关。"寸、关、尺三部脉象，诊候周身的营卫气血及津液，即三焦通行阳气的功能。

　　三部脉法张仲景称为"寸口、关上、尺中"三处，在其书中不少条文明确提出与三焦的关系：

　　寸口主上焦，候心肺。例如在《金匮要略》七篇 1 条说："问曰：热在上焦者，因咳为肺痿……寸口脉数。"九篇 1 条说："阳微阴弦……今阳虚知在上焦。"指寸脉微属上焦阳虚，均明确指出寸口脉候上焦；另外，由于上焦主表，因而寸口脉亦反映表证，如《伤寒论》12 条桂枝汤证是"阳浮而阴弱"，阳浮即寸脉浮；病在胸中，属上焦之证，如 166 条瓜蒂散证见"寸脉微浮、胸中痞硬"，128 条结胸病见"寸脉浮"。

　　关上主中焦，候脾胃。如《伤寒论》120 条误吐后中焦胃阳受伤，因而见"关上脉细数者，以医吐之过也"，又如 154 条胃热证"其脉关上浮者，大黄黄连泻心汤主之"，《金匮要略》九篇 3 条的胸痹证，中焦寒而见"关上小紧数"等。

尺中主下焦，候肝肾与膀胱。如《伤寒论》49条"尺中脉微，此里虚，须表里实，津液自和"，下焦津液不足，可见尺脉微，286条说："阳已虚，尺脉弱涩者，复不可下之。"又如《金匮要略》十五篇2条"尺脉浮为伤肾"。《平脉法》说："尺中时一小见，脉再举头者，肾气也。"尺脉能候肾气。

二、脉象与体表位置的对应

寸口脉三部与三焦对应，此与《脉经》的思想相合，在《分别三关境界脉候所主第三》说："寸主射上焦，出头及皮毛竟手；关主射中焦，腹及腰；尺主射下焦，少腹至足"。再参考《金匮要略》十一篇20条的论述，张仲景还将寸口脉细分为"六部"，说："积者，脏病也，终不移……寸口，积在胸中；微出寸口，积在喉中；关上，积在脐旁；上关上，积在心下；微下关，积在少腹；尺中，积在气冲。"本条以积的位置，明确指出六个体表部位与三焦的关系，从上至下归纳为下表：

表1　　　　　　　　　六部脉位与体表部位关系

脉位	体表部位
微出寸口	喉中
寸口	胸中
上关上	心下
关上	脐旁
微下关	少腹
尺中	气冲

由上表可见寸口主上焦心肺在胸中，关上主中焦脾胃在脐旁，而尺中主下焦肝肾与膀胱在气冲穴，气冲即在腹股沟稍上方的躯干最低位置。

至于其他三部的脉象，"微出寸口"指寸口更上，靠近手腕鱼际的位置，主喉中，即胸部之上；关脉可细分为三部："关上"

为中焦的正中位置；关上与寸口之间称为"上关上"，主心下；关上与尺中之间为"微下关"，主少腹。

这里出现一些值得思考的问题，一般理解中焦主胃，在体表对应为"胃脘部"，在《伤寒论》中一般认为在"心下"，可是这种以六部脉的区分方式来看，中焦关上却以"脐旁"为中心，而上关上的"心下"与微下关的"少腹"则并非典型的中焦部位。再参《伤寒论》多处论述"少腹"之条文，均是指下焦膀胱而言，如此推论少腹在脉象上对应在"微下关"，同样在关脉旁的"上关上"之"心下"，则不当属于中焦而属上焦。然则心下当对应何部？就此问题，引申出对三焦相对应体表部位的重新考证，以知各部位的生理意义。以下先从脐旁说起。

三、三焦与体表部位对应关系

1. 中焦与体表部位：脐旁（绕脐）、腹中、关上与中焦脾胃

脐旁属胃在体表的对应部位。上文说："关上，积在脐旁。""脐旁"一词在《伤寒论》中出现一处，在167条说："病胁下素有痞，连在脐旁，痛引少腹，入阴筋者，此名脏结，死。"此病属脏结，参129条说："何谓脏结？答曰：如结胸状，饮食如故、时时下利，寸脉浮、关脉小细沉紧，名曰脏结。"脏结亦在关脉上见证。再参《难经·三十一难》说："中焦者，在胃中脘，不上不下，主腐熟水谷，其治在脐旁。"可知张仲景继承了《难经》的思想，脐旁当属于胃。

"脐旁"又称作"绕脐"。《伤寒论》239条说："病人不大便五六日，绕脐痛、烦躁、发作有时者，此有燥屎，故使不大便也。"本证的"绕脐"与"脐旁"意思相同，都是脐部附近的意思，而不包括肚脐正中。本证见"绕脐痛"，是由于"有燥屎"，而张仲景在前一条238条即说"胃中有燥屎者"，虽然从现代的角度看，燥屎当在大肠，可是从张仲景的时代看，燥屎停于胃中，故以大承气汤治之。在《金匮要略》十篇8条又说："夫瘦人绕脐痛，必有风冷，谷气不行，而反下之，其气必冲；不冲

者，心下则痞。"这条亦见"绕脐痛"，而见"谷气不行"，明显属于中焦胃的功能，是由于中焦感受风冷之邪，损伤中焦阳气，使胃不能腐熟水谷。再参《金匮要略》十篇 17 条："腹痛，脉弦而紧，弦则卫气不行，即恶寒，紧则不欲食，邪正相搏，即为寒疝。寒疝①绕脐痛，若发则白汗出，手足厥冷，其脉沉弦者，大乌头煎主之。"此条"绕脐痛"，并见"紧则不欲食"，亦即是由于寒气凝滞在中焦胃中，故腹痛。"寒疝"在《金匮要略》中多并称作"寒疝腹中痛"（如十篇 18 条、19 条），或称作"腹中寒疝"（二十一篇 4 条），又看二十二篇 8 条说："形体损分在中盘结绕脐寒疝。"此条明确将三者关系联结，分别是"在中盘结"、"绕脐"与"寒疝"，足以证明脐旁的位置属于中焦，亦可称为腹中。

"腹中"亦属中焦胃。如《伤寒论》120 条说："关上脉细数者，以医吐之过也。一二日吐之者，腹中饥、口不能食。"由于误用吐法之后伤胃阳，所以出现"腹中"饥饿感，脉象亦见在"关上"；173 条说："胃中有邪气，腹中痛。"209 条更说："少与小承气汤，汤入腹中。"这里的腹中明显指的是"胃"，214 条又说："与承气汤一升，腹中转气者。"服小承气汤后腹中转气，即是胃中的燥屎便结能下，因此 358 条亦说"腹中痛，若转气下趣少腹者"；333 条说："腹中应冷，当不能食。"《金匮要略》二篇 19 条则反过来说："自能饮食，腹中和无病。"均是指胃中腐熟水谷的功能。

腹中与脾亦有关系。《金匮要略》一篇 3 条说："鼻头色青，腹中痛。"鼻头是在鼻梁之下，属于脾的反映，《灵枢·五色》说："下者，脾也。"鼻翼则称作："方上者，胃也。"总之鼻头即是指中焦脾胃之处。《金匮要略》十一篇 13 条说："脾中风者，翕翕发热，形如醉人，腹中烦重。"五脏的"中风"证中唯独脾中风出现"腹中"疾病。可证腹中即指中焦脾与胃。

---

① "寒疝"在赵开美本中缺，参邓珍本《金匮要略》补。

从以上论述可知，脐旁、绕脐、腹中均属于胃，是同一部位的不同名称，与脾相关，均属于中焦的功能。除了"腹中"一词之外，不少腹部病证（不包括脐、少腹、小腹），亦当属脾胃疾病，如仲景书中大量出现的"腹满"，《伤寒论》66 条"腹胀满"、120 条"腹中饥"，123 条"腹微满"，157 条"腹中雷鸣下利"，173 条"腹中痛"，254 条"腹满痛"，255 条"腹满不减"，279 条"腹满时痛"，316 条"腹痛"，《金匮要略》十篇 10 条"腹中寒气，雷鸣切痛"，十篇 14 条"腹中寒"，十篇 26 条"腹中有宿食不化"，十一篇 13 条"腹中烦重"，十一篇 16 条"腹重如带五千钱"，十四篇 1 条"其腹如鼓"，十四篇 11 条"病水腹大"，十四篇 14 条"其腹大"等等，皆是由于脾胃病，由于兼夹不同的病机所致。

再从脉象上看，关上主中焦胃。脐旁脉象在"关上"，上文120 条亦说"关上脉细数者"，154 条的胃热证说："其脉关上浮者，大黄黄连泻心汤主之"。关脉为上下阴阳之界，故曰"关"，如《平脉法》说："寸脉下不至关，为阳绝；尺脉上不至关，为阴绝。"即是寸脉与尺脉的区分，是以关为中央的界限，这是一般脉学的常识，如《难经·二难》说："从关至尺是尺内，阴之所治也；从关至鱼际是寸内，阳之所治也。"《脉经》更说："寸后尺前名曰关，阳出阴入，以关为界，阳出三分，阴入三分，故曰三阴三阳"。《伤寒论》中关脉再细分为三部：上关上、关上、微下关，则以关上为正中，是阴阳之界。

"关上"主中焦胃，正好与关脉的特性相应，关脉是阴阳的界限，亦即是上下尺寸之界，区分上焦与下焦。胃在中焦，饮食入胃而化生水谷精气之后，分别输布上下，故此与关脉为中相呼应。

2. 下焦与体表部位

（1）少腹、腰、脐、微下关与下焦膀胱、肾

少腹属膀胱在体表的对应部位。"微下关，积在少腹"，在仲景书中，多次直接说明少腹是膀胱之处，例如《伤寒论》40 条

小青龙汤加减法说："若小便不利、少腹满者，去麻黄，加茯苓四两。"小便不利且用茯苓，是膀胱气化失常；106 条说："热结膀胱，其人如狂……但少腹急结者，乃可攻之，宜桃核承气汤。"124 条说："以热在下焦，少腹当硬满，小便自利者，下血乃愈。"125 条说："少腹硬、小便不利者，为无血也；小便自利，其人如狂者，血证谛也。"《金匮要略》十五篇 14 条的黑疸病说："膀胱急，少腹满。"以上均说明"少腹"属下焦膀胱之处。

　　膀胱的气化由肾所主，因此少腹亦与肾有关。如《金匮要略》六篇 15 条说："虚劳腰痛，少腹拘急，小便不利者，八味肾气丸主之。"由于膀胱气化不利所致小便不利、少腹拘急，原因是肾气虚所致。又如奔豚病，在《金匮要略》八篇 1 条说："奔豚病从少腹起，上冲咽喉，发作欲死，复还止，皆从惊恐得之。"奔豚病在少腹起，由于"惊恐"伤肾，阳气受损所致。

　　下焦肾与腰部对应。如《伤寒论》116 条说："焦骨伤筋，血难复也……因火而盛，病从腰以下，必重而痹。"假若病耗伤下焦营血，则可见腰以下病证，而在《金匮要略》十四篇 18 条更直接说："诸有水者，腰以下肿，当利小便。"水气在下焦，则出现腰以下肿；《金匮要略》六篇 14 条说："虚劳腰痛，少腹拘急，小便不利者，八味肾气丸主之。"十一篇 16 条亦说："肾着之病，其人身体重，腰中冷"、十四篇 17 条亦说："肾水者，其腹大，脐肿，腰痛。"各种肾虚病证均可出现腰痛、腰冷。

　　下焦肾亦与"脐"对应。如《伤寒论》386 条理中丸方后注云："若脐上筑者，肾气动也。"脐上指肚脐稍上的位置，是相对于中焦胃对应的"脐旁"更为局部的部位。下焦肾气虚水停而出现的肾气动，相关条文还如《伤寒论》65 条"发汗后，其人脐下悸者"。又如《金匮要略》十二篇 31 条："假令瘦人，脐下有悸。"还有其他肾气虚的病证，均见证于脐部，如《金匮要略》十四 17 条说："肾水者，其腹大，脐肿。"脐肿是肾水的重要见证；十三篇 7 条说："淋之为病，小便如粟状，小腹弦急，痛引脐中。"肾虚则不能制水，出现淋证，下焦寒盛则小腹拘急且痛引脐中；再如十一篇 10 条说："心伤者，其人劳倦，即头面赤而下重，心中痛而自烦，发热，当脐跳。"心伤而出现"当脐跳"，并非因为"脐"与心对应，而是因为上焦阳气虚则下焦肾气动。

少腹亦主大小肠及子脏，如《金匮要略》十八篇 4 条说："肠痈者，少腹肿痞，按之即痛如淋，小便自调。"还如《金匮要略》二十篇 3 条"妇人怀娠六七月，脉弦发热，其胎愈胀，腹痛恶寒者，少腹如扇。所以然者，子脏开故也，当以附子汤温其脏"、二十二篇 10 条说："带下经水不利，少腹满痛。"妇人的经水、子脏属于下焦，而二十一篇 7 条又说："产后七八日，无太阳证，少腹坚痛，此恶露不尽……热在里，结在膀胱也。"可知子脏属下焦，又与膀胱关系密切。

"小腹"属于"少腹"之中的局部位置，在"关元穴"处与膀胱对应，由肾气所主。如《伤寒论》340 条说："小腹满，按之痛者，此冷结在膀胱关元也。"《灵枢·寒热》说："脐下三寸关元也。"关元穴位于下腹部脐下三寸之处，位于少腹之中，故曰"小腹"。《金匮要略》十三篇 7 条说："淋之为病，小便如粟状，小腹弦急，痛引脐中。"淋病属病在膀胱，见"小腹"弦急。再看十四篇 21 条："沉为水，紧为寒，沉紧相搏，结在关元。始时当微，年盛不觉。阳衰之后，营卫相干，阳损阴盛，结寒微动，肾气上冲。"寒水停滞在关元之处，即停滞下焦膀胱，可是当"微动"、"肾气上冲"，即是指下焦的肾气助膀胱气化，故此在二十篇 11 条说："当刺泻劳宫及关元，小便微利则愈。"泻关元穴能使膀胱气化而利小便。再看《难经·三十一难》说："下焦者，当膀胱上口，主分别清浊，主出而不内，以传导也，其治在脐下一寸。"可知张仲景对于下焦的看法，基本与《难经》相同，均是与膀胱对应，可是在具体治疗穴位上，均在少腹之上而略有差异。

从脉象上看，"微下关"主下焦膀胱，虽然脉象上仍然在"关"的部位，可是并非在"关上"的中界，较为靠近尺中，故此"微下关"脉当属于尺部。张仲景称再下一部的脉为"尺中"，由此反推"微下关"可称为"尺上",是尺脉上部、关脉下部的意思。

(2) 气冲、尺中与下焦气街

气冲是下焦原气之根在体表的对应部位。"尺中,积在气冲","气冲"穴在脐下五寸,亦即腹股沟稍上方,是腹部的最下部位。关于"气冲"的论述,在仲景书中并不多见,还有另外一处,在《金匮要略》二十二篇 8 条说:"在下未多,经候不匀,令阴掣痛,少腹恶寒;或引腰脊,下根气街,气冲急痛。"再看《难经·三十一难》中在论三焦的部位与功能之后,最后一句话说:"故名曰三焦,其府在气街。"由此可见,张仲景继承了《难经》对三焦的认识。

气街与气冲的意思基本相同。《难经集注》在《难经·三十一难》的句末说:"一本曰冲。"更引丁德用注说:"其府在气街,而或曰冲者,二义俱通,言气街者,即阴阳道路也;言气冲者,气冲脉也,其冲者,十二经根本,诸经行气之府也,故言府在气冲也。"在《黄帝内经》之中,没有气冲之名而只有气街,在《灵枢·动输》说:"冲脉者,十二经之海也,与少阴之大络,起于肾下,出于气街,循阴股内廉。"可见气街是冲脉所经的一处通道,在少腹部,肾之下,在《灵枢·逆顺肥瘦》说:"冲脉者,五脏六腑之海也,五脏六腑皆禀焉……其上者,出于颃颡,渗诸阳,灌诸精。其下者,注少阴之大络,出于气街,循阴股内廉,入腘中,伏行骭骨内,下至内踝之后属而别。"气街是冲脉的一处通道,而冲脉是五脏六腑之海,五脏六腑皆要禀受其气,因此是三焦之根,亦是下焦之气往下行的重要途径。再看《素问·骨空论》:"冲脉者,起于气街,并少阴之经,夹脐上行,至胸中而散。"而《难经·二十八难》说:"冲脉者,起于气冲,并足阳明之经,夹脐上行,至胸中而散也。"此两条文字相约,均是指出冲脉的路径,可证气街与气冲两者意思基本相同,而出于气街之后,则夹脐而上行,所以《灵枢·卫气》再说:"请言气街……气在腹者,止之背俞,与冲脉于脐左右之动脉者。"

气街与督脉相连。在《素问·痿论》篇说："阴阳总宗筋之会会于气街，而阳明为之长，皆属于带脉，而络于督脉。"气街络于督脉，督脉主一身之阳气，再看《素问·骨空论》："督脉者，起于少腹以下骨中央。"此即"气冲穴"所在之处，《灵枢·营气》说："督脉脉也，络阴器，上过毛中，入脐中，上循腹里，入缺盆，下注肺中，复出太阴，此营气之所行也，逆顺之常也。"督脉可通行营气，冲脉的气血提供督脉的营气上行。

仔细而言，气街是言其体内之气，指气血阴阳的通道，而气冲则是体表的位置。在上述《内经》中的原文，气街是冲脉的通道之一，看《金匮要略》十一篇20条的论述，均是描述脉象部位与体表的关系，当中说："尺中，积在气冲。"气冲当指体表的部位。在《金匮要略》二十二篇8条说的："或引腰脊，下根气街，气冲急痛。"气街即是指体内冲脉的通道，由于"血寒积结"（同条前段），使冲脉不通，而下达冲脉的根部气街，使少腹气冲穴位置急痛。

从脉象而看，"尺中"主下焦气冲，这与下焦的藏血有关。据笔者研究，张仲景对下焦的认识，认为下焦藏津液、藏营血（参上篇《三焦营卫理论》一文），而冲脉是"五脏六腑之海"，再按《灵枢·海论》的说法："胃者水谷之海，其输上在气街……冲脉者，为十二经之海。"按原文的内容，冲脉为十二经之海是指"血海"，《内经》强调水谷之气能输布到气街，而冲脉则是藏血之所，再由冲脉将气血输布十二经、五脏六腑。故此《难经》说"三焦，其府在气街"，即是强调三焦之根在此。

（3）胁下与下焦肝

除了上述各种在体表部位外，还有张仲景常用的另一部位"胁下"，与下焦肝有关，详细内容见下篇《肝与三焦关系》一文。

3. 上焦与体表部位

（1）喉中、微出寸口与上焦肺

喉中是三焦原气在体表的最高对应部位。《金匮要略》十一篇20条说："微出寸口，积在喉中。"在寸口脉再以上之处，诊候"喉中"的病证。寸口主上焦病证，而"微出寸口"强调的是稍微旁出，有病仍在上焦的意思，在一般上焦部位而更上之处。

张仲景多以"咽喉"并论。例如在《伤寒论》334条说："伤寒，先厥后发热，下利必自止。而反汗出，咽中痛者，其喉为痹。"这里咽痛与喉痹并举，又如《金匮要略》十四篇21条说："反言胸中痛，气上冲咽……喉咽塞噎，胁下急痛。"也是先说了咽，然后说咽喉，实际上前句的"气上冲咽"是省文，当如160条与166条说："气上冲咽喉"，咽喉是诸种"气上冲"证中最高可达的位置。

咽喉属肺，是上焦最高之处。按《金匮要略》五篇9条的论述："营气不通，卫不独行，营卫俱微，三焦无所御，四属断绝，身体羸瘦。"营卫透过三焦能够滋养四肢，因此四肢并非属于三焦之内。三焦的概念，是在人体躯干之内，是阳气、营卫、水谷的通道，以滋养五脏六腑，而透过上焦宣发营卫之气，才能濡养头面四肢。以此角度理解三焦，则下焦的气冲是三焦的最低点，是三焦之本；上焦的喉中则是三焦的最高点，是三焦之末。若三焦之气不足，则当在喉中最先反映，这可在《黄帝内经》中找到助证，在《灵枢·五音五味》"冲脉、任脉，皆起于胞中，上循背里，为经络之海。其浮而外者，循腹右，上行会于咽喉。"三焦之根起于冲脉气街，而透过冲脉则可上行到咽喉。咽喉与三焦和肺胃均有关，如《灵枢·师传》曰："五脏六腑者，肺为之盖，巨肩陷，咽喉见其外。"这是指可以从咽喉观察肺气的虚实；《灵枢·忧恚无言》说："喉咙者，气之所以上下者也。"喉咙下通于肺，是呼吸气息的通道。《灵枢·忧恚无言》说："咽喉者，水谷之道也。"《灵枢·胀论》又说："咽喉小肠者，传送也。"咽喉下通于胃，是水谷的通道，而《难经》说"三焦者，水谷之道路"，三焦阳气能助咽喉通行水谷。

假若肺气不利，则出现喉中疾病。如《金匮要略》七篇6条："咳而上气，喉中水鸡声，射干麻黄汤主之。"七篇10条：

"咽喉不利，止逆下气者，麦门冬汤主之。"《平脉法》说："假令旧有伏气，当须脉之。若脉微弱者，当喉中痛似伤，非喉痹也。病人云：实咽中痛，虽尔今复欲下利。"再如《不可下辨脉证并治》说："伤寒，脉阴阳俱紧，恶寒发热，则脉欲厥。厥者，脉初来大，渐渐小，更来渐渐大，是其候也。如此者，恶寒，甚者，翕翕汗出，喉中痛。"均是上焦肺气不利所致。

假若三焦的津液不足，则可出现"咽喉干燥"。例如在《伤寒论》的83条"咽喉干燥者，不可发汗"，咽喉干燥，说明中上二焦本已经津液不足，假若发汗则使津液更伤。假若经过误汗，结果可以在《辨不可下病脉证并治》中看到："伤寒发热，口中勃勃气出，头痛，目黄，衄不可制，贪水者必呕，恶水者厥……贪水者，脉必厥，其声嘤，咽喉塞；若发汗，则战栗，阴阳俱虚。"病初起本身津液已经不足，出现贪水口渴而咽喉塞，假若再发汗则使阴阳俱虚。《伤寒论》115条亦说："脉浮，热甚，而反灸之，此为实。实以虚治，因火而动，必咽燥、吐血。"假若本属火热之证而再误用火法，则使津液耗伤，必定咽喉干燥，阳明病篇221条亦说："阳明病，脉浮而紧、咽燥。"胃热炽盛，津液耗伤则咽燥。《金匮要略》十四篇21条说："胃家虚烦，咽燥欲饮水，小便不利，水谷不化。"假若胃中虚弱，津液不足，则咽燥口渴。以上条文均说明，胃虚是咽喉干燥的主要原因，若再加上火热，则使津液更伤。

（2）胸中（膻中）、寸口与上焦肺

胸中是上焦肺在体表的对应部位。"寸口，积在胸中"，寸口脉主上焦，从张仲景对于"胸中"的用法来看，均是对应肺脏。例如《金匮要略》一篇5条说："息引胸中上气者，咳。"七篇1条："肺痿之病。若口中辟辟燥，咳即胸中隐隐痛。"十二篇10条："胸中有留饮，其人短气而渴。"33条亦说："夫有支饮家，咳烦，胸中痛者……宜十枣汤。"而"支饮"在《金匮要略》十二篇2条说："咳逆倚息，气短不得卧，其形如肿，谓之支饮。"亦是指肺脏疾病。胸中与肺相应，因此在《素问·脉要精微论》

的尺肤诊中说："右外以候肺，内以候胸中。"此以内外言肺与胸中的对应关系。

"胸中"的病证，不包括"心"，而单指上焦肺。如《金匮要略》九篇 6 条说："胸痹，胸中气塞、短气，茯苓杏仁甘草汤主之，橘枳姜汤亦主之。"从此两方来说，均非通心阳之方，而是胸中肺气受阻，这与前一条九篇 5 条说的"胸痹心中痞，留气结在胸，胸满，胁下逆抢心"正好成为对比，此条属于上焦心病。又如《伤寒论》166 条说："病如桂枝证，头不痛、项不强、寸脉微浮、胸中痞硬、气上冲喉咽不得息者，此为胸有寒也，当吐之，宜瓜蒂散。"此条瓜蒂散证，亦是由于上焦肺气受寒饮所阻，因而肺气失宣，出现"胸中痞硬"，而不包括心病。因此再看 77 条说："发汗，若下之，而烦热胸中窒者，栀子豉汤主之。"此条说的"胸中窒"，"窒"即是指肺气不通，"窒息"之意，与"胸中气塞"、"胸中痞"之意相约。

胸中亦称膻中，与下焦有关。在《难经·三十一难》说："上焦者……其治在膻中，玉堂下一寸六分，直两乳间陷者是。"此条直接指出了上焦之治在膻中穴处，是中焦在体表的对应之处。《灵枢·海论》说："膻中者，为气之海，其输上在柱骨之上下，前在于人迎……气海有余者，气满胸中，悗息面赤。气海不足，则气少不足以言。"膻中是"气海"，此与"肺主气"之义相合，膻中亦是八会穴中的"气会"，《难经·四十五难》说："气会三焦外一筋直两乳内也。"而《难经·二十八难》说："冲脉者，起于气冲，并足阳明之经，夹脐上行，至胸中而散也。"下焦之根的冲脉"气冲穴"，上行至胸中而散，说明了下焦与上焦的直接通行关系。

需要说明，在《内经》之中"膻中"亦指心包，如《素问·灵兰秘典论》说："膻中者，臣使之官，喜乐出焉。"《灵枢·胀论》说："膻中者，心主之宫城也。"可是在张仲景的用法，未发现证据说明胸中与心包的关系，甚至仲景书中没有心包的讨论，或许张仲景并未继承《内经》的心包理论，待考。

除了"胸中"一词以外，其他胸部的病证，亦与上焦肺有关。如仲景书中大量出现的"胸满"，或《伤寒论》67 条的"气上冲胸"，77 条"胸中窒"，96 条"胸胁苦满"，123 条"胸中痛"，128 条"结胸"，153 条"胸烦"，166 条"胸中痞硬"，264 条"胸中满而烦"，《金匮要略》七篇 15 条"胸满胀"，第九篇的"胸痹"，十七篇 4 条的"胸中冷"等均属上焦肺相关的病证。

另外，仲景书中除了"胸中"，尚有"胸上"的提法，当指胸上部而咽喉之下的位置，与肺有关，但其与胸中之别则尚未明确，姑且列出条文，有待考证。共四条，包括《伤寒论》396 条："大病瘥后，喜唾，久不了了，胸上有寒，当以丸药温之，宜理中丸。"《金匮要略》一篇 3 条："鼻头色微黑者，有水气；色黄者，胸上有寒。"二篇 16 条："湿家，其人但头汗出，背强欲得被覆向火，若下之早则哕，或胸满，小便不利，舌上如苔者，以丹田有热，胸上有寒，渴欲得饮而不能饮，则口燥烦也。"十一篇 7 条："肝着，其人常欲蹈其胸上，先未苦时，但欲饮热，旋覆花汤主之。"

（3）心下、上关上与上焦膈间

心下，即心与膈之间的部位。

这里先讨论"膈"的概念，在仲景书中，"膈"一字出现十余次，是张仲景常用解释疾病成因的部位概念，如《伤寒论》122 条说"膈气虚"，134 条说"膈内拒痛……客气动膈"，说明张仲景在解释疾病发生，考虑到"膈"的作用。《难经·三十二难》说："心肺在膈上也。"心肺在膈之上，在《黄帝内经》中有多处明确说明。

可是需要强调，心肺在膈上，并非等同于中焦即在膈下，膈并非上焦与中焦之隔。《灵枢·营卫生会》说："上焦出于胃上口，并咽以上，贯膈而布胸中……中焦亦并胃中，出上焦之后。"《难经·三十一难》更说："上焦者，在心下，下膈，在胃上口……中焦者，在胃中脘，不上不下。"此皆明确说明，上焦的部位，包括了膈上的胸中、心下，以及膈下的胃上口，即是膈下而胃上口以上的部位，均属于上焦。

再者，膈在体表并非是胸腹之界，胸部可包括膈之上下。例如在《伤寒论》141条说："寒实结胸，无热证者，与三物小陷胸汤，白散亦可服。"而方后注说："病在膈上必吐，在膈下必利。"此条属于结胸病，病在胸部，可是病位有膈上与膈下之别。

"心下"的体表位置，在胸骨之下而上腹部的柔软处，即现在一般说"胃脘"之处。心下虽然在膈上，但是心下的体表位置必须在柔软无骨的腹上，如《伤寒论》151条说："……则作痞，按之自濡，但气痞耳。"154条又说："心下痞，按之濡。"均说明心下必须按之柔软。而其他位置的痞证，如165条说"心中痞硬"，166条说"胸中痞硬"，其位置则在胸上，不可能按之柔软。（见本书中篇《痞》一文的论证。）虽然"心下"属于现代的"胃脘部"，但是并不代表张仲景认为"心下"反映"胃病"，按张仲景的理论，"胃"的概念较广，包括了大肠小肠在内，是故张仲景所言的胃，其对应部位在"腹中"（见上文所论）。

心下是上焦膈间在体表的对应部位。张仲景的"心下"，即指心之下，膈之上的位置，故此心下属于"上焦"。此在前文已有讨论，《金匮要略》十一篇20条说："上关上，积在心下，微下关，积在少腹。"虽然积显露在关脉，可是由于"微下关"并非在正中的"关上"，"微下关"实际上是尺脉的部分，"少腹"当属于下焦，也因此"上关上"当属寸脉之位，"心下"当属于上焦的对应位置。因此，张仲景亦把"心下"称为"心膈间"、"膈上"、"膈间"，例如《伤寒论》324条说："此胸中实，不可下也，当吐之；若膈上有寒饮，干呕者，不可吐也。"膈上必然是指在胸中以下的位置，当指心中或心下；《金匮要略》一篇4条说："语声喑喑然不彻者，心膈间病。"心与膈之间即心下；十二篇24条说："膈间支饮，其人喘满，心下痞坚。"此条的膈间，证见"心下痞"，亦即指隔间是心膈之间，及后的十二篇30条亦属此例："卒呕吐，心下痞，膈间有水，眩悸者，小半夏加茯苓汤主之。"

"心下"是上焦的下部，是中、上焦之间的枢纽。由于心下与胃上口之间有"膈"的阻隔，因此是中、上焦病证的多发点。《素问·经脉别论》中"食气入胃，浊气归心"、"饮入于胃，游溢精气，上输于脾，脾气散精，上归于肺"等的论述，中焦在腐熟水谷而获得精气津液之后，均经过膈而上输心肺，假若出现各种脾、胃、心、肺等的病证，均可以使精气传输不利而停滞在膈上、心下。

另外，《伤寒论》中亦有"胸下"一词，当等同于"心下"。在273条："太阴之为病，腹满而吐，食不下，自利益甚，时腹自痛。若下之，必胸下结硬。"此条的"胸下"，按张仲景"胁"与"胁下"之理，则胸下当属胸的下部，或当指胸骨之下的柔软处，亦即心下，且按本条太阴病当指中焦脾虚的病情，当以"心下"义胜，或即使理解为误下后使病变为"结胸"，参《伤寒论》134条"心下因硬，则为结胸"，则病仍当在心下。可是此条"胸下"在仲景书中只出现一次，未有其他例证，待考。

（4）心中与上焦心

心中，在胸的下部，腹部之上的胸骨之处，亦即胸中与心下之间，亦即现在一般说"心窝"之处。

心中是对应五脏中的"心"，如《金匮要略》九篇5条说："胸痹心中痞，留气结在胸，胸满，胁下逆抢心，枳实薤白桂枝汤主之。人参汤亦主之。"或九篇8条说："心中痞，诸逆，心悬痛，桂枝生姜枳实汤主之。"此两条的"心中"明显是对应心而不是肺。再如《金匮要略》十一篇9条说："心中寒者，其人苦病心如啖蒜状。"此条指五脏中的心中寒的病状，这里的"心如……"参十五篇7条："酒疸下之，久久为黑疸，目青面黑，心中如啖蒜齑状。"这里写作"心中如"，可知张仲景的"心中"亦称为"心"，是与五脏的心相对应。

除了"心中"一词之外，其他心脏的证候，则直接称为"心悸"、"心痛"、"心烦"等，实指"心中"部位的不适感觉。如《伤寒论》64条"心悸者"，102条"心中悸而烦"，117条"气从少腹上冲心”，165 条“心中痞硬”，177 条“心动悸”，178 条“心中结痛”，221 条“心愦愦”，231 条“心痛”，303 条“心中烦”，324 条“心中温温欲吐”，326 条“心中疼热”，《金匮要略》九篇 1 条的“胸痹心痛”，8 条“心悬痛”，9 条“心痛彻背，背痛彻心”，十篇 14 条“心胸中大寒痛”，十一篇 8 条“心中饥”，十五篇 4 及 6 条“心中热”，13 条“心胸不安”，十七篇 21 条“心中愦愦然无奈”，还如仲景书中大量出现的“心烦”、“心中懊憹”，均属心脏的证候，表现在心中的位置上。

值得一提的是，张仲景在“心中”与“心下”位置的区分严格。例如在《伤寒论》64 条的“发汗过多，其人叉手自冒心，心下悸欲得按者，桂枝甘草汤主之”，此条的“叉手自冒心”当是“心中”位置，是由于心阳虚所引起的，属上焦心的证候；而“心下悸”则是在心下的位置，是由于心阳虚，而导致水停心下，因而心下悸动，与其他“心下悸”的机理相约，属于上焦膈间的证候，二者病机所指不同，当严格区分。

上焦“心中”的证候，与中焦胃有关。按《素问·经脉别论》说的“食气入胃，浊气归心，淫精于脉，脉气流经，经气归于肺”，由于心的精气是从胃而来，若心胃受病则互为影响。例如《金匮要略》十一篇 8 条说：“心中风者，翕翕发热，不能起，心中饥，食即呕吐。”此条是心中风所引起的病情，可是表现出“心中饥，食即呕吐”等与中焦胃有关的证候；又如《伤寒论》134 条说：“胃中空虚，客气动膈，短气躁烦，心中懊憹。”心中懊憹的成因是由于胃虚而引起；238 条说：“阳明病，下之，心中懊憹而烦，胃中有燥屎者，可攻。”此条心中懊憹则是由于胃热腑实所致。

上焦“心中”病证，又可与上焦肺同病。如《金匮要略》十篇 14 条说：“心胸中大寒痛……大建中汤主之。”则是指上焦心肺同病的寒证；十五篇 13 条说：“谷疸之为病，寒热不食，食即头眩，心胸不安，久久发黄为谷疸，茵陈蒿汤主之。”此条由于谷疸郁热在里，因而影响上焦心肺而见“心胸不安”；又如十七篇 21 条："病人胸中似喘不喘，似呕不呕，似哕不哕，彻心中愦愦然无奈者，生姜半夏汤主之。"此条用生姜半夏汤，当属于中焦脾胃之气不升，因而使上焦心肺之气不得宣散，故此出现胸中与心中同病。

四、结语

仔细归纳仲景书中的内容，可发现其三焦与体表部位表里相互对应，从上而下可仔细分为七个部位，分别为：喉中、胸中（膻中）、心中、心下、腹中（脐旁）、少腹与气冲，七个部位相对应为：上焦肺、上焦肺、上焦心、上焦膈间、中焦脾胃、下焦膀胱肾、下焦气街。

张仲景的体表与体内对应部位，与现在解剖学的脏器位置认识不同。正确理解张仲景的脏腑与体表位置相应关系，对于理解仲景学说理论，以及临床辨证均有重要意义。

肝与三焦关系——下焦营血藏散即是肝

在前两篇文章之中，讨论了三焦与心、脾、肺、肾等脏的关系，可是三焦与肝之间的关系，则未牵涉其中，这是由于在仲景书中并无论述三焦与肝的文字，未能直接讨论两者关系。

可是，从三焦脏腑的理论来看，张仲景基本继承了《黄帝内经》与《难经》等的观点而有所发展，《六十六难》说："三焦者，原气之别使也，主通行三气，经历于五脏六腑。"肝与三焦亦必然有所联系，因此本文拟再作考证，讨论肝与三焦的关系。

一、肝属于下焦

过往时有肝属于中焦还是下焦的争论，一些医家以肝的解剖位置、肝主疏泄与中焦脾胃的关系等观点，认为肝属中焦[①②]。可是按照张仲景以及《黄帝内经》《难经》的论述，均以肝属下焦义胜。

在张仲景的脉法上，肝肾同居低位。如《金匮要略》五篇4条说："寸口脉沉而弱，沉即主骨，弱即主筋，沉即为肾，弱即为肝。"此条沉弱脉均属于肝肾之病，而更指出了"肾主骨"、"肝主筋"的《内经》已有概念。再看《平脉法》说："脉者，人以指按之，如三菽之重者，肺气也；如六菽之重者，心气也；如九菽之重者，脾气也；如十二菽之重者，肝气也；按之至骨者，肾气也。"此种按脉位深浅的五部脉法，在《难经·五难》

---

① 任存霞，綦巧玉. 质疑肝属下焦 [J]. 光明中医，2006，21（12）：15.
② 李楠."肝属中焦"解析 [J]. 辽宁中医药大学学报，2007，9（5）：69 - 70.

《脉经·持脉轻重法第六》均有类似论述，均是心肺在上，脾在中，而肝肾在下，在《难经·四难》更直接说："呼出心与肺，吸入肝与肾，呼吸之间，脾也，其脉在中。浮者阳也，沉者阴也，故曰阴阳也。心肺俱浮……肾肝俱沉。"诸经对于五脏上下部位的看法一致，心肺在上属上焦，脾在中属中焦，肝肾在下属下焦。

三焦与五脏是天人相应的类比，而肝肾在下。在《素问·金匮真言论》说："背为阳，阳中之阳，心也；背为阳，阳中之阴，肺也；腹为阴，阴中之阴，肾也；腹为阴，阴中之阳，肝也；腹为阴，阴中之至阴，脾也。此皆阴阳表里内外雌雄相输应也，故以应天之阴阳也。"从三焦的角度看，由于肺在最高位，属阳中之阳；心属于上焦的下部，为阳中之阴；脾在中焦，称为"阴中之至阴"；肾在下焦的最低位，属阴中之阴；肝在下焦之上位，故为"阴中之阳"。《金匮真言论》指出脏腑阴阳分类方法，是"应天之阴阳"的类比，此与三焦的产生一致，如《素问·三部九候论》说："一者天，二者地，三者人，因而三之，三三者九，以应九野，故人有三部。"指出人的三部脉与天地人相应，是中医的"天人观"，黄拓指出："天地人'三才'，与上中下'三焦'之'名'的创生有密切联系，也可以看出，三焦并非一个解剖实体的概念"[①]，而《中藏经》说"三焦者，人之三元之气也"亦与之相应。

从"肝藏血"的功能上看，肝必然属于下焦。在《素问·调经论》《灵枢·本神》均说"肝藏血"，而下焦正是张仲景的三焦理论中，藏津液、营血之所。营血充足，才能发挥"肝主筋"之功，《灵枢·本脏》说："经脉者，所以行血气而营阴阳，濡筋骨，利关节者也……是故血和则经脉流行，营覆阴阳，筋骨劲强，关节清利矣。"营血透过经脉，通行周身而濡养筋骨。

从"肝主筋"的功能上看，肝与下焦肾气有密切关系。在

---

① 黄拓. 象思维视野下的三焦学说 ［D］. 浙江中医药大学, 2008：64－65.

《内经》中多处提到"肝主筋"，而且也经常"筋骨"并提，是由于肾主骨，肝肾俱在下焦所然。例如《素问·上古天真论》的男女七七八八之数，虽然整个过程中以肾气的盛衰为主导，可是其中包含了肝气，说女子"三七，肾气平均，故真牙生而长极；四七，筋骨坚，发长极，身体盛壮"，男子"三八，肾气平均，筋骨劲强，故真牙生而长极；四八，筋骨隆盛，肌肉满壮"，可以留意到，在经过了三七、三八的"肾气平均"之后，到了四七、四八均强调了"筋骨"的壮实，就是因为肾气充足，肝血则能养筋，亦即所谓"肝肾同源"之意。后文再说"七八，肝气衰，筋不能动，天癸竭，精少，肾脏衰，形体皆极"，进一步反证上文"筋骨"之中的"筋"，确实由肝所主。再参《灵枢·寿夭刚柔》："在内者，五脏为阴，六腑为阳。在外者，筋骨为阴，皮肤为阳。"《灵枢·经脉》说："肝者，筋之合也，筋者，聚于阴气。"《灵枢·始终》："夏气在皮肤，秋气在分肉，冬气在筋骨。"这些经文均是强调筋骨的紧密联系，肝肾俱属于阴而在下焦的意思。

二、肝主升发下焦精气

从上焦心肺与下焦肝肾的关系上看，可知肝的作用为升发下焦精气。心肺俱在上焦，《难经·三十二难》说："心者血，肺者气，血为营，气为卫，相随上下，谓之营卫，通行经络，营周于外，故令心肺在膈上也。"上焦心肺的功能，是将营卫气血宣发至体表周身，因此心肺在《金匮真言论》中属于"阳中之阴"、"阳中之阳"，均是在上焦，而且均体现了《素问·生气通天论》中"阳者，卫外而为固"的思想。至于肝肾俱在下焦，然下焦是藏精气、营血、津液之所，是上焦气血之源，则下焦之精气需要升发，则由肝来承担。从《金匮真言论》中对肝肾的论述，肾为"阴中之阴"，符合"肾藏精"的功能，而肝为"阴中之阳"，即其功能是在下焦的阴中，负责升发下焦精气。《素问·脏气法时论》说："肝欲散，急食辛以散之。"辛散、喜条达是肝木之本性;《素问·六节藏象论》说:"肝者……其充在筋,以生血气。"肝除了藏血之功,亦生气血,但按《内经》理论,"生血"本当属"脾胃"和"心"之功,"肝生气血"之意当理解为肝能使下焦所藏之血得以升发。

　　常言"肝体阴而用阳",从《内经》角度而言,是指其为"阴中之阳"的特性,在下焦阴中升发阳气。由于肝在下焦主藏血,加上肝属木,在《素问·玉机真脏论》说:"春脉者肝也,东方木也,万物之所以始生也。"木具有升发之性,《素问·气交变大论》说:"东方生风,风生木,其德敷和。"《素问·五常政大论》又说:"木曰敷和。"指敷布阳和之气,有"阴中之阳"之意,肝的升发不如心肺在上的宣散,而是相对"柔和的"、"微弱的"输布精气。因此在《灵枢·阴阳系日月》说:"肝为阴中之少阳。"少阳是形容阳气之弱小;在《难经·三十三难》说:"肝者,非为纯木也……释其微阳,而吸其微阴之气,其意乐金,又行阴道多。"就是指肝的阴气多,亦有微弱的阳气;而在《金匮要略》十四篇14条说:"肝水者……时时津液微生,小便续通。"在肝病水之证,亦能"时时津液微生",使下焦水液通利,反映了肝"阴中有阳"的升发特点。

　　肾是五脏之中最为"藏而不泻"之脏,下焦肾的精气透过肝与三焦而升发。在《素问·六节藏象论》说:"肾者主蛰,封藏之本,精之处也。"《灵枢·本神》与《灵枢·九针论》均说:"肾藏精。"再从《素问·经脉别论》的内容看,饮食之气入胃后,心、肝、脾、肺都为其散精,唯独肾无参与,是由于肾藏精而不泻之故,因此《灵枢·九针十二原》说:"阴中之太阴,肾也。"太阴是形容阴气之大,《素问·生气通天论》更说:"阴者,藏精而起亟也。""阴气"即是强调藏精之功,阴气充实则能助阳气升发。再从《素问·上古天真论》中"七七八八"的论述,均是肾气足则能肝气盛,肾气衰则肝气亦衰,反映肝气依赖肾气,肾所藏精气透过肝气的升发而养筋,肾气亦可透过三焦而通行各脏腑。

三、肝与中焦脾胃的关系

1. 肝与脾胃的生理

肝与脾关系密切，除了五行之中肝脾是"木克土"的关系外，在《内经》中尚有许多论述。在《素问·经脉别论》说："食气入胃，散精于肝，淫气于筋。"所谓"肝主筋"，在《素问·阴阳应象大论》《五运行大论》均称为："肝生筋。"其本义即是指《经脉别论》的散精过程，水谷入胃，胃使之腐熟与纳化为精气，散精于肝之后，若下焦肝肾气血充足，则肝能将精气再散布于筋。再看《素问·太阴阳明论》说："脾病不能为胃行其津液，四肢不得禀水谷气，气日以衰，脉道不利，筋骨肌肉，皆无气以生，故不用焉。"肝肾所主之筋骨，亦需要透过脾为胃行津液于周身，才能得以濡养，因此《素问·平人气象论》篇说："平人之常气禀于胃，胃者，平人之常气也……春胃微弦曰平……脏真散于肝，肝藏筋膜之气也。"肝主筋之功，必须要透过胃气散精才能完成。

2. 肝病乘脾

张仲景在肝脾疾病上有大量论述。最为明确的一段，即是《金匮要略》开首一篇 1 条："夫治未病者，见肝之病，知肝传脾，当先实脾。"张仲景清晰提出肝脾的关系，此在《伤寒论》中亦多有体现，如 108 条："伤寒，腹满、谵语、寸口脉浮而紧，此肝乘脾也，名曰纵，刺期门。"此条见证"腹满、谵语"，均属中焦胃病，可是此条却说是"肝乘脾"，是由于见"寸口脉浮而紧"，在《辨脉法》说："脉浮而紧者，名曰弦也。"脉浮紧属于肝脉，胃病见肝脉，故说"肝乘脾"。又如《伤寒论》231 条的见证："阳明中风，脉弦浮大，而短气，腹都满，胁下及心痛。"肝脾之证同见，属于肝乘脾。再如《辨脉法》中说："唇吻反青，四肢染习者，此为肝绝也。"此条"肝绝"，可是唇吻与四肢均属脾所主，即是因为肝虚则见脾病。还如《伤寒论》100 条说："伤寒，阳脉涩，阴脉弦，法当腹中急痛，先与小建中汤。"此条见阴脉弦，是下焦阴寒内盛，亦可属肝病，可是治法先以小建中汤以宣降脾胃，亦是考虑到肝脾关系。

四、肝与上焦肺的关系

1. 肝与肺的生理

肝与肺亦关系密切，除了五行之中肝肺是"金克木"的关系外，在《内经》中尚有许多论述。如在《素问·五脏生成》篇："肝之合筋也，其营爪也，其主肺也。"这里是强调了肝主筋、其营在爪的特点，与肺的相克有紧密关系；《灵枢·经脉》说："肝足厥阴之脉……其支者，复从肝，别贯膈，上注肺。"肝脉上连于肺，而《灵枢·营气》之中，论述营气的运行，则说："上行至肝，从肝上注肺。"营气经过肝，再上注于肺，即体现了肝主下焦升发之意；《内经》之中亦有不少病证是"肝肺"并举，不逐一赘述。

2. 肝病乘肺

《伤寒论》109 条说："伤寒发热，啬啬恶寒、大渴欲饮水，其腹必满、自汗出、小便利、其病欲解，此肝乘肺也，名曰横，刺期门。"此与前 108 条的肝乘脾亦有关系，文中"大渴欲饮水、腹满"亦属肝乘脾之象，可是同时见其他表证如发热，恶寒、自汗，即是由于肝乘肺所致，另在《金匮要略》十篇 5 条说："寸口脉弦者，即胁下拘急而痛，其人啬啬恶寒也。"此条见肝病的脉弦而胁下拘急，"啬啬恶寒"则是属于肝乘肺的表现；再如《伤寒论》142 与 171 条的"太阳少阳并病"，其证治均属此例。还如《金匮要略》一篇 7 条说："师曰：寸口脉动者，因其旺时而动，假令肝旺色青，四时各随其色。肝色青而反色白，非其时色脉，皆当病。"肝色当青，而反见色白，白是金之色，则是肝虚而显露肺之色。

五、肝与体表对应部位

在《内经》与仲景书中，"两胁"是肝在体表的对应位置。

如在《金匮要略》十一篇4条说："肝中风者，头目瞤，两胁痛，行常伛，令人嗜甘。"十二篇6条说："水在肝，胁下支满，嚏而痛。"均是病在胁部，这与《内经》思想一致，如《灵枢·五邪》说："邪在肝，则两胁中痛。"又如《灵枢·胀论》说："肝胀者，胁下满而痛引小腹。"还如《灵枢·本藏》说"肝小则脏安，无胁下之病；肝大则逼胃，迫咽则苦膈中，且胁下痛"，此等经文均是明证。"胁"、"胁下"、"胁中"之间似乎没有明显差异，如在《伤寒论》143条说："妇人中风，发热恶寒，经水适来，得之七八日，热除而脉迟、身凉、胸胁下满。"同样的条文在《金匮要略》二十二篇3条亦有出现，但"胸胁下满"则写作"胸胁满"，可证两者意义基本相同。虽然肝病对应位置在胁，可是不代表肝属于中焦，三焦的分类方法，并非按照解剖脏器划分，如《素问·刺禁论》说的"肝生于左，肺藏于右"，即是藏象与解剖脱离的典型例子。

　　肝主两胁的原因，与肝经循行的路线有关。在《灵枢·经脉》中说："肝足厥阴之脉……循股阴，入毛中，过阴器，抵少腹，夹胃属肝络胆，上贯膈，布胁肋，循喉咙之后。"由于肝经在体内出表，第一步即遍布了两侧胁肋处，即是"肝主胁"的主要原因，"胁"的概念，包括从腋下到胁下的两侧胸部肋骨，与人体躯干两侧的大部分范围有关，所以在《素问·咳论》中说："肝咳之状，咳则两胁下痛，甚则不可以转，转则两胠下满。"此段文字明确指出了多种证候的关系，肝病先见"胁下"病证，假若病重则卧不能转侧，转侧则腋下两胁觉满。胸胁部位虽然并非躯干的全部，可是由于侧卧时主要以胁肋部着床，故此胁肋胀满疼痛，即不能转侧。此种病证在仲景书中经常出现，如《金匮要略》十四篇14条说："肝水者，其腹大，不能自转侧，胁下腹痛。"《伤寒论》107条："伤寒八九日，下之，胸满、烦惊、小便不利、谵语、一身尽重，不可转侧者，柴胡加龙骨牡蛎汤主之。"此两证见"不能转侧"，均属于肝病。再如《金匮要略》十一篇5条说："肝中寒者，两臂不举，舌本燥，喜太息，胸中痛，不得转侧，食则吐而汗出也。"本条的"两臂不举"，实际上是两胁肋部不适的延伸。

少腹亦为肝所主。上述肝经循行路线中，从下肢入体内经过阴部"抵少腹"，因此肝脏的病证可见在少腹，如在《素问·脏气法时论》说："肝病者，两胁下痛引少腹，令人善怒。"在《伤寒论》106 条说："太阳病不解，热结膀胱，其人如狂，血自下，下者愈。其外不解者，尚未可攻，当先解其外；少腹急结者，乃可攻之，宜桃核承气汤。"此条虽然是"热结膀胱"，膀胱属于下焦肾所主，可是本条与血热在下焦有关，而下焦藏血则由肝所主，因此属下焦肝病，抵当汤证亦属此例。再如《伤寒论》117 条的"气从少腹上冲心者"的桂枝加桂汤证，因为烧针使热在下焦营血不行，与下焦肝有关，《金匮要略》的奔豚汤证亦与之相近。《金匮要略》六篇 8 条的桂枝龙骨牡蛎汤证见"少腹弦急"，是由于亡血失精引起，与下焦肝肾精血有关，而妇人病篇不少经水的病证，亦与肝有密切联系。

六、肝与弦脉

肝的正常脉象是弦脉。例如《平脉法》说"肾沉、心洪、肺浮、肝弦，此自经常，不失铢分"、"春弦、秋浮、冬沉、夏洪"，又说："问曰：东方肝脉，其形何似？师曰：肝者木也，名厥阴，其脉微弦濡弱而长，是肝脉也。肝病自得濡弱者，愈也。""微弦濡弱而长"是肝的正常脉象。

肝病当见弦脉。如《伤寒论》140 条说："脉弦者，必两胁拘急"即是明证，其他如《金匮要略》十九篇 3 条的"转筋"病见"脉上下行，微弦"，还如《金匮要略》十篇 1 条说："趺阳脉微弦，法当腹满，不满者必便难，两胠疼痛，此虚寒从下上也。"此证属肝乘脾，故在趺阳脉见弦脉，又见"两胠疼痛"等肝病之象，张仲景更说明这是"寒从下上也"，是下焦肝乘犯中焦脾的意思。

弦脉的病脉脉形，在《辨脉法》说："脉浮而紧者，名曰弦也。弦者状如弓弦，按之不移也。脉紧者，如转索无常也。"弦脉可以是"浮而紧"的相兼脉，但从《金匮要略》十二篇21条来看："脉沉而弦者，悬饮内痛。"此条见沉弦脉，假若弦脉必然要见浮，则有所矛盾，因此《辨脉法》所强调的"浮而紧"，重点是言其紧而非浮。另外，在《金匮要略》十篇20条说："其脉数而紧，乃弦，状如弓弦，按之不移。"这里又说脉"数而紧"是弦脉，参《伤寒论》324条亦说"脉弦迟者"，可知数也不是弦脉的必然组成条件，而"紧"则是"弦"的必须组成部分。

张仲景的"弦"与"紧"属同一类脉象。例如《金匮要略》二篇9条说："夫痉脉，按之紧如弦，直上下行。"此条以"弦"比喻作紧脉，说明两者的相似，再如十篇15条说："其脉紧弦。"17条又说："腹痛，脉弦而紧。"均是弦紧二脉并用。另外看《金匮要略》六篇8条说："夫失精家，少腹弦急。"十三篇7条亦说："小便如粟状，小腹弦急，痛引脐中。"这两段文字的"弦"都不是指脉象，而是指少腹肌肉的僵硬程度，"弦急"实际等同于"拘急"，如《金匮要略》六篇15条"少腹拘急"一样，拘急即是紧张的意思，弦与紧的意思接近。

弦脉与紧脉的仔细区别，按《辨脉法》的描述，弦是"状如弓弦，按之不移"，是言其僵硬而直，紧脉则是"转索无常"，如绳索转动时的跳动，换句话说，紧脉与弦脉均是以脉管紧张为特点，弦脉脉管紧张而不搏动，紧脉则紧张而搏动。弦脉实际上有不同的"弦"的程度，假若肝病甚所出现的弦脉，在《平脉法》形容说："假令得纯弦脉者，死。何以知之？以其脉如弦直，是肝脏伤，故知死也。"再如《金匮要略》十一篇6条说："肝死脏，浮之弱，按之如索不来，或曲如蛇行者，死。"脉形是"如索不来"，正好与紧脉的"转索无常"相反，是言脉之"弦直"而不动，是紧张极甚之脉象。

明确了弦脉的脉形后，以下探讨弦脉所主。

1. 弦脉主寒

仲景书中多次明确提出"弦脉主寒"。如《金匮要略》十二篇 12 条说："脉双弦者，寒也。"而十篇 15 条说："胁下偏痛，发热，其脉紧弦，此寒也，以温药下之，宜大黄附子汤。"而在《伤寒论》113 条则说："形作伤寒，其脉不弦紧而弱。"此条说"脉不弦紧"，反过来理解，是指伤寒的脉象当弦紧。弦紧脉属于同类脉象，均主寒，是由于寒性收引，使脉象紧张所致。

2. 弦脉主虚

弦脉亦属虚脉。在《金匮要略》十七篇 3 条说："脉弦者，虚也。胃气无余，朝食暮吐，变为胃反。寒在于上，医反下之，今脉反弦，故名曰虚。"假若误下后使胃气受损，阳气虚则生内寒，而出现弦脉。虚是"弦脉主寒"的根本原因，是由于虚而引起寒，因此《金匮要略》十二篇 12 条说："脉双弦者，寒也，皆大下后善虚"。

假若弦脉兼夹其他脉象，则更突显其虚象。在《金匮要略》六篇 12 条说"脉弦而大，弦则为减，大则为芤；减则为寒，芤则为虚，虚寒相搏，此名为革。妇人则半产漏下，男子则亡血失精"（此条文在十六篇 8 条、二十二篇 11 条，以及《辨脉法》中均有出现），本条见脉弦大，仲景自注解释，这种脉弦与大并见，可称为"减"和"芤"是"虚"和"寒"所造成的，脉弦大是一种虚而大的脉象，重按中空无根，举按则搏动如弦，故名曰革，见此脉是由于突发的精血亏虚所导致的。其他弦脉的兼夹脉象，如《伤寒论》265 条说："伤寒，脉弦细……此属胃，胃和则愈。"脉弦细反映胃气虚弱，木乘土虚；《金匮要略》二篇 25 条说"其脉弦细芤迟"、六篇 5 条说"男子脉虚沉弦……此为劳使之然"等，均是属于虚象。

3. 弦脉主饮

《金匮要略》十二篇 12 条说："凡食少饮多，水停心下，甚者则悸，微者短气……脉偏弦者，饮也。"还有同篇的 20 条"脉弦数，有寒饮"、21 条"脉沉而弦者，悬饮内痛"、32 条"咳家其脉弦，为有水"，均是强调弦脉主水饮。可是弦脉主的水饮，主要指饮停在下，《平脉法》说："沉潜水蓄，支饮急弦。"寒饮多见沉弦之脉，因此在《金匮要略》十二篇13条反过来说："肺饮不弦，但苦喘短气。"假如饮停在上焦肺，则不见弦脉。

4. 弦脉主肝的理解

综合以上三点，弦脉主寒、主虚、主饮，实与肝的生理特点有关。在《平脉法》说："营中寒，营为血。"《辨不可下病脉证并治》亦说："紧则营中寒，阳微卫中风。"张仲景有"寒伤营"的理论，认为寒气伤营血，而下焦正是藏营血之所，因此等同于寒邪伤肝；下焦是藏津液之所，因寒气使阳气不行，水饮停滞，故见寒饮。

弦脉的出现，与肝的特性有关。肝主下焦阳气升发，可是寒气使升发受阻，正气郁而抗争，因而出现弦脉。《素问·举痛论》说："寒气客于厥阴之脉，厥阴之脉者，络阴器系于肝，寒气客于脉中，则血泣急，故胁肋与少腹相引痛矣。"寒气侵袭肝脉，寒气凝涩在血脉中，血脉不通，使血脉拘急，故出现肝病。这亦与春季常脉为弦脉相应，由于冬季刚过而寒气未除，同时阳气逐渐升发，因此其脉见弦。

七、讨论

在明确了肝与三焦的关系之后，最后尝试对两个相关问题提出一些思考，由于相关的证据并不充分，有待继续考证。

1. 肝如何散精于筋

在《素问·经脉别论》中说："食气入胃，散精于肝，淫气于筋。"可是从后文"食气入胃"与"饮入于胃"的文字来看，水谷精气均是经过心肺而宣散出体表，可是精气散至肝后则直接"淫气于筋"，似乎没有经过上焦。假若肝不经过上焦心肺，是怎样使精气出表？纵观《内》《难》诸经，似乎未有论述此一输布过程。

从肝经的经脉循行来看，似乎较为支持，肝是直接将精气输布至体表之筋。《灵枢·经脉》说："肝足厥阴之脉……属肝络胆，上贯膈，布胁肋。"这里先讨论"布"字的意思，"布"是

"遍布"、"散布"之意，在同篇手少阳三焦之脉中亦有"布膻中，散落心包"之说，《灵枢·胀论》说："膻中者，心主之宫城也。"膻中即心包，因此"布膻中，散落心包"的"布"与"散"同义。肝经在体内出表之后，直接散布于胁肋，亦即肝与体表胁肋之中，是透过肝经的通道输布精气出表。

再者，从"肋"、"胁"与"筋"三字，可发现三者有趣的关系。三字均是"月（肉）旁，从力"，可推测其文字演变互有关系。先说"肋"，在《说文解字》中说"肋，胁骨也。从肉，力声。"指胁部的骨，即肋骨，但按谷衍奎的考证，"（《说文》）所释为引申义，本义当为筋，即肌肉和骨骼相连接的韧带。《篇海类篇·身体类·肉部》：'肋，与筋同。'"而在《康熙字典》中亦引《集韵》说："肉之力也，与筋同。"再看"胁"，《说文》说："两膀也。"谷氏指胁的"本义为从腋下至腰两臂所夹的部分……引申义也指肋骨、旁侧"。"筋"字在《说文》中指"肉之力也"，是指有力的肌肉，如《上古天真论》说："筋骨隆盛，肌肉满壮。"是筋骨隆盛则肌肉满壮，又如《灵枢·经筋》说："项筋急。"颈部的筋即是指颈部的肌肉，又从《内经》多次说"筋挛"、"转筋"亦指肌肉痉挛、抽筋。

那么，究竟《内经》之中"肋"字是取"肋骨"还是"筋"之意？似乎仍以"肋骨"为多，例如《灵枢·经脉》中的胆足少阳之脉一段，说："是主骨所生病者……胸胁肋髀膝外至胫绝骨外髁前及诸节皆痛。"这里明确指出"肋"属于骨，而"胸胁"当属于部位而言，因此再看肝经"布胁肋"一句，"肋"亦当指"肋骨"。

纵然肋是指肋骨，可是"肋骨"仍然与"筋"有密切关系。如《素问·气穴论》说："积寒留舍，营卫不居，卷肉缩筋，肋肘不得伸。"这里"肋肘不得伸"的原因，是因为"卷肉缩筋"所致，亦即是肋骨的筋肉卷缩，故使肋不得伸。从肋、胁、筋三字的关系来看，肋是骨骼，胁是两侧部位，筋是掌管胁肋能否屈伸的肌肉，三者互为关联，密不可分。

故此，所谓"肝主筋"，虽然是指全身有力的肌肉，可是从"筋"与"肋"的关系上看，"肝主筋"亦等同于"肝主胁肋"，肝气散精的过程"散精于肝，淫气于筋"，是透过肝经从胁肋部散精出表，濡养周身之筋。

2. 为何肝与三焦缺少直接论述

本文一开首提出，在仲景书中，并无肝与三焦的直接论述，为何出现这种现象？这是由于肝藏血，张仲景将下焦的营血直接替代了肝。例如《伤寒论》50条说："脉浮紧者，法当身疼痛，宜以汗解之；假令尺中迟者，不可发汗。何以知然？以营气不足，血少故也。"此条见"脉浮紧"，按《平脉法》"脉浮而紧者，名曰弦也"的角度，亦可理解为弦脉，假若弦而尺中迟，即代表寒邪耗伤下焦营血，因此不可发汗。这段所论述的当属肝病，可是在仲景书中类似的病证多以营血、津液作代替。

尤其《伤寒论》主要讨论外感病，外邪侵袭先伤营卫气血，在从表入里的过程中，每每牵连多个脏腑，若以五脏作为外感病的机理解释则甚为复杂，而到了《金匮要略》中，主要论述杂病的证治，则较多论述五脏的病证。

另外，由于肝的散精功能相对独立，不需要透过上焦心肺散精而直接透过肝经出表，换句话说，无需上焦亦可发挥其散精功能，因此肝在五脏之中的地位特殊。肝在体表的对应位置亦独特，肝的体表位置在身体两侧，而其余各脏腑均是在身体的中间，不需要与其他三焦部位互相比较，部位明确。

八、结语

综合全文，对肝与三焦的关系有较全面的论述，明确指出了肝属于下焦，以及肝主藏血、主升发下焦精气、主筋、主胁、主弦脉等的理论，对于中医理论的正本清源有重要意义。

表里部位概念——表证专指恶寒、里专指下焦

张仲景的"表里"概念，与后世的认识并不完全相同，从张仲景的原文角度出发，重新考证表里的概念范围，对于理解仲景学说理论有重要意义。以下先从"证"的概念说起。

一、关于"证"

"表"、"里"，或说成"表证"、"里证"，表与里是部位的概念，而"表证"与"里证"则是指在该部位的"证"，"证"是"证候"的简称。关于"证"一词的解释，需要澄清一点，近代将"证"解释成"疾病发展过程中，某一阶段的病理概括"，并非张仲景的原意。据考证，"证"的本义是指能够反映疾病本质的"临床表现"①，是指外在现象而言，而非内在的病机。

如《伤寒论》中各篇篇目说的"辨××证脉证并治"，是指辨别临床表现，见病知源的意思。又如《伤寒论》16 条说："观其脉证，知犯何逆，随证治之。"是指观察"脉证"等临床表现，从而知其病因，跟随相关的病证再决定治法。假若不透过辨别临床表现，何以直接得知"某一阶段的病理概括"？

在《伤寒论》中，"证"与"病"意思相近而有所不同。在《伤寒论》中"病"和"证"有时互相混用，例如 5 条说的"阳明、少阳证"，可以理解为阳明病、少阳病；39 条说"无少阴证者"，少阴证即是少阴病；又如 48 条说"若太阳病证不罢者"，101 条又说"凡柴胡汤病证而下之，若柴胡证不罢者"，均是病证

---

① 李致重. 證、证、症、候的沿革和症候定义的研究 [A]. 见：崔月犁主编：中医沉思录 [M]. 北京：中医古籍出版社，1997：177 – 189.

同用。"病"与"证"意思相近，两者的不同点在于，"证"更强调"临床表现"，如"少阳证"是强调少阳病的临床表现、"太阳病证不罢"是强调太阳病的临床表现还在，"病"则强调该种疾病有某种病机特点。

进深而言，张仲景的"证"不包括"脉象"。仲景书中多次说"脉证"，"脉"与"证"虽然同属于四诊资料收集的对象，却是两类不同概念。《说文解字》说："证，告也。"是患者自诉的身体不适，有问诊内容的意思。脉诊不可能由患者直接告知，需要医生自己诊察，从《伤寒论》的角度来看，脉诊不包括在"证"之内，"证"一词最狭义的理解，并不包括所有"临床表现"，而是指患者的"不适感觉"。

二、关于"表"

张仲景的"表"与"表证"的概念，与后世有所不同，用法较为"狭义"，以下逐一论述。

1. 表的部位概念

张仲景的"表"或称作"外"，是指在体表的部位，包括皮毛、肌肤、血脉。在《伤寒论》29 条说："反与桂枝，欲攻其表。"桂枝汤治疗的是"表证"、"外证"，在《伤寒论》中多处明言，如 43 条说："太阳病，下之微喘者，表未解故也，桂枝加厚朴杏子汤主之。"164 条说："解表宜桂枝汤。"42 条："太阳病，外证未解，脉浮弱者，当以汗解，宜桂枝汤。"等等，均是明证。从桂枝汤的功能而言，16 条指"桂枝本为解肌"。是指桂枝汤治疗部位在表的肌肤皮毛，再参《金匮要略》一篇 2 条说："四肢九窍，血脉相传，壅塞不通，为外皮肤所中也。"七篇 2 条说："风伤皮毛。"从以上论述，可知表的部位，当包括皮毛与肌肤。再参《伤寒论》53 条说："以营行脉中，卫行脉外，复发其汗，营卫和则愈，宜桂枝汤。"桂枝汤所治的表证，需要透过发汗使营卫气和，而营卫行于脉中脉外，因此"表"亦包括血脉。这与《素问·阴阳应象大论》的思想相应："故邪风之至，疾如风雨，故善治者治皮毛，其次治肌肤，其次治筋脉，其次治六腑，其次治五脏。"在皮毛、肌肤、血脉，是属于体表而病位相对较浅的部位。再看《平脉法》说的五部脉法，从浅而深分为五个层次，分别主肺、心、脾、肝、肾，若从《内经》五脏与五体的对应关系而言，则心肺在上，肺主皮毛、心主血脉，因此皮毛与血脉当属于表，至于脾主肌肉，由于上焦之气源于中焦，因此肌肉与表亦有密切关系。

2. "表证"的概念

"表证"包括什么表现？首先指出，"表证"不包括脉象。例如 124 条说："太阳病六七日，表证仍在，脉微而沉。"又如 234 条说："阳明病，脉迟，汗出多，微恶寒者，表未解也。"这两条的"脉微而沉"与"脉迟"，明显不是表证，可是此条却说表证仍在，说明脉象非"表证"的判断标准。不过，脉象却可以协助诊断表证是否仍在，例如 34 条说："脉促者，表未解也。"37 条说："脉浮细而嗜卧者，外已解也。"可见透过脉象，可诊断表证是否仍在。

张仲景所说的"表证"，主要指"恶寒"一证。如《伤寒论》134 条说："太阳病……头痛、发热、微盗汗出，而反恶寒者，表未解也。"164 条说："伤寒大下后复发汗，心下痞、恶寒者，表未解也。"208 条说："若汗多，微发热恶寒者，外未解也。"234 条说："阳明病，脉迟，汗出多，微恶寒者，表未解也。"《金匮要略》二篇 7 条说："其表益虚，即恶寒甚。"这些条文明显指出，"恶寒"是判别是否有表证的关键，这与太阳病提纲的思想一致："太阳之为病，脉浮、头项强痛而恶寒。"这一种"XX 而 Y"的句法，主要强调"而"字后面"Y"的内容，例如《伤寒论》第 10 条"表解而不了了者"，是强调"不了了"，又如 35 条"无汗而喘者"，是强调"喘"，因此提纲证最为强调的是"恶寒"一证，是表证的核心见证，由于在表的营卫受寒邪侵袭之后，营卫失和必见恶寒。

或问，假若"表证"专指"恶寒"一证，难道其他如"脉浮、发热、汗出、无汗、恶风、身疼痛"等的见证不属于"表证"？其他在表的证候，虽然亦可称为表证，例如在《伤寒论》74条说："中风发热，六七日不解而烦，有表里证。"这一条所说的"表证"是指前述的太阳病"中风发热六七日不解"，即指"发热"可称为"表证"，但是相较"恶寒"一证而言，恶寒是最能够反映表证的特征，而其他伴随恶寒而出现的在表证候，张仲景则多称为"病在表"。由于其他各种证候，均非表证的必然见证，例如《伤寒论》第3条说："太阳病，或已发热，或未发热。"太阳病初起可不发热；表证可见有汗、无汗，因此不能用有无汗来判断是否在表；"头项强痛"亦非只有太阳病可见，而且头痛、身疼痛亦可见于其他经的病证。因此，只有"恶寒"一证，才能够明确反映寒邪侵袭体表所致的营卫不和。由此角度看《伤寒论》46条："太阳病，脉浮紧、无汗、发热、身疼痛，八九日不解，表证仍在，此当发其汗。"这里说的"表证"仍在，并非指前述的一系列表现，而是指"恶寒"仍在，如35条的麻黄汤证中，虽没有说恶寒，但已经隐含其中。

　　上述问题反映现在对"表证"的理解与张仲景有所差异。现在理解的"表证"，是指外感病初起，外邪袭表所引起的一系列证候，多从病机角度理解，可是张仲景所说的"表证"，并非直接指向"病机"而言，而是指患者的"不适感觉"，实际上"表证"是"恶寒"的代名词，"恶寒"是"现象"而"表证"强调"本质"，"表证"的概念亦不等于"太阳病"。

　　至于其他临床表现，张仲景则称为"病在表"。例如《平脉法》说："表有病者，脉当浮大。"45条说："脉浮者不愈，浮为在外。"48条说："设面色缘缘正赤者，阳气怫郁在表，当解之熏之。"51条说："脉浮者，病在表，可发汗，宜麻黄汤。"上述内容均是望诊与脉诊的内容，严格而言不属于张仲景所说的"证"，并非"不适感觉"。

　　再问，难道单见"恶寒"一证即可诊断为表证？确实不可，需要配合病情"来路"作判断。因为在其他经的病证中，亦可见到"恶寒"，表证的判断不能单一以"恶寒"来决定。由于表证是外邪袭表所致，如上述164条的"伤寒大下后复发汗，心下痞、恶寒者，表未解也"，此条并非单凭恶寒即判断为表证，而是还有"伤寒"的外感病史。"来路"的意思，由于"表证"是在外感病初起，按《伤寒论》第5条的意思，假若还未见到其他"阳明证、少阳证"，病尚未传变，则"恶寒"当属于表，是一种鉴别诊断的思想。因此，诊断有无"表证"，在张仲景的角度而言，首先患者感觉有无"恶寒"，再配合他经证候的鉴别，已经足够判断病是否在表。至于其他相关证候的"四诊合参"，主要目的是用在仔细区分，其病是在太阳的哪一种具体病机？如桂枝汤证、麻黄汤证、葛根汤证等等，表现各有不同，在判断了是否在表之后，仍要逐一深入辨别。

3. 关于"外"、"外证"

张仲景有时候亦将"表"称作"外"。例如在《伤寒论》106条说："太阳病不解，热结膀胱，其人如狂，血自下，下者愈。其外不解者，尚未可攻，当先解其外；外解已，但少腹急结者，乃可攻之，宜桃核承气汤。"这一条的"外不解"，是指"表不解"，又如163条说："太阳病，外证未除而数下之。"外证就是指"表证"。

可是，张仲景说"外证"，并非全都指"表证"，更多的是指"在外的证"。由于"证"均是在外的，没有"内证"，"外证"实际上等于"证候"，概念较"表证"为广。例如《金匮要略》六篇2条说："血痹……外证身体不仁。"十四篇1条说："风水其脉自浮，外证骨节疼痛，恶风；皮水其脉亦浮，外证胕肿，按之没指，不恶风，其腹如鼓，不渴，当发其汗；正水其脉沉迟，外证自喘；石水其脉自沉，外证腹满不喘。"以上各种"外证"，均是指在身体外部的"不适感觉"，而非指"恶寒"一证。

若是寒邪以外的其他邪气在表（如热邪在表），张仲景多称作"外"而不称作"表"。"表证"是强调寒邪在表所导致的"恶寒"一证，除此以外其他邪气在表的证候，张仲景则多以

"外"作表述，例如《伤寒论》317 条说"少阴病，下利清谷，里寒外热"、《金匮要略》十七篇 45 条又说："下利清谷，里寒外热，汗出而厥者，通脉四逆汤主之。"这里的"外热"一般认为是在外的发热证候，但是"里寒"是指病机，则外热亦当与之对举，是指邪热在表（可参《伤寒治内方证原意·四逆汤证属中下二焦阳虚》一文的讨论）。另外，在《伤寒论》182 条说："问曰：阳明病外证云何？答曰：身热、汗自出、不恶寒反恶热也。"这里的"外证"一般认为是"阳明病里热实证反映在外的症状"，但是腑实的表现当以大便不通为代表，上述三大外证并非承气汤证的必然见证，再参 228 条说："阳明病，下之，其外有热。"阳明病的"外证"并非"表证"，这里的"其外有热"并非指发热，若是发热则直接说"发热"即可，其外有热是指"邪热在外"的意思，故此阳明病外证，当是指阳明病邪热在表的证候，只是由于邪热在表不属"表证"，故此张仲景改用"外热"而不用"表热"作为表述。

4. 关于"太阳温病不恶寒"的问题

在《伤寒论》第 6 条说："太阳病，发热而渴，不恶寒者，为温病。"此条是太阳病，可是却不恶寒，是否属于"表证"？按张仲景的角度理解，本条没有出现恶寒，当然不可称为表证，可是其病位仍属于表，是由于温热邪气在表所致。

"太阳病"与"太阳病提纲证"的概念范围有所不同，提纲证是最典型病机的概括，相对来说太阳温病可说是太阳病的不典型类型（参本书下篇《"之为病"条文意义》一文）。并非必须要见"恶寒"才可称为"太阳病"，若说必须见"恶寒"才可称为"太阳病"，则《伤寒论》第 2 条"太阳病，发热、汗出、恶风、脉缓"之中，亦无恶寒一证，可知太阳病的概念范围，比"提纲证"较广泛。由此可以理解太阳病有两种概念，一种是较为"狭义"的太阳病，主要以"恶寒"的"表证"作特点，另一种是较为"广义"的太阳病，不管是否寒邪引起，只要"病在表"仍属于太阳。

5. 小结

张仲景对于"表证"的理解，与后世有所不同，张仲景的"表证"较为狭义，表证是指由于寒邪袭表，导致营卫不和而出现"恶寒"的"不适感觉"。至于其他表现如"脉浮"，抑或如桂枝汤证、麻黄汤证的其他临床表现，可属于"病在表"。

三、关于"里"

张仲景"里"的概念，与后世的用法有较大差异，需要作重新考证。"里"不像"表"那样，张仲景没有明确的一种"里证"提法，而只有"里"的部位概念。

1. "里"的部位概念

张仲景的"里"，是专指"下焦"而言。例如在《伤寒论》49 说："尺中脉微，此里虚，须表里实，津液自和，便自汗出愈。"尺脉候下焦，下焦是藏津液之处，若下焦津液不足，张仲景称为"里虚"。"里"属于下焦，在仲景书中有许多例证，如218 条说："伤寒四五日，脉沉而喘满，沉为在里，而反发其汗，津液越出，大便为难；表虚里实，久则谵语。"此条属于胃热腑实证见"谵语"，其成因是"津液越出"，使下焦津液亏虚，故此脉象见沉，属于"里"；127 条说："太阳病，小便利者，以饮水多，必心下悸；小便少者，必苦里急也。""里急"是由于小便少，下焦不通所致，245 条说："阳绝于里，亡津液，大便因硬也。"亡津液是下焦之证；《金匮要略》二十一篇 7 条说："产后七八日，无太阳证，少腹坚痛，此恶露不尽……热在里，结在膀胱也。"此条更明确地指出，热在里的部位是下焦膀胱。相反，未发现条文明确指出"里"属于上焦或中焦。

下焦是藏津液之所，若水液停滞下焦，或津液亏虚，均与"里"有关。如《金匮要略》十四篇 5 条说："里水者，一身面目黄肿，其脉沉，小便不利，故令病水。"此条见脉沉而小便不利，明显是因为水停下焦膀胱，因而称为"里水"。如《伤寒论》168 条说："伤寒若吐若下后，七八日不解，热结在里，表里俱热，时时恶风、大渴、舌上干燥而烦、欲饮水数升者，白虎加人参汤主之。"一般解释白虎汤为阳明热证，可是从其"大渴、舌上干燥、欲饮水"的表现来看，是津液亏虚较重，因此其"热结在里。"是指热邪耗伤下焦津液所致。假若津液亏虚较重，使肠燥便结，可见大承气汤证，如《伤寒论》214 条说："明日又不大便，脉反微涩者，里虚也，为难治，不可更与承气汤也。"里虚即是下焦津液营血不足。

由于下焦亦主藏血、藏精气，若见精血亏虚之证，张仲景亦称作里虚。如《金匮要略》六篇 4 条说："男子面色薄者，主渴及亡血，卒喘悸，脉浮者，里虚也。"虽然见脉浮，但其成因是下焦津液不足以致亡血所致；六篇 5 条说："男子脉虚沉弦，无寒热，短气里急。"六篇 13 与 14 条均说："虚劳里急。""里急"是指少腹部的拘急，与前述"小便少者，必苦里急"之证相同，又如《伤寒论》392 条与《金匮要略》二十二篇 9 条均有"少腹里急"一词，少腹是下焦所主。

假若从五脏与五体的关系推论，由于下焦属肝肾之所，因此"里"的部位与"筋骨"相关。按前文的五部脉法来说，下焦的肝主筋、肾主骨，而在《金匮要略》第五篇 4 条亦说："寸口脉沉而弱，沉即主骨，弱即主筋，沉即为肾，弱即为肝。"可知其肝肾与筋骨相对应。可是在仲景书中并无直接文字说明"筋骨"属"里"，或许张仲景的"里"的概念，只包括下焦的脏腑，而不包括其余部位。

2."里证"的概念

张仲景亦有"里证"一词，但其概念相对不明确，"里证"当指下焦的多种证候而言。相对于"表证"是专指"恶寒"一证，"里证"则没有专指某一证，而是多种下焦证候包括在内。在《伤寒论》中，"里证"一词只出现过三次，其中两次是说"无里证"，而"有里证"的只出现一次，在 74 条，即："中风发热，六七日不解而烦，有表里证，渴欲饮水，水入则吐者，名曰水逆，五苓散主之。"当中所说的"里证"，当是指后文紧接的

"渴欲饮水，水入则吐"，即是指"口渴"。据笔者在《伤寒治内方证原意·五苓散证属水停热郁在胃》一文中指出，五苓散证的"消渴"，是由于下焦津液亏虚所致，因此这里所出现的"渴"属于下焦之证，这如在《伤寒论》168 条所见的："热结在里，表里俱热，时时恶风、大渴、舌上干燥而烦、欲饮水数升者，白虎加人参汤主之。"这条同样见"大渴"，病机特点是"热结在里"，可知因下焦亏虚而导致的口渴属于"里证"。除此以外，例如因下焦津液亏虚而导致的小便不利，亦属于里证，如 236 条说："小便不利，渴引水浆者，此为瘀热在里。"又如 127 条说："小便少者，必苦里急也。"均可属"里证"；还如下焦大肠之证，包括了 245 条的："太过者，为阳绝于里，亡津液，大便因硬也。"因津亏所导致的便硬可属里证；还如 225 条说的"表热里寒，下利清谷者"、163 条说的"遂协热而利，利下不止，心下痞硬、表里不解者"。下利可属于"里证"。但是，由于上文所说的"渴"、"小便不利"、"便硬"、"下利"等均非必然是单一病在下焦，可与中上二焦有关，故此不能单见这些证候即判断属于"里"，因此张仲景并未如"表证"一样，能够指出一种专门的"里证"证候。

顺带讨论"无里证"的概念，并非专指"无便结"，而是指无反映下焦亏虚的证候。"无里证"一词在《伤寒论》中出现过两次，一次在 252 条说："伤寒六七日，目中不了了，睛不和，无表里证，大便难，身微热者，此为实也。急下之，宜大承气汤。"另一条在 257 条："病人无表里证，发热七八日，虽脉浮数者，可下之。假令已下，脉数不解，合热则消谷喜饥，至六七日不大便者，有瘀血，宜抵当汤。"对于这两条"无里证"的解释，一般认为"无里证"是指燥屎便硬，252 条是说即使无燥屎亦可用攻下，可是假若说"里证"为便结，则在 257 条仍见"六七日不大便"，却为何说"无里证"？显然，"里证"的重点并非在于"便结"一证。这是由于在使用攻下之法时，必须要强调没有下焦亏虚，如在《伤寒论》214 条说："明日又不大便，脉反微涩者，里虚也，为难治，不可更与承气汤也。"下焦亏虚之证不可妄用承气汤；而即使是抵当汤之用法，在125条说："太阳病，身黄、脉沉结、少腹硬、小便不利者，为无血也；小便自利，其人如狂者，血证谛也，抵当汤主之。"若是"无血"则不可妄用抵当汤攻下，而需要小便自利，即下焦营血不虚才可用之。因此，所谓"无里证"，实际上是强调无下焦亏虚的证候，才可使用攻下之法。

3. 关于"内"

张仲景的"内"与"里"有重复之处。如233条说："小便自利者，此为津液内竭。"是指下焦津液亏虚；353条："大汗出，热不去，内拘急。"内拘急当指少腹拘急，是下焦之证；389说："下利清谷，内寒外热。"内是下焦虚寒之证，而外则是指在表出现发热，前者指病机，后者指证候；《金匮要略》六篇18条的"内有干血"，即指下焦瘀血停滞。

但是，"内"比"里"的含义更为广阔，包括了体内的三焦脏腑各部。内与外是相对概念，与张仲景的"表里"概念不全相同，例如在《伤寒杂病论·序》中说："华其外而悴其内，皮之不存，毛将安附焉？"从这句话来看内外是相对的，甚至指毛是外、皮属内。当然，具体在仲景书中的理论，"内"是有具体部位指涉，不包括体表的皮毛、肌肤、血脉，例如《伤寒论》30条说"阳明内结"，即包括中下二焦胃肠；60条"内外俱虚"，内外应当包括全身；116条"火气虽微，内攻有力"，内攻即是指火法从体表向内入侵；134条"膈内拒痛"指上焦；更明确的如《金匮要略》一篇2条说："经络受邪，入脏腑为内所因也。""内所因"就是指非体表经络的体内脏腑。故此，"非外即内"，"内"的概念范围比"里"更为广泛，"里"是专指下焦而"内"则包括三焦脏腑。

4. 表里同病的先后缓急之法

区分表与里的重要意义，是明确治法的先后缓急，假如里虚较重则不可先解表。例如《伤寒论》264条说："下利清谷，不可攻表；汗出必胀满。"285 条说："少阴病，脉细沉数，病为在里，不可发汗。"《金匮要略》十六篇 9 条说："亡血不可发其表，汗出即寒栗而振。"十七篇 33 条说："下利清谷，不可攻其表，汗出必胀满。"若下焦气血津液虚弱则不可发汗，发汗则重伤津液营血。

值得一提，"下利"可属下焦的重证。张仲景多次强调下利与表证同见时，则先治下利。如《伤寒论》372 条说："下利腹胀满，身体疼痛者，先温其里，乃攻其表；温里宜四逆汤，攻表宜桂枝汤。"此条在《金匮要略》十七篇 36 条亦有相同文字，而在《金匮要略》一篇 14 条更说明下利清谷的原因，是误下所致："病有急当救里、救表者，何谓也？师曰：病，医下之，续得下利清谷不止，身体疼痛者，急当救里；后身体疼痛，清便自调者，急当救表也。"由于下焦阳气虚弱，不能消谷，亦不能将肠中水液泌清别浊至膀胱，因而见下利，是下焦虚弱的重证，因此即使有表证，亦需要先温里。这与《素问·标本病传论》说"小大不利治其标"的思想相近，强调了下焦的阳气、营血、津液的重要性。

假若见"下利"，不但不可攻表，亦不可妄行攻下。如《伤寒论》105 条说："伤寒十三日，过经，谵语者，以有热也，当以汤下之。若小便利者，大便当硬，而反下利，脉调和者。知医以丸药下之，非其治也。若自下利者，脉当微厥，今反和者，此为内实也，调胃承气汤主之。"此条见谵语，可是同时见"下利"而"脉微厥"，是误下之所为。文中所说的"内实"，即是等候下焦之气充实，见"脉调和"，则可再用下法。

5. 小结

张仲景对于"里"的理解，与后世有所不同，张仲景的"里"较为狭义，专指下焦而言，而不是"非表即里"。区分表里的主要目的，在于揭示治病的先后缓急之法。

四、讨论

明确了"表"与"里"的概念之后，以下再对三个相关问题提出一些思考：

1. 表里并非完全的相对概念

从上述讨论，可知张仲景对于表和里的概念，并非完全相对的概念。现在中医理论一般认为"非表即里"，是以阴阳相对的哲学思想理解表里，可是从张仲景的理论而言，病不在"表"，不等同于就是在"里"。例如《辨脉法》说："寸口脉浮为在表，沉为在里。"可是在浮脉与沉脉之间，还有各种不浮不沉的脉象，换句话说，除了表与里之外，尚有其他病证。

张仲景的"表"与"里"，是强调在最外与最内的部位，表是疾病最初浅受邪的部位，而里则是最深入的位置，因此表和里亦是指疾病发展最初与最后的阶段。

2. "表证"、"里证"概念的发展

张仲景对"表证"的理解，主要指"恶寒"一证，是患者的不适感觉；到了后世的理解，多将其他在表的临床表现亦包括在"表证"之内，例如脉浮、头痛、发热、汗出、恶风、身疼痛等；假若以现在对"证"一词的新解释来看，更将"表证"理解为"某一阶段的病理概括"，就是以病机的角度，以在表的营卫不和来理解表证。由此可见，"表证"一词，有多种不同的理解，假如需要读懂仲景书，则需要用张仲景的角度去解释自己。

关于"里证"一词，张仲景不像"表证"一样，有对"里证"作一清晰定位，只提出病位在里的概念，而"里证"则指下焦之证，"里证"未能专指"一证"，或许与下焦的证候变化多端有关。后世对于里证的理解，多认为"非表即里"，里证即是无表之"证"或"病机"，现代的"里证"概念十分广泛，概括了大部分病证。

由于各种概念容易造成混淆，笔者认为不应停留在文字上的争议，对于"表证"与"里证"的理解，既然后世习惯运用较为

广义的理解，亦不必要拘泥在张仲景的狭义理解上，有助学界互相沟通。但是对于"证"的认识，不当单纯理解为"病理概括"，而应该清楚"证"主要指的是"临床表现"，证又与病机密切相关，哲学上属"现象与本质"的关系，即是透过临床表现辨别疾病原因，是"见病知源"、"辨证论治"的根本思想。

3. 关于"半表半里"的问题

"半表半里"的说法，首先由成无己提出，对后世影响甚大，至今仍有不少医家认为少阳病属于"半表半里"。考《伤寒论》中，并无"半表半里"的论述，而最为接近的一条条文则是148条："伤寒五六日，头汗出、微恶寒、手足冷、心下满、口不欲食、大便硬、脉细者，此为阳微结，必有表，复有里也。脉沉，亦在里也。汗出，为阳微；假令纯阴结，不得复有外证，悉入在里，此为半在里半在外也……可与小柴胡汤。"此条说"半在里半在外"，成无己在此条注说："与小柴胡汤，以解除半表半里之邪"。

"半表半里"的说法，容易让人联想起在"表"与"里"之间，还有一个"之间"的位置。但是，即使以一般中医理论的角度，认为"非表即里"，表和里是相对的概念，则为何表与里之间尚有一处地方？该地方在哪儿？故此少阳病的病位，就像温病学中的"膜原"一样，虚无缥缈，一直受到争议。

若以本文的"表"和"里"概念来理解148条则问题迎刃而解。本条出现"微恶寒"，是仍有"表证"，而同时见"大便硬、脉沉"，属于下焦的里证，因此"必有表，复有里"的意思，就是有表证、同时也有里证，是表里同病的意思，张仲景则称此为"半在里半在外"。

因此，实际上没有另一个所谓"半表半里"的病位，假若理解"半表半里"为表里同病则未尝不可。

4. "六经皆有表证"的问题

过去有不少医家提出，《伤寒论》的"六经皆有表证"，近代的推崇者如刘渡舟先生，他在《伤寒论临证指要》中，仔细论述了六经各经的表证与里证，认为六经之内均可分表里。这一种观点，可理解为"表里相对"概念的延伸，刘氏对于六经的"表"证，多以"经络"的角度来理解，将六经病证中，表现在"经络"的病证归类为"表"，将表现在"脏腑"的病证归类为"里"。对于这种分类方式，陈亦人先生指出："……太阳病经腑证之分是不符实际的。"一方面经络与脏腑关系密切，难以截然分开，再者，虽然经络与脏腑是表里相对的浅深关系，可是张仲景所运用的表里概念并非完全相对的概念，不是抽象的哲学理论，而是有具体指涉的。这种"表里相对"的思想，更与一般理解的"表证是外邪袭表所致的营卫不和"不同，造成了不少混淆。

对于《伤寒论》中的表和里，过去还有其他说法，如"太阳主表，其他经属里"，或如"三阳主表，三阴主里"等的说法。实际上张仲景对于表和里的概念，并不能用在区分六经。由于"太阳病"与"表"的概念并非等同，太阳病虽然包括了表证在内，但是太阳病的概念范围较广，太阳病亦包括其他非表证在内。太阳主表一说是可以接受的，因为太阳病的概念范围较广，包含了表在内，可是不能说太阳"即是"表，两者概念并不等同。不过，假若将"六经皆有表证"理解为"六经皆可以兼有表证"，则符合仲景原意，在各经之中皆有相关条文可证。

[本文曾发表于《国医论坛》，2011，26（3）：7-9.；2011，26（4）：1-3，内容有所补充修改。]

手足四肢与三焦表里对应关系

在仲景书中，有大量"手足"与"四肢"的证候。其中"手足"的证候包括：手足温、手足热、手足烦热、手足躁扰、手足汗出、手足寒冷、手足痹不仁、手足浮肿、手掌烦热、足下热、足下恶风、足逆冷等；"四肢"的证候包括四肢逆冷、四肢拘急、四肢疼痛、四肢酸痛、四肢烦、四肢沉重疼痛、四肢肿、四肢漐习等等。究竟为何有"手足"与"四肢"的区分，各种证候的病机特点为何？本文将逐一探讨。

一、手足与四肢从部位上有别

手足与四肢是肢体不同部位的名称。张仲景用词精炼，既然能够用两种不同名词来表述，目的即为了表达不同意思，例如在《伤寒论》388条说："吐利汗出，发热恶寒，四肢拘急，手足厥冷者，四逆汤主之。"又如《金匮要略》六篇13条说："虚劳里急，悸、衄，腹中痛，梦失精，四肢酸疼，手足烦热，咽干口燥，小建中汤主之。"这两条条文中均是将"四肢"与"手足"并列，主不同病证，可知两者概念并不相同，是为了表述不同部位。

"手足"是指手掌与足掌。在《说文解字》说："手，拳也。""足，人之足也，在下。""手"是指"手掌"，"足"是指足部着地的部分，现代亦可称之为"足掌"（古文中"掌"专指"手"而言），而不包括其他肢体部分。这在《伤寒论》中亦有明证，如233条的蜜煎方方后注："以纳谷道中，以手急抱，欲大便时乃去之。"这里说"以手急抱"，明显是指"手掌"而言，又如《金匮要略》十二篇8条说："夫心下有留饮，其人背寒冷如手大。"又如十八篇2条说："师曰：诸痈肿，欲知有脓无脓，以手掩肿上，热者为有脓，不热者为无脓。""手"均是指手掌而不包括整个上肢，故此在《金匮要略》二十二篇9条更明确地说："手掌烦热。"是以"手掌"作为一词组使用。至于"足"，既然"足"是相对于"手"，显然足是指"足掌"，故此在《金匮要略》十五篇4条与14条均说："足下热。"《伤寒论》110条说："足下恶风。"能够说成"足下"当然是指足掌以下的感觉。

至于"四肢"则是指手足的肢体，其概念范围亦包括了手足掌。四肢显然是指"肢体"，双臂与双腿加起来共有"四支"，因而说成"四肢"，四肢的范围相对较广，是从手足部开始一直延至躯干之前。因此，仲景书中的"四逆"是指"四肢厥冷"而言，相对于"手足厥冷"病情较为严重，四逆的冷并不局限在手足掌而是可延至四肢全部。又例如说"四肢肿"，其证当同时包括"手足肿"在内。

在仲景书中，在手足与四肢的证候上，少部分病证两者俱可出现，例如手足与四肢均可见"厥冷"、"烦"、"肿"等。但是，大部分证候均是手足与四肢截然不同，例如手足的病证可见"手足温"、"手足热"，可是却无"四肢温"或"四肢热"的证候，又例如可出现"四肢拘急"或"四肢疼痛"，但是却无"手足拘急"或"手足疼痛"之证。由此可知"手足"与"四肢"的病机虽然有共通之处，但是两者各自所反映的病机特点不同，有必要加以区别。

二、"手足"与"四肢"的表里关系

手足与四肢分别与体内的不同部位互相对应，了解手足与四肢所诊候的病机特点，对于临床辨证有重要意义。

1. "手足"的证候反映下焦之气

如在《伤寒论》317条说："少阴病，下利清谷，里寒外热，手足厥逆，脉微欲绝，身反不恶寒，其人面色赤；或腹痛，或干呕，或咽痛，或利止脉不出者，通脉四逆汤主之。"本条在指出了"里寒外热"的病机特点后，其后即说"手足厥逆"，手足厥逆是"里寒"的最先反映，而"里寒"实即指下焦的阳虚寒盛，由此可知，"手足"是下焦之气盛衰的最先反映部位，假若下焦之气不足则最先见证在手足，相反假若手足不逆冷，则反映下焦之气不衰，如《伤寒论》292 条说："少阴病、吐、利，手足不逆冷，反发热者，不死。"本条强调手足不逆冷即"不死"，反映下焦之气恢复而不虚。

除了手足逆冷是反映下焦亏虚，其他手足的证候亦与下焦有关，而且下焦又不能与中上二焦截然分割，将在后文逐一探讨各种"手足"证候的独特病机。

2. "四肢"是"体表"的重要部位

"四肢"是体表的重要部分，属于人体的外部，若血脉通畅则四肢功能正常，假若邪气中表则可出现四肢的病变。如在《金匮要略》一篇 2 条说："四肢九窍，血脉相传，壅塞不通，为外皮肤所中也。"其后又说明了四肢与脏腑的表里关系："……若人能养慎，不令邪风干忤经络，适中经络，未流传腑脏，即医治之。四肢才觉重滞，即导引吐内，针灸膏摩，勿令九窍闭塞。"邪气在"表"而出现"四肢"重滞，即医治之使邪气从表而解，则邪气不能入脏腑，这一种思想尤其在《金匮要略》中风病篇明确体现，分为邪气中络、经的在表层次，以及邪气在腑、脏的在内层次，反映经络与脏腑的表里相对关系，而经络大都在四肢上，可知四肢是体表的重要部位。

四肢属于体表的观点，继承了《黄帝内经》的思想。如在《素问·阴阳应象大论》说："故清阳为天，浊阴为地……清阳发腠理，浊阴走五脏；清阳实四肢，浊阴归六腑。"阳气在外出四肢腠理，而阴气在里归脏腑；又如在《素问·气交变大论》中说："其脏脾，其病内舍心腹，外在肌肉四肢。"脾气散精出表滋养四肢肌肉；又如从病证上而言，在《素问·阳明脉解》说："四肢者，诸阳之本也，阳盛则四肢实，实则能登高也。"假若阳气太过出于四肢，则可见"登高而歌"的四肢躁动之证。

3. "四肢"的证候反映中焦脾气

"四肢"在表里的关系上，尤其与脾脏有密切关系。在《金匮要略》十二篇 2 条说："饮水流行，归于四肢，当汗出而不汗出，身体疼重，谓之溢饮。"而在十四篇 16 条又说："脾水者，其腹大，四肢苦重，津液不生，但苦少气，小便难。"在五脏的水病之中，唯独脾脏的水病出现"四肢苦重"，可知张仲景的理论中亦明显继承了《黄帝内经》之中所谓"脾主四肢"的理论。如在《素问·玉机真脏论》说："夫子言脾为孤脏，中央土以灌四旁。"脾在中央以灌溉四旁，"四旁"即"四肢"，而在《内经》中记载了大量脾病则见证在四肢的病证，如《灵枢·本神》说"脾藏营，营舍意，脾气虚则四肢不用"、《素问·风论》说"脾风之状，多汗恶风，身体怠惰，四肢不欲动"、《素问·痹论》说："脾痹者，四肢解堕。"其中更以《素问·太阴阳明论》的论述更为详尽，说："帝曰：脾病而四肢不用，何也。岐伯曰：四肢皆禀气于胃，而不得至经，必因于脾，乃得禀也。今脾病不能为胃行其津液，四肢不得禀水谷气，气日以衰，脉道不利，筋骨肌肉，皆无气以生，故不用焉。"另在《素问·厥论》亦有类似理论："脾主为胃行其津液者也，阴气虚，则阳气入，阳气入则胃不和，胃不和，则精气竭，精气竭，则不荣其四肢也。"

为何脾与四肢有密切的表里关系？综合前文《黄帝内经》以及张仲景的三焦营卫理论，四肢与脾关系密切，是由于"脾气散精"的作用，在中焦胃腐熟水谷之后，必须透过脾气散精于外，故此说"脾"与"四肢"是直接的表里对应关系，脾病即显露于四肢。当然，除了脾脏以外，三焦的营卫之气亦与上焦心肺、中焦胃以及下焦肝肾有关，故此四肢病证除了必须联系脾以外，亦须考虑三焦各部以及营卫气血的关系，将在后文逐一探讨各种"四肢"证候的独特病机。

三、"手足"的证候分析

出现在"手足"并见的证候十分多见，另外尚有单独出现在

"手"或"足"的证候，以下逐一分析。

1. 手足温——下焦不虚

"手足温"并非一种病证，手足温尚未到"手足热"的程度，这一种在手足掌温热的感觉，当属于正常的生理现象而非病证。张仲景提出"手足温"一词，主要目的在于与"手足冷"作鉴别，反映其病尚未到下焦阳气虚衰的地步。如在《伤寒论》287条说："少阴病，脉紧，至七八日自下利，脉暴微，手足反温，脉紧反去者，为欲解也，虽烦、下利，必自愈。"这一条所说的"手足反温"，明显是指本证一开始所见指"少阴病、脉紧、下利、脉暴微"，均属下焦阳虚之证，本当见"手足冷"，可是却见手足温，故说"反"，其后更说"必自愈"，可知手足温并非一种病证，而是阳气并未虚衰的反映。

提出"手足温"的意义，多在于判断预后。如在《伤寒论》153条说："……表里俱虚，阴阳气并竭，无阳则阴独，复加烧针，因胸烦、面色青黄、肤瞤者，难治；今色微黄；手足温者，易愈。"本条见"手足温"即说"易愈"，是相对于前段"表里俱虚"的"难治"之证，见"手足温"即反映下焦里虚不重，故此易愈。这种见"手足温"以判断预后的条文，又如288条说："少阴病，下利，若利自止，恶寒而蜷卧，手足温者，可治。"亦以手足温来判断是否可以治愈，而在《伤寒论》368条与《金匮要略》十七篇35条均说："下利后，脉绝，手足厥冷，晬时脉还，手足温者生；脉不还者死。"本条更以手足温判断生死，可见手足温是反映病情尚未到下焦亏虚的鉴别要点。

另外，现在一般认为"手足温"是属于病在"太阴"之象，实际上当理解为病情尚轻，未到下焦的发黄之证，又强调发黄与脾有密切关系。在《伤寒论》187与278条均说："伤寒脉浮而缓，手足自温者，是为系在太阴。太阴者，身当发黄；若小便自利者，不能发黄。"而在278条后文更说："至七八日，虽暴烦下利，日十余行，必自止。以脾家实，腐秽当去故也。"本条同样见"手足温"而说"系在太阴"，表面上看好像是"手足温"是

太阴病的反映，但是这句重点是"系在"二字，"系在"即是
"连系"的意思，而非"属太阴"，又非等同于"太阴病"。如
《伤寒论》188 条说："伤寒转系阳明者，其人濈然微汗出也。"
本条以"濈然微汗出"来表达太阳伤寒"转系"阳明，可是从太
阳病的基础上，假若只是兼见了"濈然微汗出"，并不能说已经
成为阳明病，尚未符合182 条阳明外证中的"身热"、"不恶寒反
恶热"等症，"濈然微汗出"只是反映了阳明外证的"自汗出"
而已，故此所谓"伤寒转系阳明"，是指从太阳伤寒逐渐传入阳
明，但尚未全入。因此本条所说的"是为系在太阴"，并非即是
太阴病，而是指本病情与太阴相连的意思，由于并不见"手足
冷"，病情尚轻，又未见"手足热"的女劳疸证，抑或"足下
热"的酒黄疸、黑疸之证，即强调病不在下焦而仍在中焦脾胃，
故此说"系在太阴"。另一方面，由于本条其后说"身当发黄"，
"系在太阴"亦即是强调发黄与太阴脾的密切关系。

2. 手足热——热在下焦

"手足热"相对于"手足温"，属于一种局部的"手足发热"
病证，由于"手足冷"反映下焦阳虚之证，"手足热"则是其反
面，反映下焦有热。如在《伤寒论》293 条说："少阴病，八九
日，一身手足尽热者，以热在膀胱，必便血也。"本条在强调
"一身尽热"的同时，其实"一身"当可包括了"手足"在内，
可是张仲景特别强调"手足热"，是由于本证的病机是"热在膀
胱"，热在下焦之证当见"手足热"之候。又如《金匮要略》四
篇3 条说："师曰：阴气孤绝，阳气独发，则热而少气烦冤，手
足热而欲呕，名曰瘅疟。"本条"瘅疟"又以"手足热"为特
点，按笔者在《关节疼痛证治》一文中所讨论，指瘅疟是"邪热
在上焦心肺，风寒在表的皮肉，但由于下焦的营阴虚弱，阴虚而
阳浮于外，使邪热独留在上焦，而不能入阴"，由此可知本证的
"手足热"是由于下焦阴血虚而内热，热气上浮之象。还如在
《金匮要略》十五篇2 条的"女劳疸"证以"手足中热"为其证
候的特点，在笔者《发黄证治》一文中指"女劳疸"是由于

"下焦气血津液与脾肾亏虚，阴虚内热，瘀热在里，而肾气亏虚严重"，由此可知"手足热"亦是下焦阴虚内热之证。总而言之，"手足热"反映下焦有热，但下焦之热可有虚实之分，无论是实热与虚热亦可见此证。

3. 手足烦热——虚而有热

"手足烦热"可理解为"手足热"的更重证候，是在"手足热"的基础上更觉"手足烦"，烦在仲景书中皆属于"热证"，但可有"虚实"之别，手足烦热的"烦"当属于虚热之象。"手足烦热"一证只出现两次，均是在《金匮要略》虚劳病篇出现，如在六篇 6 条说："劳之为病，其脉浮大，手足烦，春夏剧，秋冬瘥，阴寒精自出，酸削不能行。"本条"之为病"的条文，目的在于揭示"虚劳病"的典型病机特点，从其"脉浮大"可知，因为气血亏虚之后可见虚阳上浮，故此可见此脉，亦因为在春夏的时候阳气升发，因此虚阳上浮加重而出现"春夏剧"，故此手足烦亦是一种气血亏虚的虚阳上浮之象。又如六篇 13 条说："虚劳里急，悸、衄，腹中痛，梦失精，四肢酸疼，手足烦热，咽干口燥，小建中汤主之。"本条以小建中汤治疗"手足烦热"，而且一开首更说"里急"，张仲景的"里"是专指下焦而言，即是强调本条病机是由于下焦的气血亏虚、虚热上炎，故见此证。由于下焦是藏营血之所，而虚劳病因在气血亏虚，属病在下焦而虚热上浮，这与上一节所说"手足热"的机理十分接近，而"手足烦热"的虚证更重，虚热上浮更为明显，故见"烦"。

4. 手足躁扰——热盛而阴阳俱虚

"手足躁扰"可理解为比"手足烦热"更重之证，"躁扰"即是躁烦扰动不宁之意，当属热证。其证在《伤寒论》中只出现过一次，111 条说："太阳病中风，以火劫发汗。邪风被火热，血气流溢，失其常度，两阳相熏灼，其身发黄。阳盛则欲衄，阴虚小便难。阴阳俱虚竭，身体则枯燥，但头汗出，齐颈而还。腹满、微喘，口干、咽烂，或不大便，久则谵语，甚者至哕，手足躁扰、捻衣摸床，小便利者，其人可治。"本条所见之"手足躁扰、捻衣摸床"，是一种神昏以后出现的手足不自觉活动之证，"捻衣摸床"是对于"手足躁扰"的具体形容，本条对于此证的病机自注解释说："邪风被火热，血气流溢，失其常度，两阳相熏灼……阳盛……阴虚……阴阳俱虚竭。"其病因是由于火热炽盛使气血阴阳受伤。

具体而言，"手足躁扰"是强调下焦气血亏虚而火热仍在。本证比一般阳明腑实、肠燥津亏之证更重，"手足躁扰"是在"甚者至哕"之后才出现的，而"哕"之前一阶段则是"谵语"，在《伤寒论》中"谵语"反映便硬已成，如本条的前一条110条说："大热入胃，胃中水竭，躁烦必发谵语。"213条又说："以津液外出，胃中燥，大便必硬，硬则谵语。"可知见"谵语"则代表热盛而使胃中干燥、大便已硬之象。至于"哕"则是胃虚冷的反映，如194条说："阳明病，不能食，攻其热必哕。所以然者，胃中虚冷故也。"226条又说："若胃中虚冷，不能食者，饮水则哕"。从"谵语"到"哕"，是反映从火热炽盛胃中干燥继而进入胃中虚冷，故此说"甚者至哕"，但是在"哕"之后仍见"手足躁扰、捻衣摸床"，反映其热已不在中焦，而是到了下焦的气血津液亏虚，故此最后说"小便利者，其人可治"，若见小便利则反映下焦津液自复，故此仍有救治的可能。

5. 手足汗出——热盛而津亏

在《伤寒论》中有一种局部的汗出称为"手足濈然汗出"，"濈然"即是指突然的意思，此证的特点是汗出部位局限在手足掌，而且汗出的时间短暂；除此以外，另外一种汗出称为"手足漐漐汗出"，"漐漐"则是指持续的汗出，如桂枝汤方后注说的"遍身漐漐微似有汗者益佳"，此证的特点则是只强调汗出部位在手足，而并非短暂汗出。

在《伤寒论》中一共有三处这种手足汗出之证，全部属于阳明病，其特点是反映阳明热盛而下焦津亏。"汗自出"是阳明病的外证，当有全身出汗的证候，但是当其汗出只局限在手足之时，则反映津液亏虚，不能达致周身汗出，只余下在手足局部汗出。只在手足出现汗出的机理，是由于手足反映下焦之气，若邪热炽盛在下焦，则逼迫仅余的汗液出表，这与"但头汗出"的机理相近（参笔者在《伤寒解外方证原意·小柴胡汤类方证治》一文中，对柴胡桂枝汤证"但头汗出"的论述）。《伤寒论》208条说："阳明病，脉迟，虽汗出不恶寒者，其身必重，短气，腹满而喘，有潮热者，此外欲解，可攻里也。手足濈然汗出者，此大便已硬也，大承气汤主之。"本条明确指出，使用大承气汤的其中一种判断标准，是见"手足濈然汗出"，这是"大便已硬"的反映，亦即是邪热炽盛而下焦津液亏虚较重的反映，故从阳明的周身汗出转而成为只在手足短暂汗出。另在《伤寒论》220条说："二阳并病，太阳证罢，但发潮热，手足漐漐汗出、大便难而谵语者，下之则愈，宜大承气汤。"本条并非"濈然汗出"而是"漐漐汗出"，相对而言津液亏虚较轻，但是其证已经见"谵语"，按213条的论述即反映大便硬已成，故此仍当以大承气汤下之。还有在《伤寒论》191条说："阳明病，若中寒者，不能食，小便不利，手足濈然汗出，此欲作固瘕，必大便初硬后溏。所以然者，以胃中冷，水谷不别故也。"本条虽然是"阳明中寒"之证却亦见手足汗出，实际上本条的证情是中焦胃中虚冷，而同时下焦之热仍在，故此本证的特点是"大便初硬后溏"，则是反映下焦仍然热盛而津液亏虚，故见此独特汗出之证，而其"后溏"则反映中焦胃虚，假若是中下二焦俱虚之证，则当见便溏或下利而无"初硬"的特点。

6. 手足寒冷——下焦虚寒

在上文一开首已经指出，手足厥逆之证是属于下焦阳虚有寒的反映，但除了阳虚以外，实际上手足寒冷之证亦与血虚有关，本节进一步深入探讨。手足寒冷可分为三种不同程度，包括"手足冷"、"手足寒"与"手足逆冷"（厥）等，前二者是下焦气血虚寒的不同轻重程度，而后者则是下焦血虚较重所致，以下逐一论述。

（1）手足冷——下焦气血虚始见，未全入少阴

单纯"手足冷"（而非"逆冷"、"厥冷"）之证，在《伤寒

论》中曾出现一次，在148条说："伤寒五六日，头汗出、微恶寒、手足冷、心下满、口不欲食、大便硬、脉细者，此为阳微结，必有表，复有里也。脉沉，亦在里也。汗出，为阳微；假令纯阴结，不得复有外证，悉入在里，此为半在里半在外也。脉虽沉紧，不得为少阴病。所以然者，阴不得有汗，今头汗出，故知非少阴也，可与小柴胡汤；设不了了者，得屎而解。"本条在笔者《伤寒解外方证原意·小柴胡汤证重在邪结下焦》一文曾有所论，而从本证中见"手足冷"，其证当是"半在里"的主要反映，即是其病半在下焦，虽然并未全属少阴病，从其脉细而沉紧，可知已经有下焦虚寒的病机。

手足冷的原因除了是阳虚有寒以外，下焦血虚亦是重要原因。小柴胡汤证的病机特点，是由于下焦本有营血亏虚，继而邪气因入所致，又从本条脉象见"脉细"可知，本证当有下焦营血不足，故此亦同时伴有津液不足而但头汗出、大便硬，假如已经完全在少阴，则其下焦气血虚较重而不当有汗出，故此说"阴不得有汗，今头汗出，故知非少阴也"。

（2）手足寒——下焦气血虚显露，病刚入少阴

"手足寒"之证相较"手足冷"的寒冷程度为重，反映下焦的气血亏虚更重。如在《伤寒论》305条说："少阴病，身体痛，手足寒，骨节痛，脉沉者，附子汤主之。"此条附子汤证见"手足寒"，按笔者在《关节疼痛证治》一文中指出："附子汤证的病机，是由于下焦的气血偏虚、阳虚寒盛、水气停滞、营气不通。"其病已属于少阴病的范围，相较与上述"手足冷"仍未全入少阴为重。

虽然"手足寒"是相较"手足冷"为重，但是仍属于少阴病的初浅阶段，程度仍未至"手足厥"般严重。如《伤寒论》324条说："少阴病，饮食入口则吐；心中温温欲吐，复不能吐。始得之，手足寒、脉弦迟者，此胸中实，不可下也，当吐之。"本条是在少阴病的前提下兼有"胸中实"，因而可先用吐法，一方面能够用吐法，说明少阴病的下焦气血亏虚较轻，同时本条亦强

调"始得之，手足寒"，手足寒是少阴病初起之证，即如上文说"手足冷"是渐入少阴之象，而到了"手足寒"则是病刚入少阴。再参《金匮要略》十七篇24条说："夫六腑气绝于外者，手足寒，上气脚缩；五脏气绝于内者，利不禁。"本条明确指出"手足寒"的病机是"六腑气绝于外"，而六腑又是相对于"五脏"而言病情较轻，假如如后文说"五脏气绝于内"则可出现下利不禁的重证，因此"手足寒"一证属于少阴病之中较为轻浅的阶段。

（3）手足逆冷（厥）——下焦阴阳俱虚，营卫不通

在《伤寒论》中还有一种叫做"手足逆冷"（或称"手足厥冷"、"手足厥寒"）之证，张仲景还特别名之曰"厥"，或称作"厥逆"。"厥"的意思在《伤寒论》337条明确地说："凡厥者，阴阳气不相顺接，便为厥。厥者，手足逆冷者是也。""厥"一方面是指病名，是指这种"手足逆冷"的病证，另一方面亦指病机，是指"阴阳气不相顺接"所导致的。具体而言，"阴阳气"是指什么？阴阳气即指下焦的血与气，如在《伤寒论》153条说："……表里俱虚，阴阳气并竭，无阳则阴独。"本条说的"阴阳气并竭"即是指"里虚"，亦即指下焦的阴血与阳气俱虚；又如《金匮要略》十四篇30条说："寸口脉迟而涩，迟则为寒，涩为血不足……寒气不足，则手足逆冷；手足逆冷，则营卫不利……营卫俱劳。阳气不通即身冷，阴气不通即骨疼。"这条亦见"手足逆冷"，其病机解释是血虚有寒，继而营卫不通所致，后文所说的"阳气"与"阴气"，即是指下焦的阳气与阴血，下焦的气血是营卫的根本。由此理解"阴阳气不相顺接"的具体意思，是指由于下焦的阳气与阴血不足，导致营卫不通，因而出现手足逆冷之证。

进一步讨论何谓"逆冷"。上文所言的"手足冷"与"手足寒"均无强调"逆"一字，而这里却特别用上"逆"，有什么用意？"逆"虽然可有背道而驰、违背正常，而使病情恶化的意思，但这是从治法上而言，在仲景书中假若"逆"是在形容证候之

时，均是指"病势上行"之意。如在《伤寒论》第 3 条及 152 条均说"呕逆"，67 条"心下逆满、气上冲胸"，74 条"水入则吐者，名曰水逆"，76 条"发汗后，水药不得入口，为逆"，158 条"客气上逆"，而在《金匮要略》多处说"咳逆"，如七篇 7 条的"咳逆上气"，九篇 5 条"胁下逆抢心"，十二篇 35 条"咳逆倚息不得卧"，十四篇 21 条"浮咳喘逆"，十七篇 20 条"干呕吐逆"，十七篇 23 条"哕逆"等等，诸种"逆"均是有病势上行的特点，而在七篇 10 条的麦门冬汤证更明确地说："火逆上气，咽喉不利，止逆下气者，麦门冬汤主之。"这条出现了两次"逆"，逆是指"上气"的趋势，而"止逆"即是指"下气"的方法。

由此观之，"逆"即是病势上行之意，而在手足逆冷之证，是指其寒冷逐步上行。参《伤寒论》339 条说："伤寒热少微厥，指头寒，默默不欲食，烦躁，数日……"这条先说其病是"微厥"，因而出现"指头寒"，即是只在手指末端寒冷，而并非全手掌寒冷，由此理解，假如进一步成"厥"后则可出现"手足冷"，若再进一步"厥"的病情加重，则可出现"四肢厥冷"的"四逆"病证。因此，从指头寒演变到手足寒冷、再演变为四肢厥冷，这"三步"实际上是从手足的末端一直病势上行，故此名为"逆冷"。"手足逆冷"相较前述的"手足冷"与"手足寒"更重，虽然其病在手足的寒冷感觉或许相近，但是其"逆"意即疾病有继续发展恶化的趋势，反映下焦的阴阳亏虚逐渐加重。

手足逆冷之证的病机特点，除了反映下焦阳虚以外，更重视下焦的阴血亏虚。手足寒冷是下焦阳虚的反映，在许多条文中均有体现，无需争议，但是其病若到达到"厥"的程度，必然是下焦营血亦虚，如在《金匮要略》十二篇 39 条说："……其证应内麻黄，以其人遂痹故不内之。若逆而内之者必厥，所以然者，以其人血虚。"再如《金匮要略》二十一篇 2 条说："产妇郁冒，其脉微弱，不能食，大便反坚，但头汗出。所以然者，血虚而厥，厥而必冒。"这两条条文均明确指出"厥"的原因是在于"血虚"所致，除此以外，又如《伤寒论》347 条说："伤寒五六日，不结胸，腹濡，脉虚，复厥者，不可下，此亡血，下之死。"本条的证候最为强调的是"复厥者"，其不可下的原因是"亡血"，即是"厥"的原因是下焦营血亏虚甚重，故不可下。血虚而成"厥"的机理，如在《金匮要略》五篇9条说："营气不通，卫不独行，营卫俱微，三焦无所御，四属断绝。"这是由于下焦营血亏虚，则三焦的阳气亦无血以通，故出现手足寒冷。

7. 手足痹不仁——营气不通而下焦营血虚较轻

在《金匮要略》中有三条"手足不仁"或"手足痹"的条文，按本书中篇《痹》一文中指出了"痹"即"不仁"，痹并不包括其他含义。出现手足痹不仁的成因，与上述手足逆冷之证相约，亦是由于下焦营血阳气偏虚而营卫不通所致，可是，为何却只见"痹不仁"而无"逆冷"？这是由于其营血偏虚相对较轻，如在《平脉法》说："寸口脉微而涩，微者卫气不行，涩者营气不逮。营卫不能相将，三焦无所仰，身体痹不仁。"营卫不通，导致三焦营卫无法宣散，则可出现身体痹不仁，而在《金匮要略》十四篇30条更进一步论述此一机理："营卫俱劳……阳前通则恶寒，阴前通则痹不仁。"本条在本书中篇《痹》一文中解释："营气不通则反映血虚而寒气仍在，则见恶寒；相反，若是营气先通而卫气不通，反映营血偏虚较轻，但是卫气仍偏虚，不能将营血宣散出表以濡养周身，因此出现麻木不仁。"由此进一步理解，痹不仁特别见证在"手足"而非周身，与"手足逆冷"的机理类似，可是相对而言营气偏虚较轻，故此其证只麻木出现在手足。《金匮要略》十篇19条说："寒疝腹中痛，逆冷，手足不仁，若身疼痛，灸刺、诸药不能治，抵当乌头桂枝汤主之。"寒疝之证显然是寒邪甚重而使卫气不通，营血偏虚相对较轻，故此其证见"手足不仁"。

假若在下焦营血亏虚较重之证，除了可见手足不仁之外亦伴见手足逆冷。如在《金匮要略》十二篇36条说："青龙汤下已，多唾，口燥，寸脉沉，尺脉微，手足厥逆，气从小腹上冲胸咽，手足痹。"本证是"手足痹"与"手足厥逆"同见，其脉见"尺微"，又参后文 39 条说的"以其人血虚"，可知此条两证同见，是由于气血亏虚甚重而营卫不通所致。又如在《金匮要略》十七篇 24 条说："夫六腑气绝于外者，手足寒，上气脚缩；五脏气绝于内者，利不禁；下甚者，手足不仁。"本条后文所说的"下甚者，手足不仁"，是指"五脏气绝于内"而见"利不禁"则进一步加重，但是，假若五脏气绝则不可能"六腑"气仍在，故此本条的"手足不仁"，当同见前述的"手足寒，上气脚缩"，反映下焦气血阴阳偏虚甚重，则手足逆冷与手足痹不仁两证同见。

8. 手足浮肿——下焦寒水停结、胃虚水停

"手足浮肿"一证只在《金匮要略》中出现一次，在十四篇 21 条说："问曰：病者苦水，面目、身体、四肢皆肿，小便不利。脉之，不言水，反言胸中痛，气上冲咽，状如炙肉，当微咳喘。审如师言，其脉何类？师曰：寸口脉沉而紧，沉为水，紧为寒，沉紧相搏，结在关元。始时当微，年盛不觉。阳衰之后，营卫相干，阳损阴盛，结寒微动，肾气上冲，喉咽塞噎，胁下急痛。医以为流饮，而大下之。气击不去，其病不除。后重吐之，胃家虚烦，咽燥欲饮水，小便不利，水谷不化，面目手足浮肿。又与葶苈丸下水，当时如小瘥，食饮过度，肿复如前，胸胁苦痛，象若奔豚，其水扬溢，则浮咳喘逆。当先攻击冲气，令止，乃治咳，咳止，其喘自瘥。先治新病，病当在后。"本条一开首是解释"面目、身体、四肢皆肿"之证，但后文却说了"面目手足浮肿"，是由于文首所说的是本病最后的"肿复如前……其水扬溢"之后的情况，因此，"面目、身体、四肢皆肿"是水气停滞甚重之证，而"面目手足浮肿"则相对较轻。

手足浮肿是由于下焦寒水停结，以及胃虚水停所致。按上文详细解释本证的病机，因"沉为水，紧为寒，沉紧相搏，结在关元。始时当微，年盛不觉。阳衰之后，营卫相干"，下焦寒水停结是本病的基础，其后由于阳衰而营卫不通，出现气上冲以后却被误治伤胃，水谷不化则出现此证。假若一般水谷不化之证并不出现"手足浮肿"，如在《金匮要略》十四篇 19 条说："趺阳脉

伏，水谷不化，脾气衰则鹜溏，胃气衰则身肿。"是因胃虚水谷不化，再加上下焦寒水停结则成此特殊证候。

9. 手掌烦热——气血虚而虚热上炎、瘀血不下

"手掌烦热"与前述"手足烦热"之证类似，其证单纯在手而不在足，究竟为何？"手掌烦热"一证只在《金匮要略》二十二篇9条出现过一次："问曰：妇人年五十所，病下利数十日不止，暮即发热，少腹里急，腹满，手掌烦热，唇口干燥，何也？师曰：此病属带下。何以故？曾经半产，瘀血在少腹不去。何以知之？其证唇口干燥，故知之。当以温经汤主之。"本条温经汤证的病机特点，在笔者《伤寒解外方证原意·附篇：温经汤属逆流挽舟法》一文中略有论述。本证本有下焦气血亏虚，故见"少腹里急"，此即如《金匮要略》六篇3条小建中汤证见"虚劳里急"而"手足烦热"，小建中汤证同样是下焦气血亏虚而虚热上炎之证，可是温经汤证的虚热上炎更重，故见"暮即发热"与"唇口干燥"，这亦是烦热在手掌的主要原因。另外，由于本证见"瘀血在少腹不去"，亦即是指"瘀血"在少腹中不能下，这种"瘀血不下"的病机亦反映了营血下行受阻，此亦当是烦热不见在足部的原因，可参下一节"足下热"的讨论。

10. 足下热（足温）——胃热下流

"足下热"与前述"手足热"之证类似，单纯见证在足而不在手，究竟为何？"足下热"一证主要出现在《金匮要略》十五篇4条与14条的黄疸病，是"酒黄疸"与"女劳疸"两种病的共有见证。参笔者在《发黄证治》一文中指出："酒黄疸与谷疸病机相约，均是中焦谷气不消，湿热停滞胃中，因而见小便不利，但是相比谷疸而言，则更侧重于胃热，并且上焦亦有邪热。"由此理解，酒黄疸只见足下热而无手掌热的原因，是由于酒疸的热郁在中上二焦，其热宣散出表受阻，胃热只能下行，故此只见足下热。由此理解，虽然其热的来源是中焦胃，但亦必须经过下焦的下行才出现"足热"之证。至于女劳疸见证足下热的原因，明显是由于其病位重在下焦气血亏虚而阴虚内热所致，但是，女

劳疸在十五篇 2 条亦见"手足中热",可知其证并不如酒黄疸般有上焦的阻滞,可视乎邪热能否出表而可见"手热"。

　　除了"足下热"一证外,在《伤寒论》中亦有一处以治疗效果而言"足温"或"足热",在《伤寒论》29 条说:"……得之便厥、咽中干、烦躁吐逆者,作甘草干姜汤与之,以复其阳。若厥愈足温者,更作芍药甘草汤与之,其脚即伸。"而在 30 条又说:"厥逆、咽中干、烦躁、阳明内结、谵语烦乱,更饮甘草干姜汤,夜半阳气还,两足当热,胫尚微拘急。"本条见"足温"显然是指治疗效果而言,但实际上本条在服药以前,并非单纯的"足冷"而是"手足厥逆",只是其病同时由于营血偏虚而导致的"脚挛急",故在此更着重说明足部温暖的治疗效果。两足部温热感觉并非病证,而是由于其病先见"厥逆"而后"阳气还"则明显感觉到温热。

11. 足下恶风——胃热不下流

　　"足下恶风"在《伤寒论》中只出现过一次,是相对于"足心热"的证候。110 条说:"太阳病二日,反躁,凡熨其背而大汗出,大热入胃,胃中水竭,躁烦必发谵语;十余日振栗自下利者,此为欲解也。故其汗从腰以下不得汗,欲小便不得,反呕、欲失溲、足下恶风、大便硬,小便当数,而反不数及不多;大便已,头卓然而痛,其人足心必热,谷气下流故也。"本条明确以"足下恶风"与"足心热"两者相对而言,这里的足心热与上一节所说"足下热"的机理一致,是由于胃热下流而出现的感觉,故此张仲景亦自注说"谷气下流故也"。因此足下恶风即是"谷气下流"的相反,即是因为胃热在中且胃中水竭,胃中的水谷之气不能下行,继而使下焦津亏,故此出现"大便硬、小便不数及不多"。由此观之,本证虽然与胃热有关,但亦必须具备下焦热盛津伤的基础,是因下焦之病阻碍了水谷之气下行,故出现"足下恶风"。这亦类似于"足冷"的病证,但因其证并非阳虚,故此并非见寒冷;因上焦并无阻碍,水谷之气能够出表,故此手掌并无恶风或发热。另外,本证强调"恶风"的证候,一般而言

"恶风"是指感受风邪的病证，或许本证是指风邪入胃而化热的表现，待考。

12. 足逆冷——下焦水停

"足逆冷"之证在《金匮要略》只出现过一次，其原因与"手足逆冷"相似，却单纯见证在足而不在手，究竟为何？十四篇17条说："肾水者，其腹大，脐肿，腰痛，不得溺，阴下湿如牛鼻上汗，其足逆冷，面反瘦。"本条的足逆冷，明显是由于"肾水"所致，即是五脏水证之中的其中一种。肾水是强调其水停在下，在五脏之中的最低位，因诸种证候均是在身体偏下的部位。肾水是由于水停在肾，但并非周身阳虚寒盛，其病不如《伤寒论》中少阴病的情况，不是邪气从表到里的逐步深入而成，而是直接因肾脏所伤而成病，肾水虽然可理解有肾阳气虚而水停，但是其阳虚是局限在肾而非周身阳虚，是水湿停滞在下焦的反映，与上一节"足下恶风"的病机相约，是由于下焦的水停阻滞，胃热不能下行，故出现足逆冷，又因无上焦的阻滞，故此并无"手"的逆冷。

从"足下恶风"与"足逆冷"之证的进一步讨论，前文所说的"手足逆冷"，除了是下焦的阴阳气血俱虚所引起之外，亦与中焦胃阳之气有关，可理解为因下焦阴阳气血不通以后，中焦脾胃亦无法宣散营卫出表，故此手见逆冷。

四、"四肢"的证候分析

四肢的证候十分多见，除了最为熟悉的"四逆"以外，还有多种不同情况，以下逐一讨论。

1. 四肢逆冷（四逆）——中下二焦亏虚、营卫不通

"四肢逆冷"之证，比上文所说的"手足逆冷"更为严重的寒冷证，其冷更为"上逆"，甚至可出现在整个四肢。"四逆"亦必然包括了"手足逆冷"在内，是手足逆冷的进一步加重而来。又如前文所说"四肢"的表里关系特点，四肢是反映中焦脾气的状态，因此四肢逆冷之证，即是由于"手足逆冷"的下焦阴阳气血亏虚、营卫不通，而且中焦脾胃气亦虚，是中下二焦亏虚所致。从上文"手足寒冷"一节继续进深讨论，可知从"手足冷"→"手足寒"→"手足逆冷"→"四肢逆冷"是虚寒之证的四个逐步加重过程。

需要强调，"四逆"与"厥"是两种不同概念。如在《伤寒论》330 条说："诸四逆厥者，不可下之。"又如在《辨不可发汗病脉证并治》中说："汗出则四肢厥逆冷。"这两条均以"四逆"和"厥"并排，是指两者性质相似，却是两种不同概念，"厥"是指"手足逆冷"而未至于"四肢"的逆冷，在《伤寒论》中假若说成"厥冷"的证候，均是指"手足"的逆冷而不包括四肢，因此"诸四逆厥者，不可下之"这句话的意思，是指"四肢"与"手足逆冷"这两种病情均不可用下法。举例如在《伤寒论》353 条说："大汗出，热不去，内拘急，四肢疼，又下利厥逆而恶寒者，四逆汤主之。"这里虽然先见"四肢疼"证候而后文又见"厥逆"，但是本条却并未见"四逆"，需要分清证候特点。

需要特别强调，虽然在《伤寒论》中"四逆"一词十分常见，但是真正见"四逆"证候的却只有三条条文。"四逆"一词让人十分熟悉的原因，主要是由于"四逆汤"这一方剂出现甚多，但是在《伤寒论》中使用四逆汤并不必须见"四逆"，更甚至说未有条文使用四逆汤是在"四逆"的病情上。例如《伤寒论》91 与 225 条使用四逆汤在"下利清谷不止"的病情，277 条说用"四逆辈"亦是用在"自利、不渴"之证，323 条则是在少阴病见"脉沉"即用四逆汤，纵观整部《伤寒论》均未有见四逆汤能治疗"四逆"一证，最多只能治疗手足厥冷。可知"四逆汤"实际上主要治疗对象并非"四逆"，"四逆"只是方名而已，不可因见此一名字即联想其能治疗四逆之证。

为何"四逆汤"并非能治疗"四逆"之证？由于四肢逆冷本属危重之证，在少阴病篇有两条"四逆"的条文，包括 296 条说："少阴病，吐、利、躁烦、四逆者，死。"还有 298 条说：

"少阴病，四逆、恶寒而身蜷、脉不至、不烦而躁者，死。"两条条文均见"四逆"，亦同样是"死证"，可知病见四逆已经是十分危重，反映中下二焦的亏虚严重。还有另外一条见"四逆"的条文是在《伤寒论》318条的四逆散证，其证只见"四逆"一证而无其余上述两条死证的其他证候，可知假若单见"四逆"而无其他亏虚之象，则其病尚未到达死证的程度，仍有救治的机会，但是由于"四逆"之证除了有下焦的阳虚外，因血虚更重，四逆汤并未能胜任，故此改用四逆散治之。关于四逆散的机理，请参阅笔者《伤寒治内方证原意·四逆散证属血虚而阳郁》一文。

2. 四肢拘急——阳虚津亏

"四肢拘急"是指四肢的肌肉"痉挛"抽筋，如在《伤寒论》30条说："两胫拘急……虚则两胫挛。"可知"拘急"与"痉挛"是互文见义。"拘急"与"痉病"相似而有程度区别，痉病是以肌肉僵硬为特点，而拘急同样有肌肉僵硬，但是更见肌肉抽搐不伸，可理解为痉病的更重程度。

"四肢拘急"的成因，是由于津液亏虚且阳气受伤所致，由于中焦脾无津液可输布四肢，故此出现四肢拘急。在《金匮要略》二篇4条说："太阳病，发汗太多，因致痉。"其后5条又说："夫风病，下之则痉。复发汗，必拘急。"痉病是由于邪气在表而发汗过多以后，汗出伤津所致，而拘急则是在此基础上再"复发汗"，津液重伤，故此成拘急之证。这如《伤寒论》20条的桂枝附子汤证，因为发汗以后"遂漏不止"，汗出甚重而且是阳虚津伤，出现"四肢微急，难以屈伸"，这里的"微急"是"四肢拘急"的较轻程度，故此以桂枝加附子汤则能治之。假若出现典型的"四肢拘急"之证，如在《伤寒论》388条说："吐利汗出，发热恶寒，四肢拘急，手足厥冷者，四逆汤主之。"本证出自霍乱病篇，是由于"吐利"伤津且阳气亏虚，因此需要用四逆汤治之。又如再后一条390条说："吐已下断，汗出而厥，四肢拘急不解，脉微欲绝者，通脉四逆加猪胆汁汤主之。"本条虽然已经无吐利，但是本证承袭上条389条因"小便复利而大汗出，下利清谷"而来，吐利止的原因并非因为病情减轻，而是由于津伤更重而无物可出，假若是正气恢复则当在吐利止后四肢拘急得解，可是这条强调"四肢拘急不解"，而且脉象亦未恢复，属危重之证，四逆汤亦不足以治之，需要改用通脉四逆加猪胆汁汤，加强其温阳而补津液的力量。

另外，除了四肢拘急外，《伤寒论》还有一处"两胫拘急"之证，是在太阳病篇 30 条所说的："虚则两胫挛……胫尚微拘急，重与芍药甘草汤，尔乃胫伸。"本条见两胫拘急的原因，显然是由于阴液亏虚所致，其证为何只见在下肢而无上肢的拘急？这是反映其病局限在下焦，津液亏虚相对较轻，脾气仍能输布津液出表，故此上肢无病。

3. 四肢疼痛——邪气在表而营卫不通

"四肢疼痛"的病证，类似于柴胡桂枝汤证见"肢节烦疼"，肢节疼痛则是除了肌肉疼痛之外，亦有关节疼痛。按笔者在《关节疼痛证治》一文中指出，其证是：在桂枝汤的外感风寒表虚基础上，由于下焦营血偏虚，使部分寒邪入里，影响下焦营血的宣散，营卫不通，因而出现"肢节烦疼"，符合关节疼痛表里同病的核心病机。由此理解，"四肢疼痛"的病证亦类似，如《伤寒论》274 条说："太阴中风，四肢烦疼，阳微阴涩而长者，为欲愈。"本条见"四肢烦疼"，是由于在太阴病脾胃气虚的基础上外感风邪，在表里的共同作用下使营卫不通而见此证。另外，又如《伤寒论》353 条说："大汗出，热不去，内拘急，四肢疼，又下利厥逆而恶寒者，四逆汤主之。"本条虽然用四逆汤治之，但是其证当有表证仍在，只是因为见"下利厥逆"而先用四逆汤，道理如《伤寒论》91 条说："伤寒，医下之，续得下利清谷不止，身疼痛者，急当救里；后身疼痛，清便自调者，急当救表。救里宜四逆汤，救表宜桂枝汤。"是由于里虚为重而先急温其阳。

除了上述"四肢疼痛"的病情，在《伤寒论》中另有一条"四肢乍痛"的病情，是在《伤寒论》48 条说："二阳并病，太阳初得病时，发其汗，汗先出不彻，因转属阳明，续自微汗出，不恶寒……若发汗不彻，不足言，阳气怫郁不得越，当汗不汗，其人躁烦，不知痛处，乍在腹中，乍在四肢，按之不可得，其人短气但坐，以汗出不彻故也，更发汗则愈。"本条因发汗不彻，阳气郁滞在表较重，因此出现"不知痛处"的周身疼痛，可见"乍在四肢"的疼痛，这是类似于麻黄汤证的发病机理，按笔者《关节疼痛证治》一文指出，麻黄汤证的疼痛由于感受风寒以后邪气表而以寒邪较重，表气闭郁较甚，寒邪使下焦营气受伤、营卫不通所致。若营卫得通之时则疼痛能减，故本证当理解为接近麻黄汤证，但程度更重，故更发汗则愈。

4. 四肢酸疼——气血亏虚而虚热上炎

"四肢酸疼"在仲景书只出现过一次，在《金匮要略》六篇13条说："虚劳里急，悸，衄，腹中痛，梦失精，四肢酸疼，手足烦热，咽干口燥，小建中汤主之。"本条小建中汤证是因下焦的气血亏虚、虚热上炎，由于下焦气血虚则中焦脾无气血可宣散，故此手足失养而出现"酸痛"。由于其证并无邪气在表，故此并不如上一节所出现的"四肢疼痛"。

5. 四肢烦——瘀热出表

"四肢烦"之证在仲景书中只出现过一次，在《金匮要略》十五篇1条说："寸口脉浮而缓，浮则为风，缓则为痹，痹非中风，四肢苦烦，脾色必黄，瘀热以行。"对于本条"四肢苦烦"的解释，在笔者《发黄证治》一文已有详细讨论，指是由于"脾受风热所困，脾气同时将瘀热透过营卫而散发出表"所致。

6. 四肢沉重疼痛——邪气在表而水饮停滞

"四肢沉重疼痛"的病情，即是在"四肢疼痛"以上加上"沉重"感觉，四肢疼痛的成因在上一节已有所讨论，而疼痛之余伴有沉重，即是由于水饮停滞所致。如在《金匮要略》十四篇16条说："脾水者，其腹大，四肢苦重，津液不生，但苦少气，小便难。"在五脏的水病之中，唯独"脾水"见"四肢苦重"，即是指水停在脾使四肢的水气停滞，这可理解为"四肢拘急"病证的相反，是由于水气太过所造成的沉重感觉。四肢沉重疼痛的典型病情，见于《伤寒论》316 条的真武汤证，按笔者在《关节疼痛证治》一文指出，316 条的证情是以水停在表里而重于里，但同时兼有风邪在表。由于风邪在表而同时水气停滞，故在四肢沉重与疼痛并见。

7. 四肢肿——水气在表

"四肢肿"可理解为"四肢沉重"的进一步加重，亦较上文"手足浮肿"更重。四肢肿是水气停滞的表现，是由于脾虚水气泛滥肌表所致。如在《金匮要略》十二篇 2 条说："饮水流行，归于四肢，当汗出而不汗出，身体疼重，谓之溢饮。"水饮透过脾气宣散流行到四肢，可出现溢饮的身肿之证。又如《金匮要略》十四篇 21 条说："病者苦水，面目、身体、四肢皆肿，小便不利。"其后 24 条又说："皮水为病，四肢肿，水气在皮肤中，四肢聂聂动者，防己茯苓汤主之。"本条明确地说四肢重是"水气在皮肤中"所致，其甚者更见"四肢聂聂动"，此即如上文"四肢拘急"的相反，由于水气泛滥而出现四肢不自觉的屈伸活动。

8. 四肢瘈习——木乘土

在《伤寒论》中还有一种称作"四肢瘈习"的证候，其义未明，本节尝试讨论。在《辨脉法》中说："唇吻反青，四肢瘈习者，此为肝绝也。"本句所谓的"瘈习"，有解释作"形容手足颤摇震动的状态如小鸟学习飞腾，振奋不已的样子"，但这以"手足"来解释显然与"四肢"不同，若以"小鸟飞腾"作解释，按《说文解字》中说"习，数飞也"，实质上只解释了"瘈习"中的"习"字，而未解释"瘈"的意思；又假若"习"是指"颤摇震动"，即类似于前文所述的"手足躁扰、捻衣摸床"之证，则两者又有何区别？"瘈"字在《伤寒论》中均指"持续汗出"，如在桂枝汤方后注说："遍身瘈瘈微似有汗者益佳。"152 条说："其人瘈瘈汗出。"220 条说："手足瘈瘈汗出。"由此可知"四肢瘈习"应当包括了四肢的持续汗出，至于"习"之意则未明，或许是指"手足躁扰、捻衣摸床"的更重一步加重，反映四肢皆不自主的活动。

　　"四肢瘈疭"的证候，本条明确指出是"肝绝"所引起。为何肝绝则见证在四肢？这应当是指"木乘土"的五行关系，如本条同时见证"唇吻反青"，"唇吻"按一般中医理论均认为是脾所主的部位，在唇吻部见色青，属木乘土之象。除了本条以外，又如《辨脉法》的下一条紧接说："环口黧黑，柔汗发黄者，此为脾绝也。"这条是"脾绝"，则其证见"环口黧黑"，黑是肾之色，则反映脾绝以后"土乘水"的关系；还如后一条说："溲便遗失、狂言、目反直视者，此为肾绝也。"此条肾绝而见"狂言"，可理解为"水乘火"的关系。假若具体从营卫气血与五脏关系而言，肝绝之证见"四肢瘈疭"，可理解为由于下焦的肝血耗竭，因而无血予脾气散精，且出现虚阳上逆，故此四肢躁动且持续汗出。

五、结语

　　本文旨在明确各种"手足"与"四肢"病证的病机特点，可发现张仲景在各种证候的鉴别上仔细入微，对于每一种证候所主分析深入。本文重点提出了"手足逆冷"与"四逆"的区别，对于理解三阴病的病机特点有重要意义。

胃病六大分类：寒、热、虚、实、燥、水停

在《伤寒论》与《金匮要略》中直接提出"胃"字的条文共六十余条，总结其对"胃"病成因，可发现张仲景对胃的疾病有深刻而丰富的论述，与后世分类不同。

《灵枢·本输》说："足阳明胃脉也，大肠小肠皆属于胃，是足阳明经也。"张仲景继承了《内经》的思想，"胃病"亦包括了下焦的"大小肠病"，即受纳腐熟与传化水谷通道的各种病证。

张仲景对胃病的成因，主要可分为：寒热、虚实、燥、水等成因，具体而言，胃病主要以寒热虚实为纲领细分为实热、虚热、实寒、虚寒等四大类，再加上"胃燥"、"胃中水停"，即合共六大类，以下分别论述。

一、胃寒（实寒与虚寒）

"胃寒"在仲景书中多称作"胃中冷"、"胃中寒冷"或"胃中虚冷"，可按正气虚实分为两大类病情：胃实寒证与胃虚寒证。然"实寒"亦非"无虚"，因胃以阳气腐熟水谷为其用，寒盛则伤其阳，即是胃实寒证亦有胃虚的一面。从实寒至虚寒，是邪气盛与正气虚两方面的演变过程，实寒与虚寒的区分并不绝对，视乎正气强弱，正气较虚而兼有寒的属虚寒，正气不甚虚的则为实寒。

寒实可按有无兼夹腑实便结而分为两类：一类是无腑实或腑实较轻的寒证，另一类是腑实较重的寒证，有腑实便结的胃寒证则在"胃实"一节中讨论。

1. 胃实寒证

《伤寒论》89 条说："病人有寒，复发汗，胃中冷，必吐

蛔。"病人素体有寒，发汗后使寒邪入胃、胃中冷；191条："阳明病，若中寒者，不能食，小便不利，手足濈然汗出，此欲作固瘕，必大便初硬后溏。所以然者，以胃中冷，水谷不别故也。"句末"水谷不别"之意，在《灵枢·针解》说："水谷皆入于胃，其精气上注于肺，浊溜于肠胃，言寒温不适，饮食不节，而病生于肠胃，故命曰浊气在中也。"即是因为胃中冷，不能腐熟受纳水谷，水谷不能在胃分别清浊，使浊溜于肠胃，故见大便初硬后溏。因此在《金匮要略》十五篇第2条说："风寒相搏，食谷即眩，谷气不消，胃中苦浊，浊气下流，小便不通。"此处的"谷气不消，胃中苦浊"，即是胃不能分别清浊，浊气下流而小便不通。以上数条，胃阳虚程度相对较轻，仍未见胃反呕吐、下利、哕的胃虚重证，属实寒之列，以寒盛为主，胃阳虚为次。

2. 胃虚寒证

《伤寒论》122条："病人脉数。数为热，当消谷引食。而反吐者，此以发汗，令阳气微，膈气虚，脉乃数也。数为客热，不能消谷；以胃中虚冷，故吐也。"在《金匮要略》十七篇第3条亦有类似条文，紧接上文补充说："脉弦者，虚也。胃气无余，朝食暮吐，变为胃反。寒在于上，医反下之，今脉反弦，故名曰虚。"脉数却见呕吐，这是因为误汗使胃阳受伤，胃中虚冷则见呕吐，若见脉弦而呕吐，则是在胃虚的前提再误用下法，使胃阳更伤，故说"胃气无余"，见朝食暮吐的胃反重证。在《平脉法》亦有条文说："假令下利，以胃中虚冷，故令脉紧也。"脉紧而下利，是由于胃阳虚寒盛而引起的。

另在《伤寒论》194条说："阳明病，不能食，攻其热必哕。所以然者，胃中虚冷故也。以其人本虚，攻其热必哕。"阳明病见不能食，当属阳明中寒（190条），在此时误以为热而再用寒凉攻伐，必然使胃阳更虚而见哕，另380条亦如此："伤寒，大吐、大下之，极虚，复极汗者，其人外气怫郁，复与之水以发其汗，因得哕。所以然者，胃中寒冷故也。"经过各种误治，阳气极虚时再发汗，胃阳虚寒盛亦见哕。226条又说："若胃中虚冷，不能食者，饮水则哕。"这里的"饮水"，可理解为上条"复与之水以发其汗"，是由于饮水助汗出，或由于胃虚甚不能"饮入于胃，游溢精气"（《素问·经脉别论》），饮水则使水停于胃，更伤胃阳。

二、胃热（实热与虚热）

在《金匮要略》十二篇 40 条，张仲景直接提出"胃热"一词："胃热上冲熏其面。"胃热可按正气虚实分为两大类病情：胃实热证与胃虚热证。如前胃寒证相约，由于热盛则伤阴，胃热实证亦有胃虚的一面。从实热到虚热，是邪气盛与正气虚两种方面的演变过程，实热与虚热的区分亦不绝对，视乎正气强弱，正气较虚而兼有热的属虚热，正气不甚虚的则当作实热。

胃实热证亦可按有无兼夹腑实燥屎而分为两类：一类是无腑实或腑实较轻的热证，另一类是腑实较重的热证。此分类过往注家多称作阳明"经证"与"腑证"，而目前主流则称作"热证"与"实证"。实际上各种名称亦有其不足，如陈亦人曾指出："阳明病为胃肠病变，均属于腑，而不是经证。"实际上经络与脏腑不能分开，而后者称作热证与实证，其实"热证"也有实热虚热之分、"实证"也包含了"热"在内，因此各种名称也不足以概括其特点。故此，需要直接从病机演变过程来认识疾病，不拘泥病名则更为实在。本节主要讨论无兼夹腑实燥屎的胃热证和虚热证，有腑实便结的胃热证则在下一节"胃实"证中讨论。

1. 胃实热证

在《金匮要略》十三篇第 8 条中说："趺阳脉数，胃中有热，即消谷引食，大便必坚，小便即数。"而在《灵枢·经脉》中说："胃足阳明之脉，起于鼻……气盛则身以前皆热，其有余于胃，则消谷善饥。"趺阳脉候足阳明胃经之气，其脉数即胃气有余，故见消谷引食，正好与胃寒证的不能食相反。再如《伤寒论》247 条说："趺阳脉浮而涩，浮则胃气强，涩则小便数；浮涩相搏，大便则硬，其脾为约，麻子仁丸主之"（《金匮要略》十一篇

15 条亦有类似条文，大便"硬"作"坚"），这里的趺阳脉浮，即如前述的趺阳脉数类似而热较轻，故说"胃气强"。

张仲景直接提出"胃热"的原文较少，但其大部分胃热证治的内容，已经在白虎汤与白虎加人参汤中提出，白虎汤证属胃热证，而白虎加人参汤则属胃热伤津、伤阴，往虚热方向进深一层。

2. 胃虚热证

《辨脉法》说："十一月之时，阳气在里，胃中烦热，以阴气内弱，不能胜热，故欲裸其身。又阴脉迟涩，故知血亡也。"此处的胃中烦热，是阴血虚而阳气在里，故阴虚内热；又如在《伤寒论》246 条说："浮芤相搏，胃气生热，其阳则绝。"此条亦是由于阴血不足，阳气亢盛，因而说"胃气生热"。再如《金匮要略》十二篇 40 条说："若面热如醉。"此为胃热上冲熏其面，加大黄以利之，参 39 条说"以其人血虚"，可知此热当为胃阴虚而生内热，所以在苓苓甘草五味姜辛汤的基础上加大黄。

三、胃实（肠实、胃中燥屎）

张仲景所讨论的"胃实"，多指肠中有燥屎的腑实热证，如在《金匮要略》二十一篇 3 条说："病解能食，七八日更发热者，此为胃实，大承气汤主之。"此条并非见到能食与发热即用大承气汤，而是接续上一条"大便坚，呕不能食，小柴胡汤主之"，用小柴胡汤后，呕不能食已经解除，但仍大便坚，此属"胃实"，实际上即是腑实热证，可用大承气汤治疗。

肠中腑实，张仲景多称作"胃中有燥屎"，如《伤寒论》215 条说："阳明病，谵语、有潮热、反不能食者，胃中必有燥屎五六枚也；若能食者，但硬耳。宜大承气汤下之。"本条明确指出了有无燥屎的胃实热证的区别，若无燥屎而单纯便硬的为实证当能食，若有燥屎则不能食，这种不能食与阳明中寒证的不能食，有一寒一热的区别。再如 238 条："阳明病，下之，心中懊侬而烦，胃中有燥屎者，可攻。腹微满，初头硬，后必溏，不可攻之。若有燥屎者，宜大承气汤。"此条亦为有燥屎的胃实热证，与阳明中寒的"固瘕"证比较，除了能食与否作为鉴别之外，大便是否初硬后溏，亦是鉴别要点。还有217条"汗出谵语者，以有燥屎在胃中"，本条是继前一条"热入血室"证见而来的，先见"但头汗出"，病情较轻以针刺期门治之，继而因汗出较多，胃中津液受伤，故可知胃中有燥屎。

张仲景对于"胃实"的用法比较广泛，一方面"胃"应当包括了大、小肠，另一方面"实"不专指肠中燥屎的实证，亦包括无燥屎、但各种不同程度大便秘结如大便难、大便硬等，反映胃肠中津液化燥不同程度的演变过程。另外，"胃实"应当包括"寒实"的便结，如在阳明病篇180条的提纲证说："阳明之为病，胃家实是也。"而在其后的190、191条，即讨论了阳明中寒证的"初硬后溏"便结证，可知寒实证亦属胃家实的范围，如《金匮要略》大黄附子汤，以及《杂疗方》中的三物备急丸，当属胃肠寒实证而有便结之列。

再者，"胃实"有时亦指"胃气充实"的生理状态。例如在《平脉法》中的多段文字："趺阳脉滑而紧，滑者胃气实，紧者脾气强。""寸口脉微而缓……缓者胃气实，实则谷消而水化也。"以上"胃气实"均指胃气充实，因而能消谷而水化；再如"趺阳脉迟而缓，胃气如经也。趺阳脉浮而数，浮则伤胃，数则动脾。"这处说"胃气如经"，即胃气正常之意，趺阳脉正常当迟而缓，若见浮数，则前述胃实热证出现大便坚。胃实的病机必然与正气充实有关，由于正气足，正邪交争激烈，才出现胃实热与实寒之证。

四、胃虚

"胃虚"在仲景书中多称作"胃中空虚"，或"胃气弱"，实际上指胃气虚或胃阳虚，与前述"胃虚热"证与"胃虚寒"证有所关联。胃虚轻者单以气虚为主、寒为次，若胃虚更甚，可演变为胃虚寒证或胃虚热证。

在《伤寒论》398 条说："病人脉已解，而日暮微烦。以病新瘥，人强与谷，脾胃气尚弱，不能消谷，故令微烦；损谷则愈。"本条的"不能消谷"，并非像 191 条"胃中冷，水谷不别"的胃中寒冷，而只是因为病初愈，脾胃气尚弱，所以未能腐熟水谷。再如 280 条："太阴为病，脉弱，其人续自便利，设当行大黄、芍药者，宜减之，以其人胃气弱，易动故也。"若见脉弱、大便逐渐恢复正常，则代表胃气恢复而尚弱，当减少通下药物用量。以上两条均属于胃虚的轻者。

胃虚较重的病情，如 134 条："医反下之，动数变迟，膈内拒痛（一云头痛即眩），胃中空虚，客气动膈，短气躁烦，心中懊𢙣，阳气内陷，心下因硬，则为结胸，大陷胸汤主之。"由于误下之后伤胃气，使胃中空虚，虚阳上逆，"客气"动膈而变生他病；再如 158 条："伤寒中风，医反下之，其人下利，日数十行，谷不化，腹中雷鸣……此非结热，但以胃中虚，客气上逆，故使硬也，甘草泻心汤主之。"此条亦误用下法后，使胃中虚而虚阳上逆，属胃虚而寒热错杂之证；又如 221 条："若下之，则胃中空虚，客气动膈，心中懊𢙣，舌上苔者，栀子豉汤主之。"此条亦是误下后使胃虚虚阳上逆，邪热扰胸，另生热证；还有《金匮要略》十四篇 19 条："趺阳脉伏，水谷不化，脾气衰则鹜溏，胃气衰则身肿。"此条因胃气虚衰，不能腐熟水谷，水气停滞则见身重。

五、胃燥

"胃燥"在仲景书中，多称作"胃中干燥"，是因胃中津液不足，或热邪伤津所导致，如《伤寒论》224 条说"汗多胃中燥"，71 条则说："发汗后，大汗出、胃中干、烦躁不得眠，欲得饮水者，少少与饮之，令胃气和则愈。"因大汗出导致胃中干燥，若胃气尚足，可单以少少饮水之法以和胃；110 条"凡熨其背而大汗出，大热入胃，胃中水竭，躁烦必发谵语。"误用火法使大汗出，亦伤胃中津液，重者则见躁烦、谵语；在 213 条更说："阳明病，其人多汗，以津液外出，胃中燥，大便必硬，硬则谵语。”即使不是误用汗法，只要是自汗过多，亦可出现胃燥的便硬、谵语，因此在《金匮要略》二十一篇第 1 条亦说：“新产血虚，多汗出……亡津液，胃燥，故大便难……”

另在 101 条清楚列明：“太阳病，若发汗、若下、若利小便，此亡津液，胃中干燥，因转属阳明。”伤津液的途径包括了汗、下、利小便；203 条亦说：“医更重发汗……以亡津液，胃中干燥，故令大便硬……今为小便数少，以津液当还入胃中，故知不久必大便也。”若小便逐渐增加，可知道胃中干燥情况得以缓解。

六、胃中水停

张仲景没有直接说明“胃中水停”此一术语，而在《伤寒论》356 条则明确提出“水渍入胃”，再从上述“胃燥”的病机特点来看，可推论在胃病的另一个反面，当有胃中水气停滞的一类。

需要注意一点，水停“心下”并非水停在“胃”。在本书《三焦与体表部位对应关系》一文中指出，心下属于上焦的下部、在胃上口，而胃属于中焦，而过去一般将心下有水气解释成胃脘部有水气，并非仲景原意。

在仲景书中水停在胃的病证较少，胃中水停多是在胃寒基础上发展而成，其证以便溏或下利为特征。从生理而言，胃中津液充足则大便通畅，如《伤寒论》203 条说：“……以亡津液，胃中干燥，故令大便硬。当问其小便日几行，若本小便日三四行，今日再行，故知大便不久出。今为小便数少，以津液当还入胃中，故知不久必大便也。”本条解释若胃中津液充足，则能正常大便，与上一节“胃燥”而成大便硬相对。假若胃中津液太过，则成胃中水停之证，亦出现大便失调，如《伤寒论》191 条说：“阳明病，若中寒者，不能食，小便不利，手足濈然汗出，此欲作固瘕，必大便初硬后溏。所以然者，以胃中冷，水谷不别故也。”这里解释大便“初硬后溏”的成因，是“胃中冷，水谷不别"，即是因为胃寒而不能腐熟水谷，使水气停在胃中，而出现大便溏。再看《伤寒论》356 条："伤寒厥而心下悸，宜先治水，当服茯苓甘草汤，却治其厥；不尔，水渍入胃，必作利也。"本条是由于水气停滞在上焦心下，引起厥而心下悸，却没有治疗水，使水"渍"入胃，《说文解字注》说："渍，沤也、谓浸渍也。"水渍入胃即指水气停滞胃中更甚，因而比 191 条"便溏"更重而见"下利"，由此可知，随着胃中水停加重，则大便逐渐演变成便溏或下利。

因此便溏与下利之证亦可考虑与中焦胃的关系，如本书中篇《脾约》一文中指出，葛根汤证的下利当属于"脾约"，其下利则因肺气不利而约束了脾气散精的功能，因此津液停滞胃中而出现下利。又如 158 条甘草泻心汤证见"其人下利，日数十行，谷不化，腹中雷鸣"，亦是水停胃中所致。

七、关于"胃中不和"

仲景书中亦多次出现"胃中不和"、"和胃气"、"胃气和"等术语，实际上并非另一种胃病类型，而是指由于各种病机而导致胃气不能正常纳化水谷，使胃气不能正常运作。如在《伤寒论》71 条说："大汗出、胃中干……令胃气和则愈。"这处以"胃中干燥"与"胃气和"并举，即是指和胃气即能解决胃中干燥，胃中干燥亦即胃气不和的一种。

胃气不和的条文颇多，如《伤寒论》29 条说："若胃气不和谵语者，少与调胃承气汤。"70 条："发汗后……不恶寒，但热者，实也，当和胃气，与调胃承气汤。"以上两条均用调胃承气汤，但 29 条胃热证程度较轻，故此服药方法与后条不同，只需"少少温服之"。157 条说"胃中不和"用生姜泻心汤，则属胃虚而寒热错杂；208 条说："若腹大满不通者，可与小承气汤，微和胃气，勿令至大泄下。"则是因为胃虚而兼大便硬，因此不以大承气汤，改用小承气汤以解决胃气不和；265 条说："伤寒，脉弦细、头痛发热者，属少阳。少阳不可发汗，发汗则谵语，此属胃，胃和则愈；胃不和，烦而悸。"因误汗伤津液，使胃中燥而谵语，此亦属"胃不和"；230 条说："可与小柴胡汤，上焦得通，津液得下，胃气因和。"以小柴胡汤，使上焦水液输布正常而调和胃气，可知小柴胡汤亦可治"胃中不和"之证。

八、总结

张仲景治疗"胃病"上虽然可分作六大类，可是每一类之间具有连贯性。在胃病的病机上，从胃实寒到胃虚寒、从胃寒到胃中水停、从胃实热到胃虚热、从胃热到胃燥再到胃肠燥屎、从便溏下利到大便坚硬等等，再加上胃中不和等各种寒热错杂中虚的病机，可知胃病千变万化，需要辨证以权衡各种病机的轻重，乃张仲景以示人以法，以揭示疾病发展的演变过程。

针灸应用原则——针灸非为重病而设

　　在仲景书中，有少数应用针灸治病的条文，在《伤寒论》与《金匮要略》中具体论述针法治病（不包括误治）的条文共约 17 条、灸法治病（不包括误治）的条文共约 10 条，究竟张仲景在何种情况下用汤药？何种情况下用针灸？逐一分析原文，可发现针灸均是用在"治未病"，就是在病情尚浅，或能因势利导使病自愈，属于有病早治，预防传变的思想。

　　明确指出针灸用在"治未病"的，是在《金匮要略》第一篇，在第 1 条讨论"见肝之病，知肝传脾"之后，紧接第 2 条即说："若人能养慎，不令邪风干忤经络，适中经络，未流传腑脏，即医治之；四肢才觉重滞，即导引、吐纳、针灸、膏摩，勿令九窍闭塞。"本条说的"四肢才觉重滞"，即是前文"适中经络，未流传腑脏"的具体表现，在此时及早医治，可以用"导引、吐纳、针灸、膏摩"等方法，是已病防传。以下逐一分析仲景书中各条针法与灸法的条文。

一、针法

1. 治浅病

　　上文将"导引、吐纳、针灸、膏摩"四类并排，当中的"导引、吐纳、膏摩"在现代的角度来看，可理解为养生的方法，多用在未病或浅病的情况上，可知张仲景对于针灸的理解，是一种相对简便的疗法，用在病初浅的阶段。

　　《伤寒论》第 8 条说："太阳病，头痛至七日以上自愈者，以行其经尽故也。若欲作再经者，针足阳明，使经不传则愈。"本条明显指出针刺的目的，是以防传变，用在病情尚浅的阶段。

《伤寒论》24 条说："太阳病，初服桂枝汤，反烦，不解者，先刺风池、风府，却与桂枝汤则愈。"此条针刺目的是疏解表郁，治疗服桂枝汤后的烦而不解。另一方面，参看后文 25、26 条，假若没有进行针刺而继续使用桂枝汤，使表气郁滞加重，可出现各种变证，如大汗出、脉洪大；或若形似疟，一日再发；或大烦渴不解，脉洪大；甚至如后文的麻黄汤证、大青龙汤证均可以见烦。由于病情加重，则不一定能以桂枝汤治疗，因此，在"烦"初起、病浅之时，即用针刺治之，是有病早治的思想，假若病更深一层，则针刺亦不能解。

《金匮要略》四篇 1 条说："师曰：疟脉自弦，弦数者多热，弦迟者多寒。弦小紧者，下之瘥；弦迟者，可温之；弦紧者，可发汗、针灸也。"脉"弦紧"是同类脉象，均是感受寒邪所致，若"脉弦而紧"则寒邪在表，如《金匮要略》十篇 17 条与十四篇 9 条均说："脉弦而紧，弦则卫气不行，即恶寒。"即感受寒邪，使卫阳之气不行，又如《伤寒论》113 条说："形作伤寒，其脉不弦紧而弱。"文中说"形作伤寒"，就是说实际上并非伤寒，假如真是伤寒的话，当见弦紧之脉。本条将"发汗"与"针灸"法并列，可知针灸亦能宣散在表之邪，用在病位浅表之证。再者，疟疾发作有时，在发作之前即用针灸治之，亦有治未病思想。

《金匮要略》六篇 1 条说："问曰：血痹病从何得之？师曰：夫尊荣人，骨弱肌肤盛，重因疲劳，汗出，卧不时动摇，加被微风，遂得之。但以脉自微涩，在寸口、关上小紧。宜针引阳气，令脉和紧去则愈。"此条相较于后一条，血痹病用黄芪桂枝五物汤，是因病情较浅，素体偏虚而"加被微风"，感受风寒，因而在表之经络不通，只需以针刺通行阳气则愈。

2. 治乘传

针刺亦用在五脏相乘病证的初浅阶段，以防疾病传变。

在《伤寒论》108 条说："伤寒，腹满、谵语、寸口脉浮而紧，此肝乘脾也，名曰纵，刺期门。"此条见"腹满、谵语"，属于中焦脾胃之证，可是从脉象上看，按《辨脉法》说"脉浮而紧者，名曰弦也"，脉浮紧即是属于肝病之脉，从脉证比较，可知"腹满、谵语"的成因是"肝乘脾"所致，与《金匮要略》说的"见肝之病，知肝传脾"的思想相符，可是这里并非"当先实脾"，由于脾病已经显露，其因在肝，因此先针刺期门，以治肝病。

再看《伤寒论》109 条："伤寒发热，啬啬恶寒、大渴欲饮水，其腹必满、自汗出、小便利、其病欲解，此肝乘肺也，名曰横，刺期门。"此条与前条相近，亦有肝乘脾的"腹满"，同见"大渴欲饮水"的阳明胃热之象，还见其他表证，病情除有肝乘脾之外，还加上了肝乘肺，故此曰"横"，是横逆放纵之意。从这两条病情比较，可知若 108 条肝病乘脾的病情日益发展，肝病加重，可继而乘脾犯肺，因此 108 条刺期门的意思，也是已病防传。到了 109 条仍继续用刺期门，是因为病的核心没有转变，因此仍用此法治之。

《伤寒论》142 条说："太阳与少阳并病，头项强痛，或眩冒，时如结胸，心下痞硬者，当刺大椎第一间、肺俞、肝俞，慎不可发汗；发汗则谵语、脉弦；五日谵语不止，当刺期门。"本条"并病"是指有先后之分，先病太阳，后病少阳，由于刚传入少阳，即以针刺治之，或有自愈之机，如前文第八条"针足阳明"的情况相约，而且这里还用到"肺俞"与"肝俞"，明显考虑到"肝乘肺"的关系。再看《伤寒论》171 条："太阳、少阳并病，心下硬、颈项强而眩者，当刺大椎、肺俞、肝俞，慎勿下之。"亦属此例。若病情较重，如在 172 条的"太阳与少阳合病"，则需要用汤药治疗。

《金匮要略》二十篇 11 条说："妇人伤胎，怀身腹满，不得小便，从腰以下重，如有水气状，怀身七月，太阴当养不养，此心气实，当刺泻劳宫及关元，小便微利则愈。"此条虽然说是"心气实"，但从其证所见的"腹满"、"腰以下重"，则与"肾着"中的"腰以下冷痛，腹重如带五千钱"相近，差别只在小便利与不利。肾着与《伤寒论》109 条所说的"横"病机理相约，是肾气虚，阳虚寒盛，肾气停滞而干犯中焦脾气。因此，《金匮要略》此条的病机，亦是肾气乘脾，故说"太阴当养不养"，是肾不能养脾；可是又因"妇人伤胎"，肾气受伤，所以出现小便不利，故此针刺关元以通下焦肾气；由于肾更进一步乘心，针刺劳宫以泻心气。本条所用的针刺治法，亦是在五脏相乘之间作考虑，若能使"小便微利"，则肾气不乘心脾而自愈。

3. 助下血

在仲景书中，多次使用针刺以助下血，属于因势利导的方法。

《伤寒论》143 条说"妇人中风，发热恶寒，经水适来，得之七八日，热除而脉迟、身凉、胸胁下满，如结胸状，谵语者，此为热入血室也，当刺期门，随其实而取之"（本条在《金匮要略》二十二篇 3 条亦有类似条文），本证用刺期门的方法来治病，与 108 条的"肝乘脾"之证相约，是由于肝血郁滞，热入血室而刺之。比较后条 144 条，同样是热入血室，可是却用小柴胡汤而不用针刺之法，是因为两者病情有轻重之别，后者是"其血必结……发作有时"，病情相对较重，因此用刺期门的治法，有早治防变的思想。仔细比较两条，143 条是"经水适来"，而 144 条则是"经水适断"，143 条用针刺治疗，实际上是因势利导，随着经水来潮、下血之际，正是自愈的好机会，再参看 145 条亦是热入血室而"经水适来"，可是却强调"无犯胃气，及上二焦，必自愈"，正是指经水得下则血室之热能自愈，而 143 条证情相对 145 条较重，145 条单见"谵语"，143 条更见"胸胁下满，如结胸状"，是气血不畅，病更深一层，因此配上针刺期门以疏散肝气，助血室之热能得以自下，故说"随其实而取之"，随月经来潮时血室充实而下，因而配合针刺泻法。到了 144 条因"经水适来"，则无下血自愈之机，故此不能单用针刺治法，而需改用汤药。

另，在《伤寒论》216 条载"阳明病、下血、谵语者，此为热入血室，但头汗出者，刺期门，随其实而写之，濈然汗出则愈"（在《金匮要略》二十二篇 4 条亦有类似条文），本条与上述刺期门治热入血室之机理相同，只是其来路不同，前条是妇人病，而本条则是阳明病，男女均可得，而同样是由于有"下血"之机，因此亦以刺期门的方法，随着下焦血的充实而下行之际，针刺以泄其热。假若不在下血之势，则不能用刺期门之法，如后一条 217 条的汗出谵语，需要改用大承气汤强行攻下。

还有在《伤寒论》308 条说："少阴病，下利便脓血者，可刺。"这需要与前条作比较，307 条说："少阴病，二三日至四五日，腹痛，小便不利，下利不止，便脓血者，桃花汤主之。"308条证情相对简单，由于病在少阴，属于下焦阳虚寒盛，此时见下利而便脓血，代表脓血在下焦，亦可像前文热入血室之理，以针刺因势利导，使脓血下行则愈。307 条的病情相对更深一层，除了下利便脓血外，更见腹痛、小便不利，因此不能单以针刺治法，而改用汤药治之。

二、灸法

灸法亦是用在治未病。如前述引文《金匮要略》四篇 1 条说："疟脉自弦……弦紧者，可发汗、针灸也。"疟病发作亦可视乎情况选用灸法。又例如《伤寒论》292 条说："少阴病，吐、利，手足不逆冷，反发热者，不死。脉不至者，灸少阴七壮。"本条病情较轻，少阴病一开始只见吐利而无厥冷，反而出现发热，反映病情尚浅，正气能够抗邪，类似于 301 条麻黄细辛附子汤证的病情，吐利实际上是太阴病的主要表现，反映此证从太阴转入少阴，此时见"脉不至"，即比少阴病提纲的"脉微"更重，当先急救其阳，用灸法治之。再参看 362 条"下利、手足厥冷、无脉者，灸之不温，若脉不还，反微喘者，死"，同样出现无脉、下利，若见同时见厥冷，使用灸法后还无法恢复，属危重病情。

针法与灸法的区别，在于使用灸法的病情相对深入，只用在虚寒证上；针法则较少用在虚证上，抑或即使有正气偏虚，亦以祛邪为目的。灸法多用在少阴病篇与厥阴病篇，尽管针法亦有用在少阴病篇的下利便脓血之证，但其目的显然不在于补益。灸法用在温补阳气的条文颇多，如《伤寒论》325条说："少阴病，下利，脉微涩，呕而汗出，必数更衣，反少者，当温其上，灸之。"这条本见下利，脉微涩反映下焦阳气营血皆虚，理当下利次数频数，但是却见下利次数"反少"，即是指下焦虚衰相对较轻，可急用灸法救治，若下利严重则当考虑各种四逆汤方。349条说："伤寒脉促，手足厥逆，可灸之。"参《伤寒论》第21、34、140条同样见脉促，皆是反映邪气内陷而正气仍意欲抗邪，属向愈佳兆，故此即使见手足厥逆，仍可灸之。

　　一般情况下，阳气偏虚较轻先采用灸法，灸法不行才采用汤药，或者灸法与汤药并用。例如在《伤寒论》117条的桂枝加桂汤证，由于"针处被寒"，故此先"灸其核上各一壮"以祛局部之寒，其后再服汤药；304条的附子汤证，其证只见"其背恶寒"，阳气偏虚较轻，故此可"当灸之"，并同时用汤药，假若到后一条305条则病情加重，则不用灸法而只用汤药。

　　但有个别情况使用灸法，属于无奈的治疗手段，如在《伤寒论》343条说："伤寒六七日，脉微、手足厥冷、烦躁，灸厥阴。厥不还者，死。"这一条是厥阴病篇讨论"厥热胜复"的条文，见"手足厥冷"，没有转变成发热，却出现烦躁，反映正气虚衰甚重，出现虚热上浮。假如此证继续发展，如后一条说："伤寒发热，下利、厥逆、躁不得卧者，死。"若在厥逆基础烦躁加重，且同时有下利，则属于证情矛盾、无法治疗的死证。因此，张仲景在343条还未见烦躁严重而下利之前，虽无合适汤药可治，仍尝试用灸法治之，以图缓其厥冷而恢复发热，则仍有向愈之机。

三、结语

　　综合全文，张仲景运用针法在于三大类病情，在预防传变、治疗相乘病证，以及因势利导而助下血，用灸法则在温补阳气，皆用于病证的初浅阶段，体现了针灸目的为治未病中未病先防、已病防传的思想。

　　张仲景并非所有病证皆可运用针灸，除了个别无奈情况在危重病选择用灸法外，其余均未有在病情深重时针灸的用法，若病证已经进一步深入则选用汤药。这符合中医理论中认为"汤者荡也"，汤剂能荡涤脏腑之意，是故仲景书中以讨论汤药"治已病"为主要目的，治未病的内容则相对较少。

　　在《黄帝内经》中主要以针灸为治疗方法，及至《伤寒杂病论》则以汤药为主，在治法思想与治疗手段皆有演变发展，明确张仲景对于针灸运用的思想，对于理解两书学术思想的异同，以及对于临床应用针灸的时机把握皆有重要意义。

　　［本文曾发表于《环球中医药》，2012，5（4）：273－274，原题目为《论张仲景的针刺法属治未病》，收载时补充灸法内容。］

厘清基本概念

坏病：并非变证

《伤寒论》中的"坏病"，过去一般解释为"即变证，指因误治而致病情发生变化，已无六经病证候可循的病证"，或说"证候错综复杂，难以用六经证候称其名者，从'变化'的角度讲，仍是变证之一"，均是从"变证"、"非六经"病证的角度以解释坏病，可是细考"坏病"的出处，可发现此说并非仲景原意。

一、16条"坏病"的本义

"坏病"一词出自《伤寒论》的16条，原文说："太阳病三日，已发汗，若吐、若下、若温针，仍不解者，此为坏病，桂枝不中与之也。观其脉证，知犯何逆，随证治之。桂枝本为解肌，若其人脉浮紧、发热汗不出者，不可与之也。常须识此，勿令误也。"

细读本条，"此为坏病"的前一句说"仍不解者"，"不解"指的是什么？是指太阳病，经过了误用汗吐下温针，可是太阳病仍不解，这种情况下称作"坏病"，换言之，病仍在表，仍属于太阳"本证"，而不是"变证"，仍在六经之内。再看后文，是因为病情经过了误治后，病情转变为"脉浮紧、发热汗不出"，这是属于太阳伤寒表实证的见证，当考虑葛根汤、麻黄汤等方。

再考"桂枝不中与之也"一句，并非指桂枝一味药，而是指桂枝汤。后文强调"桂枝本为解肌"，即指桂枝汤的功效，再看前一条15条条文说："太阳病，下之后，其气上冲者，可与桂枝汤，方用前法；若不上冲者，不得与之。"本条也是在太阳病，经过了误治之后，见气上冲，可继续用桂枝汤，说明邪气没有内陷传变，而16条承袭15条而来，因此"桂枝不中与之"，实即15条说的"若不上冲者，不得与之"的延续。假若"桂枝不中与之"是单指桂枝，则葛根汤、麻黄汤中亦有桂枝，与后文不符。

16条强调，假若由桂枝汤证转变为太阳伤寒表实证后，不可以再用桂枝汤，若再使用，则使病情加重，故"常须识此，勿令误也"。

二、"观其脉证，知犯何逆，随证治之"的本义

从上文所论，"坏病"的本义，当是指"治坏了的疾病"，即经过了误治后，病情变化无法预测，故此需要"观其脉证，知犯何逆，随证治之"。

此12字，在过去解释的时候，一般多从其"引申义"去解释，指其为"《伤寒论》的主要精神，不仅为坏病而设，对于一切疾病的辨证论治皆具有重要的指导意义"，又说"它不但对太阳坏病（变证），而且对六经病证，甚至对临床各科疾病均有普遍的指导意义"，假若脱离原文断章取义的理解，单取此12字的引申义，是可以合理的，但是，既然原文坏病所指并非"变证"，是具体指太阳病被误治后病仍在表的变化，则不可说对于其他疾病的辨证论治有指导意义。

这是由于在太阳病篇中，假若没有经过误治，一般是可以预测疾病的发展趋势，例如《伤寒论》第4、5条的传变与否，第7到10条的病愈时间等，张仲景的原意是，未经过误治的病证可以预测，若被误治则难以预测其变化，故此才需要强调误治后的病证称为"坏病"，一方面示人小心误治，另一方面指出误治后的病情无法预测，必须要"观其脉证，知犯何逆，随证治之"，就是必须要观察误治以后，出现的证候表现，从而决定具体治法。

三、"观其脉证，知犯何逆，随证治之"的价值

虽然此 12 字本义并非对所有疾病有指导意义，但不是代表本句价值只局限在 16 条中，其真正价值在于理解太阳病篇的多条原文。在《伤寒论》16 条之后，一直至 30 条，均是体现了 16 条的原则。

17 条说："若酒客病，不可与桂枝汤，得之则呕，以酒客不喜甘故也。"即示人服桂枝汤后出现呕吐的可能原因；18 条说："喘家作桂枝汤，加厚朴、杏子佳。"此条指出喘家得太阳病，不可单以桂枝汤治之；19 条说："凡服桂枝汤吐者，其后必吐脓血也。"此与 17 条相约，若服桂枝汤出现呕吐，因 332 条说："此为热气有余，必发痈脓也。"因为素体有热，服桂枝汤使热引动而伤血络，故吐脓血。以上三条虽然并非经过误治，但由于各有不同体质因素，若用桂枝汤即等同误治。

20 条是太阳病发汗太过，所致汗漏等证，阴阳气偏虚，故不能再用桂枝汤以发虚人之汗，改用桂枝加附子汤先温阳固表。

21 条是太阳病误下后，见脉促而胸满，此处的脉促如 15 条"其气上冲"之意，可是误下后阳气陷入胸中，气上冲之力不足，已经不可再以桂枝汤治之，而改以桂枝去芍药汤，若病情更重则用桂枝去芍药加附子汤。

23 条是"太阳病，得之八九日"，太阳病一般在 6、7 天愈，若至 8、9 日则表示经过了一段较长时间，正气相对偏虚，未能抗邪，出现了"发热恶寒，热多寒少"，属于微邪郁滞在表，不可以桂枝汤治之，治之则发汗太过而伤正，因此改用桂枝麻黄各半汤。本条更提出了两种脉象变化，强调"随证治之"的原则。

24 条是服桂枝汤后，出现"反烦，不解者"，属表郁较重，但又尚未到达伤寒表实证的程度，直接用桂枝汤则加重烦躁，故此不宜再用桂枝汤，先用针刺之法以疏泄表郁，再以桂枝汤治疗。

25 条是服桂枝汤后，病情转变为"脉洪大"，即 15 条"其

气上冲"之象，故可继续用桂枝汤治之。若不出现脉洪大，而见发热恶寒如疟状，亦属表郁轻证，不可继续以桂枝汤，而改用桂枝二麻黄一汤治之。

26 条亦是服桂枝汤后，先大汗出，已经属于"误汗"，除了见脉洪大外，同见"大烦渴不解"，则知邪气已经入内化热，故非"其气上冲"之象，不可用桂枝汤，而改用白虎加人参汤。

27 条与 26 条的关系，当如 25 条的笔法，25 条先考虑桂枝汤，后改用桂枝二麻黄一汤，是病情轻重之别；26 条先用白虎加人参汤，是里热炽盛，而 27 条亦有里热之象，且微邪在表，故亦不可用桂枝汤解表，而选用桂枝二越婢一汤。

28 条服桂枝汤，或误下后，表证仍未解除，出现类似太阳中风证的"头项强痛、翕翕发热"，同时又出现其他非桂枝汤证的"坏病"如"无汗、心下满微痛、小便不利"，故知已非桂枝汤能治之，是水气郁滞在表，故改用桂枝去桂加茯苓白术汤。

29 条与 30 条，出现证情亦与桂枝汤类似，见"脉浮、自汗、微恶寒"等类似太阳中风之证，伴见"小便数"、"心烦"与"脚挛急"，说明"桂枝不中与之"，可是却仍"反与桂枝，欲攻其表"，当然造成误治。

以上条文，均体现了 16 条的原则，是对"观其脉证，知犯何逆，随证治之"的具体示范，以上病证实即"坏病"的范畴，亦可看到《伤寒论》条文顺序的有机联系。

四、267 条坏病的意义

除了 16 条外，《伤寒论》尚有另一处提出"坏病"，即少阳病篇 267 条："若已吐、下、发汗、温针，谵语，柴胡汤证罢，此为坏病，知犯何逆，以法治之。"

本条的"坏病"，与 16 条的内容相对应，亦是经过了汗吐下温针等误治。可是这里出现了"谵语"，谵语是阳明胃实热证的特征，如 210 条"夫实则谵语，虚则郑声"，212 条"谵语者，大承气汤主之"，213 条"大便必硬，硬则谵语，小承气汤主

之"，均属胃热炽盛之象。另外，虽然柴胡加龙骨牡蛎汤证亦见
"谵语"，可是方中亦有用大黄，可知谵语之因仍为胃热。

再看前一条266条说："本太阳病不解，转入少阳者，胁下
硬满，干呕不能食，往来寒热，尚未吐下，脉沉紧者，与小柴胡
汤。"病本来在太阳，太阳病未解，而转入少阳，此时本应该用
小柴胡汤治疗，假若到了267条见"谵语"一证，即代表"柴胡
汤证罢"，不可继续以小柴胡汤治疗，再一次强调"知犯何逆，
以法治之"。因此，267条的坏病，属16条所指的本太阳病不解，
经过误治所造成的。

可是这里并非说"观其脉证，知犯何逆，随证治之"，而是
说"知犯何逆，以法治之"，"法"字的意思，参15条"其气上
冲者，可与桂枝汤，方用前法"，或如25条"桂枝汤，如前法"，
或者不少方后注的"将息如前法"，"法"实即指"方"，亦指
"方法"，"以法治之"即指以各种相应的方与法来治疗。267条
这句没有强调需要"观其脉证"、"随证治之"，因为本条已经见
"谵语"一证，即代表病已经传入阳明，故当按照阳明的"方法"
来治疗。

五、结语

从以上"坏病"的论述总结，坏病指经过了误治，或病人具
有某种特殊体质，病证不按常规演变，因而需要观察证候变化，
以作相应治疗。澄清了"坏病"的本义，对于理解《伤寒论》原
文思想有重要意义。

［本文曾发表于《浙江中医药大学学报》，2011，35（6）：
826－828，原题目为《论伤寒论之"坏病"》］

阴阳自和：专指寸尺脉调和

《伤寒论》58 条说："凡病，若发汗，若吐，若下，若亡血，亡津液，阴阳自和者，必自愈。"本条的"阴阳自和"，一般解释为"通过饮食调补，休息疗养，通过人体阴阳自我调节，达到新的平衡，即可自愈"，或解释为"促使阴阳之气趋于新的平衡统一，阴平阳秘"。此等说法要以"阴平阳秘"的角度解释"阴阳自和"，虽然在理论上是合理的，可是《伤寒论》中的"阴阳"多有具体指涉，可指脉象、证候、营卫等，此处指的是什么？

另外，在 59 条说："大下之后，复发汗，小便不利者，亡津液也，勿治之，得小便利，必自愈。"此条与 58 条病情类似，当中强调"勿治之"，即"自愈"包括不需要治疗的含义。本条以小便利为度，以观察是否需要治疗，然 58 条则如何辨别是否需要治疗？回答以上问题，需要对"阴阳自和"再作考证。

一、"自和"之意在脉证相符

"自和"一词，在《伤寒论》中见五处（其中两处见《平脉法》《辨脉法》），均是用在形容"脉"与"证"的调和与否。如211 条："发汗多，若重发汗者，亡其阳，谵语，脉短者死；脉自和者不死。"本条的自和明显是指脉象，脉短是不和的脉象，相反并非脉短的其他脉象则称为自和。另《平脉法》中亦有"脉自和"的文字。

再如 245 条："脉阳微而汗出少者，为自和也；汗出多者，为太过；阳脉实，因发其汗，出多者，亦为太过。太过者，为阳绝于里，亡津液，大便因硬也。"脉阳微是指寸脉微，寸脉候上焦心肺，若寸脉微同时见汗出少，则是脉证相符，可称作"自和"，但若寸脉微而汗出多，或寸脉实而汗出多，均是属于太过，即"脉证不和"。

在49条说："浮数者，法当汗出而愈。若下之，身重、心悸者，不可发汗，当自汗出乃解。所以然者，尺中脉微，此里虚，须表里实，津液自和，便自汗出愈。"此条虽然表面写的是"津液自和"，但如何诊察津液是否"和"则要看"须表里实"，而里虚是从"尺中脉微"的诊察而来的，故此津液是否自和，需要诊察寸尺脉象是否调和而定。

张仲景除了说"自和"外，在《伤寒论》中亦有一处说"调和"，其意亦指脉象。在105条："伤寒十三日，过经，谵语者，以有热也，当以汤下之。若小便利者，大便当硬，而反下利，脉调和者，知医以丸药下之，非其治也。若自下利者，脉当微厥，今反和者，此为内实也，调胃承气汤主之。"这里的脉调和，是相对于后文"脉当微厥"，假若脉没有出现"微厥"，则属于脉调和。

二、"阴阳自和"专指寸尺脉调和

在《伤寒论》中另一处直接列明"阴阳自和"的条文，是在《辨脉法》中："问曰：病有不战、不汗出而解者，何也？答曰：其脉自微，此以曾经发汗、若吐、若下、若亡血，以内无津液，此阴阳自和，必自愈，故不战、不汗出而解也。"本条内容基本上包含了58条的内容，同时加上了以战汗与否来作是否自愈的判断，如59条诊察"小便利"意义相约。

本条的"阴阳自和"，指的是脉象。一者在文句开首写"其脉自微"，与49条说的"尺中脉微"相近。再者脉的阴阳，在《伤寒论》中一般专指寸尺，而不指浮沉，如《伤寒论》第6条"风温为病，脉阴阳俱浮"、94条"阳脉微"、245条"脉阳微"、290条"脉阳微阴浮者"等等，假若以沉浮来解释阴阳，则明显出现矛盾。再参《平脉法》"寸脉下不至关，为阳绝；尺脉上不至关，为阴绝"，关脉以上的寸部属阳，关以下的尺部属阴，是仲景常用的脉法。

再看上述《辨脉法》"阴阳自和"的后一条条文，说："问曰：病脉欲知愈未愈者，何以别之？答曰：寸口、关上、尺中三处，大小、浮沉、迟数同等，虽有寒热不解者，此脉阴阳为和平，虽剧当愈。"这条进一步解释，如何诊察病愈与否，即以脉象的三部作为诊察，主要诊候三部的"大小、浮沉、迟数"是否同等，若同等则为脉阴阳和平。再参《辨脉法》："问曰：脉有阴阳者，何谓也？答曰：凡脉大、浮、数、动、滑，此名阳也；脉沉、涩、弱、弦、微，此名阴也。凡阴病见阳脉者生，阳病见阴脉者死。"本段再指出，阴阳脉象的另一种分类，除了以寸尺区分，亦与具体脉象有关。

因此，"阴阳自和"，具体指的是在寸尺部位上的脉是否阴阳脉相等同，若脉象等同则为调和，病欲自愈，不等同则病未愈。

三、脉"阴阳自和"诊候营血津液

虽然"阴阳自和"是指寸尺脉象的相互比较，实际上重点是诊察尺脉，以尺脉跟寸脉作比较。因为在 58 条的病因，是"凡病，若发汗、若吐、若下，若亡血、亡津液"，本条当理解为汗吐下是原因，而亡血、亡津液则是结果，再看 49 条"尺中脉微，此里虚"、50 条"假令尺中迟者，不可发汗。何以知然？以营气不足，血少故也"，可知诊候是否亡血、亡津液，主要在尺脉，因此自愈的脉象，当是尺脉"不微"，尺脉恢复与寸脉等同，则反映表里、营卫、气血调和，当可自愈。

四、"阴阳自和"的意义

将"阴阳自和"理解为"阴平阳秘"，当属于引申义，而在58 条原文的本义，所强调是如何得知"阴阳自和"，即辨证论治、见病知源的思想，指出如何透过诊察证候与脉象，以得知病机的方法。以诊脉的角度理解 58 条的"阴阳自和"，对于临床判断疾病预后，有重要意义。

脾约：葛根汤证下利是典型脾约

"脾约"一词在《伤寒论》中只出现一次，在179条说："太阳阳明者，脾约是也"，因为247条说"其脾为约，麻子仁丸主之"，故此过往在解释179条"脾约"的时候，多以麻子仁丸证互参。但在《伤寒论》中，这种提纲式的条文，多不局限于一证一方，例如各经的"之为病"条文，抑或如太阳病的中风、伤寒、温病（2、3、6条），明显不是某一方能直接对应，而是在于揭示某种典型病机。再看正阳阳明与少阳阳明，也不是专指用某一方来对应治疗，因此单以麻子仁丸解释脾约证，则显得相对局限，更未能解释为何脾约称为"太阳阳明"。欲知脾约的机理，先从脾的生理功能说起。

一、脾的生理功能

《素问·经脉别论》说："饮入于胃，游溢精气，上输于脾，脾气散精，上归于肺。通调水道，下输膀胱。水精四布，五经并行，合于四时五脏阴阳，揆度以为常也。"这条解释了饮入胃之后的传输过程，饮入胃之后，先在胃中转化为"精气"，精气从胃上输到脾，再由脾将精气上输到肺。而据张效霞在《脏腑真原》的考证："'通条水道，下输膀胱'8字不能与上文连读……'通调水道'即'水道通调'，其本义是说下焦的功能正常，水液（包括津液）归于膀胱。"其意即指水饮并非上归于肺之后再下输膀胱，而是饮入于胃之后可以直接下输膀胱。

从这段经文看，水饮入胃之后，能否走上归肺，抑或走下至下焦膀胱，主要在乎胃与脾的功能。若胃气充足则能"游溢精气"，使水饮上输于脾，相反若胃气偏虚，则难以"游溢精气"，水饮只能透过"通调水道"而下输膀胱。

二、脾约解释的商榷

过去在解释"脾约"和麻子仁丸证时，多解释为"脾之转输功能为胃热所约束，不能为胃行其津液，以致肠燥便结者"，或"胃肠燥热，损伤津液，使脾不能为胃行其津液，以致大便秘结"，两者意思基本相同，均是指由于胃中燥热，制约了脾，而脾不能传输津液至胃中以滋润胃燥，故便秘。

此一说法，虽然像是来自《黄帝内经》，实与《内经》的思想相悖。"脾不能为胃行其津液"一句，语出《素问·太阴阳明论》，原文说："帝曰：脾病而四肢不用，何也？岐伯曰：四肢皆禀气于胃，而不得至经，必因于脾，乃得禀也。今脾病不能为胃行其津液，四肢不得禀水谷气，气日以衰，脉道不利，筋骨肌肉，皆无气以生，故不用焉。"此条说的脾不能为胃行其津液，是胃中无病，胃腐熟水谷而产生水谷精气后，由于脾病，脾不能将精气输布至四肢，因而生病。同篇继续解释："帝曰：脾与胃以膜相连耳，而能为之行其津液，何也？岐伯曰：足太阴者三阴也，其脉贯胃属脾络嗌，故太阴为之行气于三阴。阳明者表也，五脏六腑之海也，亦为之行气于三阳。脏腑各因其经而受气于阳明，故为胃行其津液。"此条明确地指出，是脾脏受气于阳明胃，"脾为胃行其津液"的意思是指脾将胃的津液输布至四肢。

再看《素问·厥论》篇说："帝曰：热厥何如而然也？岐伯曰：酒入于胃，则络脉满而经脉虚，脾主为胃行其津液者也。阴气虚则阳气入，阳气入则胃不和，胃不和，则精气竭，精气竭，则不荣其四肢也。"酒入胃之后，出现"络脉满而经脉虚"，是由于"脾主为胃行其津液"，加上"酒气盛而慓悍"，酒入胃后迅速被脾为其散布精气，因而出现"络脉满而经脉虚"。

以上三段《内经》原文，均非指"胃燥而需要脾传输津液至胃"，而是与前述《经脉别论》篇的"饮入于胃，游溢精气，上输于脾，脾气散精"的过程一样，是"脾不能为胃行其津液"的本义，指脾病而使胃中所产生的精气、津液不能透过脾的输布。进而言之，从生理上是胃的精气传到脾、脾再散精，而不是脾将津液反过来传给胃，胃中本身有水谷津液，根本不需要脾再返传滋润。主流对"脾约"的解释，虽然运用了《内经》的文字，却意义相反，是对《内经》思想的误读。

三、葛根汤等方属太阳阳明脾约证

《说文解字》说："约，缠束也。"引申即约束之意，因此"脾约"即指"脾气散精"的功能受到约束。然则为何会受到约束？由于"脾气散精"的下一步是"上归于肺"，假若肺气宣降出现问题，则会影响脾气散精往上。这一点在《伤寒论》中可找到不少证据，典型者莫如葛根汤证。

1. 葛根汤证属脾约下利的机理

《伤寒论》31 条说："太阳与阳明合病者，必自下利，葛根汤主之。"为何太阳与阳明合病，会出现下利？一般认为是"下利，则病涉及阳明胃肠，故称太阳、阳明合病……风寒之邪束于肌表不得外解，而内迫大肠，致传导太过所致……下利由于风寒内迫肠道而自然发生"，风寒之邪未解是正确的，但为何会内迫大肠？假若以此种先因风寒束表，继而导致内迫大肠的解释，在《伤寒论》中称作"并病"，而非"合病"，与仲景之意不合，并且未能完满解释"合病"与"下利"的联系。

下利的原因，需要从太阳病和阳明病的病机特点作分析。太阳主表、主皮毛，而肺与皮毛相应；阳明的特点是"胃家实"，除了指胃实热证外，是因胃气盛实而使正邪交争激烈。太阳与阳明合病，是两经俱病，而正气盛实，由于表气郁滞较重，上焦肺气不通，因而脾气不能上升；同时胃气亦盛实，胃中"游溢精气"所产生的津液，由于不能透过脾而往上归肺，于是逼迫趋下而下利。此即脾的功能受到约束。这一种下利的机理，在《伤寒论》356 条亦有相关论述："伤寒厥而心下悸，宜先治水，当服茯苓甘草汤，却治其厥，不尔，水渍入胃，必作利也。"这里明确指出下利的成因可以由 "水渍入胃" 所导致，可证明脾气散精受到约束，使胃中津液停滞则可出现葛根汤证的下利。

故此，阳明病篇 179 条的 "太阳阳明者，脾约是也"，主要指的是 32 条 "太阳与阳明合病" 的葛根汤证，下利的原因，除了是风寒外束的因素，亦必须要考虑胃气实的关系。

2. 其他太阳阳明脾约证

除了葛根汤外，还有其他条文亦当属脾约。如 33 条的 "太阳与阳明合病，不下利但呕者，葛根加半夏汤主之"，本条见不下利而呕，可知津液上有出路，因而无逼迫下利，反映脾气欲散精于上，可是上焦肺气仍有郁滞，因此需要以葛根汤解除表郁，同时以半夏、生姜的辛温走上以助脾气散精。

34 条的葛根黄芩黄连汤证，由于在太阳中风证误下而见下利，若见 "喘而汗出"，即代表病仍在上，下利的原因是因为热郁在肺，肺气不利；而中风误下后病仍未进入他经，可知胃气充实，尚未传经。因此本条当属太阳与阳明的并病，亦因肺气郁滞兼胃气实而下利。

36 条 "太阳与阳明合病，喘而胸满者，不可下，宜麻黄汤"，太阳伤寒见 "喘"，当用麻黄汤，而此处强调 "胸满"，即是病仍在上焦，亦是由于太阳阳明合病，可是并不能像 32 条、33 条能够有下利或呕的出路，气机郁滞在上，虽然病亦在阳明可是表未解则不可下，于是使用权宜之计，以麻黄汤宣降肺气。

以上数条，亦当属 "脾约" 之列，均由于上焦肺气不利，使脾气受到制约，视乎上焦郁滞情况，因而选择不同方剂治之。从张仲景原文的写作手法推测，32 条葛根汤证强调 "必自下利"，当属太阳阳明脾约的典型类型，而 33 条、34 条、36 条则属于脾约的变证。

四、再论麻子仁丸机理

麻子仁丸，出自《伤寒论》247 条："趺阳脉浮而涩，浮则胃气强，涩则小便数；浮涩相搏，大便则硬，其脾为约，麻子仁丸主之。"证中全无太阳病之象，因此并非是179条"太阳阳明"的脾约，属另一种原因而造成的。

1. 趺阳脉浮主胃气虚

从条文的证情来看，"浮则胃气强"，趺阳脉浮的原因是"胃气强"，主流观点多解释为"胃热"，但假若是胃实热证，为何不用其他承气汤？此必与承气汤的胃热有所不同。

从《伤寒论》的角度看，"强"多指"亢盛"、"太过"，用在贬义，例如95条说桂枝汤证的"营弱卫强"，卫气"强"不是真正的强，而是因为正邪交争，卫气亢奋于外；《金匮要略》十四篇2条"风气相搏，风强则为隐疹……气强则为水"，这里的风强、气强，都是太过之意；又例如葛根汤证见"项背强几几"，这里的"强"也不是强壮，而是过于亢奋的僵紧状；又如285条的"以强责少阴，汗也"、294条的"无汗，而强发之"，398条的"人强与谷"，"强"均是指"勉强"，属于"太过"之意。因此，"胃气强"不是指真正的"胃气壮实"，而是胃气亢奋，因胃虚而亢盛虚浮。

趺阳脉浮主胃气虚，有不少条文可证。如《金匮要略》十七篇第5条"趺阳脉浮而涩，浮则为虚"，这里浮则为虚，即指胃气虚；再如五篇第5条"趺阳脉浮而滑……浮则汗自出"，自汗出则如营弱卫强的自汗相约，胃气相对偏虚则亢奋自汗；再如《辨脉法》中说"今趺阳脉浮而涩，故知脾气不足，胃气虚也"，"趺阳脉浮而数，浮则伤胃"，此等条文均明确表示仲景脉法之中，趺阳脉浮主胃气虚。另，浮脉的相反为沉脉，《平脉法》说"趺阳脉沉而数，沉为实"，亦证趺阳脉浮主虚。

假若是胃实热证，趺阳脉当见"数"，如《金匮要略》十三篇2条"趺阳脉浮而数……数即消谷而大坚"，十三篇8条"趺阳脉数，胃中有热，即消谷引食，大便必坚，小便即数"，十四篇第7条"趺阳脉当伏，今反数，本自有热，消谷，小便数"，此三条的脉数，均同时见"消谷"，而麻子仁丸证虽然有大便硬、小便数，可是无消谷与脉数，表示其热不实，属胃虚而有热。

2. 趺阳脉涩主脾胃气虚

麻子仁丸证见趺阳脉"涩"，涩脉之意，如前述《金匮要略》十七篇第 5 条"涩则伤脾"、《辨脉法》"脾气不足，胃气虚也"，再如《平脉法》"趺阳脉伏而涩……涩则食不得入"，均是指脾胃气虚而言。

涩脉是相对于滑脉，在《金匮要略》五篇第 5 条说"趺阳脉浮而滑，滑则谷气实"，另外《平脉法》说"趺阳脉滑而紧，滑者胃气实"，这两条的"谷气实"与"胃气实"意思相同，可是实的意思并非生理的胃气充足，而是病理的太过之意，因为《金匮要略》十四篇 6 条、7 条说"趺阳脉当伏"，《辨脉法》又说"趺阳脉迟而缓，胃气如经也"，足阳明胃经的趺阳脉属里，常脉当见迟缓或伏，若见脉滑，则属于太过。趺阳脉滑，即由于胃气过盛，于是见脉滑，相反脉涩即代表胃气虚弱。胃气充足则能腐熟水谷，水谷精气能充盈脉道，故脉滑利，但若胃虚则精气不足，脉道不荣，故脉涩不畅。

从以上趺阳脉的论述，浮脉主要反映胃气虚，涩脉则反映脾气虚。由于食气入胃，胃虚不能化生精气，缺少精气上输于脾，因此脾气虚是由于胃气虚而来，可理解为脾受到胃虚而约束。

3. 麻子仁丸证证候分析

麻子仁丸证见小便数与大便硬，两者属于因果关系，是由于小便数才导致大便硬。在《伤寒论》203 条说："以亡津液，胃中干燥，故令大便硬。当问其小便日几行，若本小便日三四行，今日再行，故知大便不久出。今为小便数少，以津液当还入胃中，故知不久必大便也。"244 条又说："若小便数，津液偏渗大便则硬。"若小便数，津液偏渗大便则硬。

为何出现小便数？是因为虚则小便数。如《伤寒论》29 条、203 条，《金匮要略》第七篇 5 条肺痿肺中冷，十四篇 5 条说"小便数者，皆不可发汗"，小便数均属虚证。由于脾胃气虚，津液不能上输于肺，而直接从胃透过"通调水道，下输膀胱"而往下走，因此出现小便数而大便硬。

再参《金匮要略》十四篇7条："趺阳脉当伏，今反数，本自有热，消谷，小便数。"小便数之因，亦可因为有热，再结合麻子仁丸以方测证，方中包含了小承气汤药物，可知本方证亦当有热，而属于胃虚而生热，胃虚则小便数，热则使小便数少，津伤大便则硬。

4. 麻子仁丸证属脾胃虚热而便结

麻子仁丸证，当与小承气汤证鉴别。《伤寒论》250条说："微烦，小便数、大便因硬者，与小承气汤，和之愈。"本条与麻子仁丸证同见小便数、大便硬，可是本条用小承气汤，是因见"微烦"，若是麻子仁丸证，参考244条："小便数者，大便必硬，不更衣十日，无所苦也。"虽然仍是小便数大便硬，可是患者当无特殊不适，亦无微烦的胃热见证，可知麻子仁丸证比小承气汤证的胃热相对较轻，而两者皆有胃虚的基础（参《伤寒治内方证原意·三承气汤证治再考》一文，指出小承气汤属于胃热胃虚腑实证）；仔细而言，相对于小承气汤，麻子仁丸证的胃虚较轻，并无腹胀、大便初硬后溏等胃虚见证，麻子仁丸证的脾虚是由于胃虚进一步而成的。

由于脾胃俱虚而热象较轻，因此不可单以小承气汤，恐其清热力量过猛而伤脾胃；另由于便结已成，若此时以补胃气之法，则虑其加重胃热，转变成阳明腑实的大、小承气汤证。在这种矛盾情况下，改以麻子仁丸，以图缓治。

假若津液耗伤，胃气虚更重，则麻子仁丸亦不可用。在《伤寒论》233条说："阳明病，自汗出。若发汗，小便自利者，此为津液内竭，虽硬不可攻之；当须自欲大便，宜蜜煎导而通之；若土瓜根及大猪胆汁，皆可为导。"由于津液亏虚，麻子仁丸并不能补津液，又不能以承气汤猛攻，故此以润导法先急则治标，通便以防津液耗损。《伤寒论》58条说："亡津液，阴阳自和者，必自愈。"在此种津液亏虚的情况下，张仲景多采用"等待"，让其自行津液得复，则"自欲大便"，而后世见此情况，则可选用增液行舟之法。

5. 麻子仁丸方义

麻子仁丸中含有小承气汤的大黄、厚朴、枳实，其意相同，意在清热行气通便。

方中主药是麻子仁，质润能通便，《神农本草经》说："麻子，味甘，平，无毒，主补中益气。"用麻子仁目的除了是润肠外，更重要的是其甘平之性能补胃气，而非甘温能助热，缓补不使太过。

杏仁虽然亦能润肠，但由于其味甘温能宣降肺气，帮助脾气散精而上归于肺，使津液能往上输布，而不偏渗膀胱，缓解小便数之根源，使大便不硬。因此麻仁与杏仁均是作用在脾气散精的前后脏腑，是本方组成的重要部分。

芍药之意，在《伤寒论》316条真武汤加减法中"若下利者，去芍药"，即指芍药有通利大便之功，再参279条"腹满时痛、大实痛"用桂枝加大黄汤，方中芍药用量较桂枝汤加倍，可知芍药配伍大黄的目的，在于解除气滞腹满，用于脾虚气滞腹满证，目的是加强通下力量。《神农本草经》载芍药能"治邪气腹痛……破坚积……益气"，若使用麻子仁丸后，胃气得恢复，可是大便仍坚硬，则可出现腹满而痛，芍药则能行腹中气滞而止痛，且芍药有通降营气而益气之功，用于此脾胃虚弱的腹满便结，尤为合适。

纵观全方，改用丸剂，每服药量甚轻，张仲景称小承气汤为"和胃"法，清热祛邪则和胃，则麻子仁丸更重润肠通便以缓和胃气。

6. 麻子仁丸的"脾约"机理

麻子仁丸证的"脾约"，是由于胃气虚，不能"游溢精气"，即胃虚无法腐熟水谷，津液不足以上输于脾，于是脾气散精的功能受到制约。此与太阳阳明脾约的机理正好相对，从《经脉别论》篇水液输布是从胃脾肺的过程，太阳阳明是肺气郁滞而使脾气不能上升，而麻子仁丸则是胃气虚而不能输布于脾，两者正好在一前一后的角度约束了脾的散精功能。

麻子仁丸证中，全无涉及"太阳病"，故此不属于179条"太阳阳明"的脾约。按原文之意，张仲景在麻子仁丸证上写的是"其脾为约"，而不是写"脾约"，似乎亦表达了此证并非可用"脾约"命名，但是与脾受到约束的机理有相似之处，故此特作提示。

五、其他脾约证

假若麻子仁丸不是太阳而来，亦可称作"脾约"，那么其他因为上焦郁滞，或胃虚而下利或便结证，亦当可称作脾约，只是与太阳阳明的脾约有所不同。

脾约而下利的其他见证，例如165条"心中痞硬、呕吐而下利"而用大柴胡汤，是由于邪在上焦且影响胃气；172条的太阳与少阳合病用"黄芩汤"，亦因为胃虚与上焦郁滞而下利，若胃虚较轻，则可见呕吐而用黄芩加半夏生姜汤，与葛根汤和葛根加半夏汤之理相约；生姜泻心汤、甘草泻心汤证见下利，是因为胃虚而水气停滞所致。

脾约而便结的其他见证，如110条因"胃中水竭"而见"大便硬，小便当数，而反不数及不多"；137条大陷胸汤证见"不大便五六日"；148条"阳微结"的大便硬；233条的蜜煎导、土瓜根或大猪胆汁；245条的亡津液而大便硬；还如279条的桂枝加芍药汤、桂枝加大黄汤见便结，在280条说："太阴为病，脉弱，其人续自便利，设当行大黄、芍药者，宜减之，以其人胃气弱，易动故也。"可知其大便不通亦与胃虚有关。以上方证的下利或便结，按其机理均可称为"脾约"。

六、结语

以脾胃的生理功能，正确理解"脾约"的含义后，对于《伤寒论》中的诸种下利与便结的成因，能有更深入的认识。本文对阳明病的"太阳阳明"进行了正本清源，对揭示太阳传入阳明的来路有重要意义。

[本文曾发表于《辽宁中医杂志》，论张仲景"脾约"之意（上），2012：39（1）：84–85；论张仲景"脾约"之意（下），2012：39（2）：269–270.]

客气：并非外来邪气

在仲景书中，"客气"作为一独特词组多次出现，一般对
"客气"的解释"即邪气。因邪从外来，故称客气"，或"即外
邪。邪气从外而来，非身体素有，故称客气"，可是在仲景书中
已有"邪气"一词，为何此处特别用"客气"而不直接用"邪
气"？透过仔细比较各条相关的经文，发现"客气"的原意更为
深刻，是张仲景所独创，与《黄帝内经》的用法有所不同。

一、《黄帝内经》中的"客气"

在《黄帝内经》中，"客气"一词只出现过三次，其中两次
的条文相近，第一条在《素问·标本病传论》："人有客气，有固
气①，小大不利治其标，小大利治其本。"另一条在《灵枢·病
本》："有客气，有固气，大小便不利治其标。大小便利治其本。"
这两条的"客气"与"固气"，一般解释为客气是指外感邪气，
固气则是体内本来的病气，可是这种解释与上下文没有联系，而
这段经文在《内经》中出现过两次，错简之误较微。联系后文讨
论小大不利的问题，客气与固气，似乎是指这两种标本的情况，
假若病见大小便不利，无论有何旧病皆先治二便不利之标，此情
况则称为"客气"；若大小便通，则可治其固有的本病，此则称
为"固气"。因此，"客气"的意思是指新病，而且是较重要需先
治的标证。

在《黄帝内经》中的另一处"客气"，在《素问·六元正纪

---

① "固气"原作"同气"，新校正云："按全元起本'同'作'固'。"以"固"
为是，据改。参《黄帝内经素问校释》。

大论》篇："有假其气，则无禁也，所谓主气不足，客气胜也。"
"客气"相对于"主气"而言，而主气与客气在《素问·至真要
大论》中有详细论述，如："客主之胜复奈何？岐伯曰：客主之
气，胜而无复也。帝曰：其逆从何如？岐伯曰：主胜逆，客胜
从，天之道也。"主气与客气，是五运六气学说的理论，主气指
四时六步之气，客气指每年司天在泉之气。

　　另外，《黄帝内经》中常有"邪气客于……"的类似句法，
如说"风寒客于人"、"邪气之客于身也"、"虚邪因而入客"、
"邪客之则热"、"邪气客于风府"、"邪气客于头项循膂而下者"、
"邪气与卫气客于六腑"、"水气客于大肠"、"客于脉外则血少"
等等，这些"客"的意思，与"客气"此一固定词组不相同，是
"留止"、"停留"、"侵入"的意思，如《素问·五脏生成》篇所
说："此皆卫气之所留止，邪气之所客也。"这里将"卫气留止"
与"邪气所客"相对应，正是指邪气侵入而停留之处。

二、张仲景"客气"的意义

　　张仲景的"客气"概念，与《黄帝内经》的截然不同。"客
气"在仲景书中凡见六处，分别在《伤寒论》134、158、221
条，以及《金匮要略》一篇2条，还有在《辨脉法》与《辨可吐
第十九》中各有一条，当中以《伤寒论》中的三条"客气"论
述最为重要（以下简称"客气三条"），明确客气概念，对理解该
三条方证有重要意义。

　　除了"客气"一词外，还有"客热"一词，与"客气"概
念相近，在仲景书中曾出现三次，分别在《伤寒论》122条、
《金匮要略》十七篇3条，以及《辨不可下病脉证并治》中亦有
一条，而且该篇尚有一条出现"客阳"一词，意义亦接近，以下
一并讨论。

1. "客气"专指胃虚而虚阳上逆

　　纵观各条"客气"的条文，明确指出"客气"形成条件必须
有"胃虚"。如《伤寒论》134条说："胃中空虚，客气动膈。"

158 条说："但以胃中虚，客气上逆。" 221 条说："胃中空虚，客气动膈。"《辨脉法》说："中焦不治，胃气上冲，脾气不转，胃中为浊……若阴气前通者，阳气厥微，阴无所使，客气内入。"《伤寒论》122 条、《金匮要略》十七篇 3 条均说："数为客热，不能消谷；以胃中虚冷。"《辨不可下病脉证并治》说："客热在皮肤，怅怏不得眠。不知胃气冷，紧寒在关元。技巧无所施，汲水灌其身。客热应时罢，栗栗而振寒。" 又说："医复以毒药攻其胃，此为重虚，客阳去有期，必下如污泥而死。" 以上条文均以"胃虚"或"胃虚冷"为"客气"形成的基础。

由于误下或误用发汗后使胃气受伤，使胃虚或胃中虚冷、胃阳不固，因而虚阳上逆，形成"客气"，故此"客气"是内生之气，非自外来。在《伤寒论》134 条与 221 条均说的"胃中空虚，客气动膈"，两者是因果关系，由于胃中空虚，使"客气"上逆而扰动胸膈，客气即是由于胃虚而虚阳上逆所引起的。而在 158 条更进一步地说："医见心下痞，谓病不尽，复下之，其痞益甚。此非结热，但以胃中虚，客气上逆，故使硬也。" 本条强调"客气"非"结热"，何谓"结热"？狭义而言，158 条是与 134条的结胸证作鉴别，强调本条非结胸热实之证，而是单纯胃虚而客气上逆，故文中强调"但以"胃中虚；广义言之，"结热"指实热证，又称为"热结"，如《伤寒论》30 条"阳明内结"、106条"太阳病不解，热结膀胱"、131 条"病发于阳，而反下之，热入因作结胸"、136 条"伤寒十余日，热结在里"、168 条"伤寒若吐若下后，七八日不解，热结在里……白虎加人参汤主之"，《金匮要略》二十一篇 7 条说"宜大承气汤主之，热在里，结在膀胱也"，此等条文可证，热结或结热，是外来实热之邪的意思。

由于胃虚而阳气上逆，此阳气并非生理之热，有类似邪气的性质。故《伤寒论》122 条说："病人脉数。数为热，当消谷引食，而反吐者，此以发汗，令阳气微，膈气虚，脉乃数也。数为客热，不能消谷；以胃中虚冷，故吐也。" 由于误汗使胃气虚，虚阳上逆，此时即使有热象，亦非生理的胃阳之气，故不能消谷，反而因客气上逆而见呕吐，此与阳明胃热炽盛当消谷引食相鉴别。由于客气属热，所以亦可称作"客热"，"客热"相较"客气"则更强调其热之外象。另在《辨不可下病脉证并治》中说的"客阳"，则是"客气"的重证，与一般"客气上逆"之证相近见"干烦而不得眠"，但是由于胃气重虚，津液营血耗竭，因而说"客阳去有期"，"客阳"就是强调"客气"的"虚阳"之性，由于生命将绝，因而其虚阳上逆之气亦将自除，最后"必下如污泥而死"。

2. 大陷胸汤证、甘草泻心汤证与栀子豉汤证的比较

在众多"客气"的条文当中，以《伤寒论》"客气三条"尤为重要，客气的概念对鉴别三方证的病机有重要意义。

在《伤寒论》134 条的大陷胸汤证、158 条的甘草泻心汤证，以及 221 条的栀子豉汤证，三者共同出现"客气"一词，而三证的共同点，同样是因误下之后，使胃气虚，出现客气动膈或上逆。

三证不同点在于，134 条大陷胸汤证除了有客气之外，同时有"结热"在胸，即是《伤寒论》135 条说的"结胸热实"，外来实热之邪在胸，因而出现"膈内拒痛"，同时由于胃虚而客气动膈，故出现心中懊忱，阳气内陷故见心下硬，由于客气动膈加上胸中热实，因而出现短气躁烦；158 条甘草泻心汤证，则没有胸中实热，单纯因胃虚而客气上逆，可是客气并未"动膈"，故没有心中懊忱，因胃气虚寒又加上客气，故见"心下痞硬而满"、"干呕心烦不得安"，且见下利与谷不化；221 条栀子豉汤证亦没有胸中实热，但是有胃虚而客气动膈，因此主证见心中懊忱、舌上苔，可是没有脾气虚一面，因而未见心下痞或硬。

由此可见，"客气"是三证鉴别的重要条件，张仲景特别设立"客气"此一病机理论，以说明三者的区别。再者，甘草泻心汤证出现的"痞硬"，是与"客气"有关，因此多条出现"痞硬"的方证，如小柴胡汤加减法、十枣汤、生姜泻心汤、旋覆代赭汤、桂枝人参汤、大柴胡汤等，均要考虑"客气"的关系。

3. 提出"客气"的意义

张仲景刻意提出"客气"一词,有其深刻用意。

首先,"客气"并非外来"邪气"。在《金匮要略》第一篇 2 条说:"若五脏元真通畅,人即安和,客气邪风,中人多死。"此条将客气与邪气并排,是指两种概念,客气并非邪风之一,不是外来之邪,而且客气与邪风,均是由于五脏元真之气不通畅后所导致的。在仲景书中,多次出现"邪气",如《伤寒论》97 条说:"血弱、气尽,腠理开,邪气因入,与正气相搏。"这里的邪气,明显有外来入侵的意思,与正气相对而言,又如《金匮要略》五篇 2 条说:"邪在皮肤。浮者血虚,络脉空虚,贼邪不泻,或左或右;邪气反缓,正气即急,正气引邪……"即是指外风邪气引起的中风之证。在张仲景的理论,邪气均指外来邪气,例如《金匮要略》一篇 13 条说的"五邪中人,各有法度",可是由于"客气"并非"外来邪气",而是由于胃虚而从内生之气,因此不可以邪气名之。

再者,客气并非内在"正气"。虽然客气有"阳热"之性,但是其热性并不能消谷,并非生理的胃阳之气,因此又不可以"正气"或"真气"名之。在这种矛盾情况下,张仲景刻意创造"客气"一词,以表达其特殊意义。

三、结语

其实,"客气"可理解为后世的"内生邪气",只要解开邪气必须从"外来"的束缚,将邪气分"外来"与"内生"两大类即可,而两类邪气有其不同特性,值得继续深入研究。

张仲景的"客气",与《黄帝内经》中的客气并不相同,专指由于胃虚而生的阳热之邪,是虚阳上逆所致的内生邪气。正确理解"客气"一词,对于理解仲景学说理论有重要意义。

[本文曾发表于《浙江中医药大学学报》,2012,36(3):239 –241,原题目为《论伤寒论"客气"之意》。]

痞：不包括按之柔软

　　过去对痞证的解释，多以《伤寒论》151 条作为痞证的定义："脉浮而紧，而复下之，紧反入里，则作痞。按之自濡，但气痞耳。"七版教材《伤寒学》说："痞证的特点是心下堵闷不舒，然以手按之却柔软无物。"而《伤寒论讲义》则说："痞证病机为无形之邪阻滞气机，故以心下痞塞，按之如濡软、不痛为脉证特点。"两者观点基本一致，均认为痞证的表现必须有两种基本条件，即闭塞堵闷感、按之柔软。但若以此观点解释痞证，则会出现许多矛盾，以下逐一论述。

一、痞证不包括"按之柔软"

　　假若痞证必须见"按之柔软、濡软"，则在解读仲景书时出现大量问题。

　　张仲景亦把痞证用在胸部的病证上，胸部不可能按之柔软。《伤寒论》166 条说："病如桂枝证，头不痛、项不强、寸脉微浮、胸中痞硬……宜瓜蒂散。"此条瓜蒂散证，见"胸中痞硬"，胸中遍布胸骨与肋骨，如何能按之柔软？如此的例证仍有不少，如 165 条"心中痞硬"，《金匮要略》九篇 5 条"胸痹心中痞，留气结在胸"，这里的"心中"，是指胸骨而偏下的位置，亦是不可能按之柔软的。

　　再者，若以"柔软"解释"痞"，则"痞硬"一词即有矛盾。在仲景书中大量出现"心下痞硬"一词，在《伤寒论》142、152、157－161、163 条均有出现，而《金匮要略》十二篇 24 条中则称为"心下痞坚"，亦是同样含义，柔软与坚硬是不可能并存的。

二、痞当指闭塞不通

"痞"这一病名，在《黄帝内经》中已经有出现，有时候写成"否"，如《素问·六元正纪大论》篇说"其病体重胕肿痞饮"，又说"胕肿痞逆"、"痞坚腹满"，可是同篇亦有说"天气否隔"、"太阴所至为积饮否隔"、"坚否腹满"，《素问·五常政大论》亦说"其脏脾……其病否"，又说"其病留满否塞"、"心下否痛"，《素问·至真要大论》也说"皮肤否肿"、"甚则心痛否满，腹胀而泄"，均可证"痞"与"否"相通。而且从以上引文来看，痞或否，亦非柔软之意，如"痞坚"、"坚否"，而且痞亦不包括"胀满"之意，否则不需要说"痞坚腹满"、"否肿"。

痞的意思当与上述的"隔"、"塞"之意接近，而组成"否隔"、"否塞"的词组。"否"在《易经》的否卦中，是乾上坤下，天地之气不能交通，即"不通"之意。在《故训汇纂》中，对痞的解释包括"闭也、塞也、隔也、不通也、窒也"，均是指向同一意思，痞即是闭塞、阻隔不通，从病机上是指气机不通。

三、痞证的临床表现

由于气机不通，痞证在临床上是指患者直接感到堵塞感，如《金匮要略》的九篇5条说："胸痹，心中痞，留气结在胸，胸满。"而在下一条九篇6条则说："胸痹，胸中气塞、短气。"实际上"痞"、"留气结"与"气塞"等的意思基本相同，都是堵塞不通的感觉。除此之外，"痞"不包含其他意思。

痞证除了不包括"柔软"之外，亦不包括胀满、肿胀之意。如《伤寒论》152条说"心下痞硬满"、假若痞包括"胀满"则意义重复；《金匮要略》十八篇4条说"肠痈者，少腹肿痞"，若痞包括"肿胀"亦是重复。

痞证不包括疼痛。在《伤寒论》131条说："病发于阳，而反下之，热入因作结胸；病发于阴，而反下之，因作痞也。"痞证是与结胸证作鉴别的，而结胸当"按之痛"（128条）、"心下

硬"(134 条)、"心下痛"(135 条),均非痞证的见证,再看 149
条说"若心下满而硬痛者,此为结胸也,大陷胸汤主之;但满而
不痛者,此为痞",明确指出痞是不痛的。值得说明的是 149 条
的"满而不痛",并非指痞证必须见"满",此满是与前文"心
下满而硬痛"比较而言,假若满而痛的是结胸,满而不痛的当是
痞证,是强调痛与不痛的鉴别,而非痞证必须要见"满"。

四、为何痞证多见于"心下"

在身体各部位的痞证之中,唯独"心下"出现痞证最多,在
《伤寒论》中明确以"心下痞"的条文一共有 14 处,而其他"胸
中痞"、"心中痞"、"胁下痞"出现则较少。是什么原因让"心
下"成为痞证的多发部位?这与"膈"的生理特点有关。

由于"心下"是在"膈"之上,胃的上口,《难经》说:
"上焦者,在心下,下膈,在胃上口,主内而不出。"《灵枢·经
脉》说:"肺手太阴之脉,起于中焦,下络大肠,还循胃口,上
膈,属肺。""脾足太阴之脉……入腹,属脾,络胃,上膈,夹
咽……其支者,复从胃,别上膈,注心中。"均是指膈以上是心
肺,膈以下是胃,膈是胸与腹、上焦与中焦的阻隔。故《素问·
至真要大论》说:"心胃生寒,胸膈不利,心痛痞满。"心痛痞满
与胸膈不利有关。

由于"膈"阻隔了中上焦之气,不像中下焦之间并无阻隔,
此处正是最容易发生气机堵塞的部位。看《素问·经脉别论》
说:"食气入胃,浊气归心,淫精于脉;脉气流经,经气归于
肺……饮入于胃,游溢精气,上输于脾。脾气散精,上归于肺。"
这两段均是指饮食入胃之后,精气从胃上输到心、肺,即是中焦
的精气上输到上焦的过程,中间必须经过膈,若膈气不通,则可
出现各种痞证,例如在《金匮要略》十二篇 24 条说:"膈间支
饮,其人喘满,心下痞坚,面色黧黑,其脉沉紧,得之数十日,
医吐下之不愈,木防己汤主之。"即是由于饮停膈间而出现痞证。

五、结语

澄清了痞证的本义只属闭塞不通，而不包括柔软之意，对于正确理解《伤寒论》的原文，以及临床辨证均有重要意义。

［本文曾发表于《陕西中医》，2011，32（10）：1418，原题目为《论伤寒论痞证只属闭塞不通》。］

痹：不包括沉重疼痛

　　"痹"若以现代"痹证"的理解，《中医内科学》指出："痹证是由于风、寒、湿、热等邪气闭阻经络，影响气血运行，导致肢体筋骨、关节、肌肉等处发生疼痛、重着、酸楚、麻木，或关节屈伸不利、僵硬、肿大、变形等症状的一种疾病。"但是张仲景对于"痹"的概念，与现在痹证的理解完全不同，在仲景书中有不少"痹"的病证如喉痹、湿痹、血痹、胸痹等，均不可以现代"痹证"的角度作理解。现代一般以"疼痛"为"痹证"的主要特征，但从张仲景对"痹"一字的运用来看，痹主要指"麻木不仁"，可不包括其他含义，以下深入论证。

一、张仲景的"痹"不包括沉重疼痛

　　张仲景的"痹"不包括沉重与疼痛的感觉。如《伤寒论》116 条说："用火灸之，邪无从出，因火而盛，病从腰以下，必重而痹，名火逆也。"这里因血虚而误用火灸，血伤而见"痹"，从这里说"重而痹"，可知"痹"并不包括"沉重"。又如《金匮要略》六篇 2 条的血痹病，以"外证身体不仁"为特点，却未见身体疼痛，亦证痹可不见疼痛。

　　"痹"是专指"麻木不仁"的感觉。参《平脉法》说："身体痹不仁。"这里说"痹不仁"而并非"痹而不仁"，可知"痹不仁"是一特定词组。《金匮要略》十四篇 30 条又说："营卫俱劳，阳气不通即身冷，阴气不通即骨疼；阳前通则恶寒，阴前通则痹不仁。"这里列出了营卫不通的四种病情，"痹不仁"与前述的"身冷"、"骨疼"、"恶寒"相对排比而言，前三者均是一独立证候，可知"痹不仁"亦是单一证候，是互文见义，痹即不仁，亦即俗谓"麻痹"的意思。

另外从患者服药后的身体感觉亦可助证。如《伤寒论》174
条去桂加白术汤方后注，说服药后见"其人身如痹……此以附
子、术，并走皮内，逐水气未得除"，这一种痹的感觉，一般认
为如服用附子后的"中毒"情况，是指周身麻痹感，而非身疼
痛。另外，《金匮要略》十二篇 39 条说："水去呕止，其人形肿
者，加杏仁主之。其证应内麻黄，以其人遂痹故不内之。若逆而
内之者必厥，所以然者，以其人血虚，麻黄发其阳故也。"本条
解释若方中加上麻黄，则可出现"痹"，当是指麻木而非疼痛，
原因是由于"其人素有血虚"，再加上麻黄通阳气所致，其机理
即如"血痹"的发生，由于血虚而加上麻黄的通行，则如"风"
性般使肌肤不仁。

二、张仲景"痹"的概念与《黄帝内经》、《中藏经》的异同

在古医经上的"痹"并非专指疼痛。如张纲在《中医百病名
源考》中指出："痹于先秦名言'丿乀'，本谓其肢痛或肿，而动
作撒烈；汉之以来则又言'闭'，乃谓其邪气侵袭，而经气阻痹。
此人之认识，由表及里，而渐趋深化者也。然影响所及，致或有
以痹之为名既言闭，而闭则不通痛由起，遂误以痹之病专主痛
（兼赅酸麻不仁言），而外此之痛者不为痹也。"痹的本义并不专
属疼痛，如在《素问·痹论》篇说："帝曰：夫痹之为病，不痛
何也？岐伯曰：痹在于骨则重，在于脉则血凝而不流，在于筋则
屈不伸，在于肉则不仁，在于皮则寒，故具此五者，则不痛也。"
从此段内容可知，在《黄帝内经》中的痹可不见疼痛，但从其内
容而言，可知《内经》对"痹"尚未有一固定概念，并未专指一
种证候，包括了各种邪气留滞、闭塞不通引起之证，可出现于不
同病位。

到了《中藏经》中，痹则专指"闭不仁"。在《中藏经·论
痹三十三》中说："……痹者，闭也。五脏六腑感于邪气，乱于

真气，闭而不仁，故曰痹病。病或痛，或痒，或淋，或急，或缓而不能收持，或拳而不能舒张，或行立艰难，或言语謇涩，或半身不遂，或四肢拳缩，或口眼偏邪，或手足软侧，或能行步而不能言语，或能言语而不能行步，或左偏枯，或右壅滞，或上不通于下，或下不通于上，或大腑闭塞（一作小便秘涩），或左右手疼痛，或得疾而即死，或感邪而未亡，或喘满而不寐，或昏冒而不醒。种种诸症，皆出于痹也。"从上文所论可见，"痹"在《中藏经》中是专指"不仁"，是由于五脏六腑感受邪气而闭塞不通所致，其病可兼有其他证候，如后列的"或痛"、"或痒"等二十多种"或然证"，均是伴随着不仁而出现。

《中藏经》之说，与张仲景对痹的概念基本相同，可知《中藏经》继承了张仲景的学术思想，或表示两者为同时代的医学理论。从《黄帝内经》到张仲景和《中藏经》对于"痹"的概念转化，张仲景在《内经》的基础上有进一步的发展，将"痹"的概念范围缩窄，专指"麻木不仁"而或兼有他证的病证。

因此，不能单纯以《黄帝内经》对"痹"的认识来理解张仲景的理论，而需要从仲景原文中找寻他对"痹"的病机认识。

三、"痹"的核心病机是"营血不通、营卫不通"

营卫不通是痹不仁的成因。《平脉法》说："寸口脉微而涩，微者卫气不行，涩者营气不逮。营卫不能相将，三焦无所仰，身体痹不仁。"本条清晰的指出了"痹不仁"的成因，是因为"营卫不能相将，三焦无所仰"。张仲景的理论之中，营卫之气是透过三焦来宣通出表的，假若营卫气虚，营卫不足而不通，则三焦无气血可宣散，身体失养，因此出现麻木不仁。

各种正气与邪气的因素，导致营血不通，是导致三焦营卫不通的更根本原因。在《金匮要略》十四篇 30 条说："寸口脉迟而涩，迟则为寒，涩为血不足。跗阳脉微而迟，微则为气，迟则为寒。寒气不足，则手足逆冷；手足逆冷，则营卫不利；营卫不利，则腹满胁鸣相逐，气转膀胱；营卫俱劳。阳气不通即身冷，阴气不通即骨疼；阳前通则恶寒，阴前通则痹不仁。"本条与上一条《平脉法》相近，同样指出营卫不通是导致身体痹不仁的成因，而本条更进一步的指出，其三焦营卫不通的成因，是由于血虚而受寒所致。但是麻木不仁的特殊病机，并非营卫气的完全"闭塞"，而是营卫之气不能并行在脉中脉外，故此说"营卫不能相将"，是营卫"不通"。本条说"阳气不通即身冷，阴气不通即骨疼"，假若是营卫气的各自不通，可以出现身冷、骨疼之证，但是若阳气首先通而营气不通，则如《金匮要略》十七篇4条说："营虚则血不足，血不足则胸中冷。"《辨脉法》又说："寸口脉浮而紧，浮则为风，紧则为寒。风则伤卫，寒则伤营。"营气不通则反映血虚而寒气仍在，则见恶寒；相反，若是营气先通而卫气不通，反映营血偏虚较轻，但是卫气仍偏虚，不能将营血宣散出表以濡养周身，因此出现麻木不仁。

上条所讨论是以血虚而受寒为例，实际上各种气血偏虚或感受邪气，继而导致营卫之气不通，均可出现麻木不仁。在《平脉法》说："少阴脉不至，肾气微，少精血，奔气促迫，上入胸膈，宗气反聚，血结心下，阳气退下，热归阴股，与阴相动，令身不仁，此为尸厥。"本条的"尸厥"亦见"身不仁"，是因为本身肾气精血亏虚，营气不足，同时又因阳热之气"退下"与营气"相动"，因此营气不得宣散出表，故见身体不仁。本证的营气不通，是由于内生的阳热之气所致。又如在《伤寒论》116条因误用火灸而造成的"病从腰以下，必重而痹"，是由于"微数之脉……追虚逐实，血散脉中……焦骨伤筋，血难复也"，即是本属于血虚而内热，可是却误用火法温补，属虚虚实实的误治，火热之邪使营血更虚而不通，则出现下半身的沉重而麻痹。本证的营气不通，是由于火邪所导致。

除此之外，多种邪气影响营气不通，亦可出现各种不同的"痹"病。例如喉痹、湿痹、中风病之"痹"、胸痹、黄疸病之"痹"等等，均属于张仲景的不同类型的"痹"病。若以此文角度对张仲景"痹"的概念重新理解，将会对仲景学说理论有更深入的认识，将在其他各种疾病的相关篇章进深论述。

四、结语

张仲景对"痹"的认识独特，"痹"是专指"麻木不仁"，或可兼有他证的病证，由于各种正邪因素导致营气不通、三焦营卫不通所致。正确理解张仲景对"痹"的认识，对于解释仲景学说中多种疾病的理论有重要意义。

发于阴阳：即病起于伤寒、中风

《伤寒论》第7条说："病有发热恶寒者，发于阳也；无热恶寒者，发于阴也。发于阳，七日愈；发于阴，六日愈。以阳数七、阴数六故也。"本条的解释一直以来有所争议，例如在《伤寒学》说："关于本条的发于阳、发于阴、历来是注家争议之点，观点极不一致。概括言之，主要有六……"而教材则取"邪在三阳与三阴"的角度作主流观点。本文以原文作考证，认为"发于阳"即病起于"中风"、"发于阴"即病起于"伤寒"，更符合仲景原意。

一、太阳病的"中风属阳"与"伤寒属阴"

太阳病当见"恶寒"。在太阳病第1条说："太阳之为病，脉浮、头项强痛而恶寒。"本条最后"头项强痛而恶寒"属于"XX而Y"的句式，这种句法在仲景书中经常出现，主要强调"Y"，例如《伤寒论》第6条说"发热而渴"，明显是强调"口渴"的辨证意义，又如38条大青龙汤证见"不汗出而烦躁者"，麻黄汤证亦可见无汗，而烦躁才是辨证要点。因此，太阳病的最重要见证是"恶寒"，是故在第7条的"发热恶寒"与"无热恶寒"均见"恶寒"，只是以有无发热作进一步区别。

中风即见"发热"。《伤寒论》第2条说："太阳病，发热、汗出、恶风、脉缓者，名为中风。"本条指出了感受风邪之后出现的四大证候，在中篇《中风》一文中已有详细论述，中风属于"阳邪"。本条没有"XX而Y"的句法，而在四大证候中最开首先列出"发热"，相较而言在太阳病第一条却没有列出"发热"，可知"发热"为感受风邪的特点，而并非所有太阳病均可见发热。因此，在第 7 条的"发热恶寒者，发于阳也"，即是强调太阳病见发热而恶寒，是中风阳邪所致。

伤寒可不见"发热"。《伤寒论》第 3 条说："太阳病，或已发热，或未发热，必恶寒、体痛、呕逆、脉阴阳俱紧者，名为伤寒。"本条一开首虽然亦强调了"发热"，但是却说"或已发热，或未发热"，从这两个"或"来看，可知道发热是伤寒的"或然证"，病初起未见，是相对于后来的"必恶寒"，恶寒才是感受寒邪的必然见证。由此理解第 7 条的"无热恶寒者，发于阴也"，即是指伤寒的起病特点，可以不见发热而单见恶寒。

这一种以"中风"与"伤寒"作为两大纲领的观点，与营卫二气有关。外邪侵袭体表而影响人体，按邪气性质不同而侵袭不同部位，例如在《金匮要略》一篇 13 条说："风中于前，寒中于暮，湿伤于下，雾伤于上；风令脉浮，寒令脉急，雾伤皮腠，湿流关节。"明确指出由于风寒邪气性质不同，所伤部位以及其反应亦不同。而在《平脉法》更说："寸口脉浮而紧，浮则为风，紧则为寒；风则伤卫，寒则伤营。"由于风为阳邪，易侵阳位，因此卫气先受病，相反寒为阴邪，侵袭阴位，则营气先受病，故有"风伤卫、寒伤营"的理论。因此"病发于阳与发于阴"的关系，实即强调感受邪气的不同转归。

二、发于中风与发于伤寒的其他助证

在《伤寒论》中还有一些例证，以下逐一讨论。

1. 结胸

《伤寒论》131 条说："病发于阳，而反下之，热入因作结胸；病发于阴，而反下之，因作痞也。所以成结胸者，以下之太早故也……"本条亦同样以"发于阳、发于阴"作病因表述，与上述第 7 条呼应，而究竟本条的阳与阴指什么？不妨从原文中寻找答案。

结胸的成因，除了是"病发于阳而反下之"以外，"热入"是另一重点病因。在《伤寒论》134 条进一步提到结胸的机理：

"太阳病，脉浮而动数，浮则为风、数则为热、动则为痛、数则为虚；头痛、发热、微盗汗出，而反恶寒者，表未解也。医反下之，动数变迟……则为结胸，大陷胸汤主之。"134 条前半段是还未被误下之前，当属于"发于阳"的阶段，本条指出其成因是因"风"、"热"与"虚"所引起的，其证见头痛、发热，是太阳或阳明均见之证，如《伤寒论》56 条说："头痛有热者，与承气汤。"盗汗则是因"虚"所致，如《金匮要略》十四篇 29 条说："身常暮盗汗出者，此劳气也。"本条却说"反恶寒"，提示浮动数之脉，当是邪气化热入里，可是仍见恶寒，表证仍在，故此不当用下法。

结胸证 131 条与 134 条是两种不同病机所引起的结胸，有邪热轻重之别，但均有风邪在表，"发于阳"即指病起于中风。在131 条说"病发于阳，而反下之，热入因作结胸"之后，最后的见证是"结胸者，项亦强，如柔痉状"，其证只见胸部按之痛以及颈项强，病情较轻，因此选用了大陷胸丸；而 134 条则在结胸基础上，见"膈内拒痛，短气躁烦，心中懊恼，心下硬"，证情明显更重，故用大陷胸汤治之。由此可理解，两证的区别，在于"热入"的轻重问题。从"病发于阳，而反下之，热入因作结胸"一句细味，结胸除了误下以外，"发于阳"与"热入"是两方面的成因，"热"并非包含在"发于阳"之内，如此理解 134 条的脉象，"浮动数"主"风热虚"，可知"发于阳"的"阳"即是指风邪而言，而不包括"热入"的部分，与上述第 7 条"病发于阳"属病起于中风相合。

在本书中篇《中风》一文中指出，风为阳邪，与热相合，因此风热在表而误下，是结胸的成因。假若单纯风邪在表抑或风寒在表，如《伤寒论》15 条与 21 条均是太阳病而误下，却未成结胸，可知并非邪气在表而误下即成，而必须因风与热在表，继而误下所致。

2. 痞证

痞证与结胸的差异，在于一阴一阳。除了上述引文 131 条以

"发于阳"和"发于阴"作为两者来路的比较外，在《伤寒论》149 条亦再进一步说："若心下满而硬痛者，此为结胸也，大陷胸汤主之；但满而不痛者，此为痞，柴胡不中与之，宜半夏泻心汤。"本条亦以结胸与痞证作对举鉴别，是因两者来路相似，均有"误下"的前提。

痞证成因在于伤寒误下。在上述引文 131 条说："病发于阴，而反下之，因作痞也。"既然结胸的"发于阳"是指起于中风，则"发于阴"当指起于伤寒。再参《伤寒论》151 条"脉浮而紧，而反下之，紧反入里，因作痞"，本条的"脉浮紧"，明显是伤寒之脉，当中说的"紧反入里"，是指寒邪在表而误下之后，寒邪入内，因此出现痞证。164 条又说："伤寒大下后复发汗，心下痞、恶寒者，表未解也。"这里亦明确的说是由于"伤寒"误下后出现痞证，表示"发于阴"的来路是指"伤寒"。故此在《伤寒论》150 条的半夏泻心汤证、157 条的生姜泻心汤证以及158 条甘草泻心汤证等，条文均以"伤寒"冠首，以示人病情来路本在伤寒。

3. 《伤寒论》141 条

《伤寒论》141 条说："病在阳，应以汗解之；反以冷水潠之。若灌之，其热被劫不得去，弥更益烦，肉上粟起，意欲饮水，反不渴者，服文蛤散；若不瘥者，与五苓散。"而在白散方的方后注又云："身热，皮粟不解，欲引衣自覆；若以水潠之洗之，益令热劫不得出，当汗而不汗则烦。"

本条是紧接"结胸"之后，讨论一种类似结胸的病情。本条没有经过误下，但是"病在阳"而误用了"冷水潠之、灌之"，使"热"郁结在皮肉中不能去，本条的"热"，即是由于"中风"而生。如《伤寒论》74 条说："中风发热，六七日不解而烦，有表里证，渴欲饮水，水入则吐者，名曰水逆，五苓散主之。"笔者在《伤寒治内方证原意·五苓散证属水停热郁在胃》一文中指出，五苓散证属于热郁在胃，其热从何而来？74 条即指出，其病从"中风"而来，因风邪不解入内化热而成。因此，

141 条的"病在阳"，实际上指"中风"。

三、自愈日数问题讨论

在《伤寒论》第 7 条的后半段说："……发于阳，七日愈；发于阴，六日愈。以阳数七、阴数六故也。"

对于本条日数的理解，一直以来未有合理解释，甚至认为有所矛盾。一般认为本段"大意是按照七为火之成数，六为水之成数来预测阴病、阳病的愈期。由于此说于理难解，于事无征，故可存而不论"，本条难理解之处，在于一般认为"发于阳"的阳病是正气充实，而"发于阴"的阴病是正气偏虚，假若以此角度理解则出现矛盾，为何正气足的病愈时间比正气虚要更长？本条自愈日数的矛盾，源于对"发于阳"与"发于阴"的错误理解，假若以上述中风与伤寒的角度，问题则迎刃而解。

本条当理解为："发于阳"是指病起于中风，而中风证一般以七日而愈；"发于阴"是指病起于伤寒，则伤寒证一般六日而愈。

如此解释其日数则更为合理。首先，中风与伤寒的日数基本接近，可知两者均是邪气在表，一般在六、七天能自愈，符合现代对于一般感冒一周能自愈的认识。假若以"阴病"为三阴病，正气虚衰则难以在一周内自愈。再者，例如一般认为是典型太阳中风的桂枝汤证，相较于典型的太阳伤寒葛根汤证而言（为何并非麻黄汤作为典型的太阳伤寒？可参阅笔者《伤寒解外方证原意·葛根汤属太阳伤寒代表方》一文论述），由于桂枝汤证属于表虚、葛根汤证属于表实，伤寒表实证的正气充足，正气交争激烈，而中风表虚的正气偏虚，正邪交争较弱，从此角度理解，则更明白为何"发于阳"的中风，其自愈时间要比"发于阴"的伤寒要略久，是从正邪交争的角度出发，视乎正气强弱而言。

《伤寒论》对于疾病自愈日数的判断，并非单纯按理论所作的推算，而是以临床实践观察的记录。例如在《伤寒论》第 4 条说："伤寒一日，太阳受之，脉若静者，为不传；颇欲吐，若躁烦，脉数急者，为传也。"本条的"一日"，明显是指具体病程的举例而言，在刚感受寒邪的第一天，如何从脉证判断有无传变；到第 4 条说："伤寒二三日，阳明、少阳证不见者，为不传也。"本条的"二三日"，是以约数言病程，并非凭术数推算。到了第 8 条说："太阳病，头痛至七日以上自愈者，以行其经尽故也。"本条指出太阳病一般在七日以上能自愈，是承自第 7 条所说的"六日"与"七日"愈而言，因此太阳病一般均能够在七日自愈，而本条解释自愈的原因，是"行其经尽故"，即风寒邪气已不在太阳经，故能自愈。再看第 10 条说："风家，表解而不了了者，十二日愈。"本条的"风家"是平素容易感受风邪之人，反映身体素虚，易感风邪，而"表解"的意思是专指"恶寒"一证已除，反映"寒邪"已去，可是仍"不了了"，即仍有其他病情"无法了结"的意思，如《伤寒论》203 条说："病已瘥，尚微烦不了了者。"即是指病愈之后仍有微烦未除。又如 396 条"大病瘥后，喜唾，久不了了"，亦是指大病瘥后仍有"喜唾"未解，由此理解"风家，表解而不了了者"，即是指恶寒已除，可是或仍有其他风邪在表之证，是反映身体素虚而风邪仍在，因此其自愈之期较长，并非一般中风的"发于阳，七日愈"，而是十二日才能自愈。

由此可知，本条的"六日"与"七日"的意思，来源于临床实践，是指"典型"中风与伤寒的病程。可是，由于"中风"与"伤寒"多兼夹为病，其病程则不如第 7 条所说的典型，例如上述"风家"即为一例，寒邪去而风邪仍在，且需要考虑正气强弱等因素，又如《伤寒论》23 条的桂枝麻黄各半汤证，据笔者在《伤寒解外方证原意·表郁轻证并非病情较轻》一文中指出，桂枝麻黄各半汤证是由于正气偏虚，故此微邪在表而不能抗邪，病程较长见"得之八九日"，不典型的病情则难以判断其预后。

四、《伤寒论》第 7 条的意义

本条的目的，在于进一步比较中风与伤寒的异同。在《伤寒论》第2、3条列出了中风与伤寒的脉证之后，在第4、5条补充了伤寒的传变，到第6条又补充了太阳病第三大类型的温病，可是从整个太阳病篇而言，均无其余讨论太阳温病的内容，可知提出温病的目的，在于与中风、伤寒作鉴别，实际上《伤寒论》太阳病篇的重点，仍在中风与伤寒两大类型之上。因此，到了第7条又回到本篇的重心，直接将中风与伤寒称为"发于阳"与"发于阴"两大类，以揭示感受风邪与寒邪在太阳病上的重要性。由于中风与伤寒均可见"恶寒"，两者的鉴别要点在于太阳病初起时有无"发热"，由此可知病初起的"初见证"对于判断邪气性质有重要价值。

　　本条的日数记载，在于揭示典型的太阳病病程，目的以知常达变。六日与七日是一般典型太阳病的病程，假如感受风邪或寒邪而正气不虚、并且没有经过误治，一般能按此病程日数而自愈。但若超过此日期，则需要考虑正气偏虚、有无经过误治等因素，其中在病情传变的判断更有意义。如《伤寒论》74条说："中风发热，六七日不解而烦。"这里说"六七日"当理解为针对第7条而言的，是一般太阳病表证的日期，本条没有经过误治，到了六七日却仍不解，反而见"烦"，则属《伤寒论》第4条说的："若躁烦，脉数急者，为传也。"又如78条说："伤寒五六日，大下之后……栀子豉汤主之。"这条以"伤寒"为首，提示病"发于阴"一般六日愈，可是在其自愈之前被误下，则成他证；再如《伤寒论》96条说："伤寒五六日，中风，往来寒热……"本条同样是"伤寒五六日"，本来当是自愈的时机，却在此时再感受风邪，因此病情传变。从第7条奠定了中风与伤寒的典型病程日数，则对于判断疾病发展有重要意义，知其常则能达其变。

五、关于"三纲鼎立"学说的异同讨论

　　本文指出"发于阳"与"发于阴"属于中风与伤寒的观点，过去注家亦有类似看法，如方有执、喻嘉言亦持此一观点，与本

文之说有何异同?

应当指出,方有执与喻嘉言在"发于阳属中风、发于阴属于伤寒"的观点上,与本文基本一致,可是他们二者在此基础上,更提出了"三纲鼎立说",将太阳病分为:"风伤卫"、"寒伤营"、"风寒两伤营卫"三大纲领。从本文的角度而言,《伤寒论》太阳病篇应当只有两大纲领,是"发于阳"与"发于阴"的中风与伤寒两大类,均是指出最典型、感受单一邪气的发病类型,而其余风寒两感的邪气相兼情况,在《伤寒论》而言并非一种特定类型,而是普遍存在于各种方证之中。由此理解,方氏与喻氏对于第7条的认识与本文实有差异,对本条在太阳病篇中的意义理解有所不同。

由于方氏与喻氏提出了"三纲鼎立说",因此主张对《伤寒论》进行重新编次,以此三纲鼎立的分类对各条文重新排列。从本文的观点而言,则未能对原文排列顺序次序是否有误作出评价,但主张对目前版本的原文的排列顺序作合理解释,认为目前的原文排列顺序有其合理之处。关于"三纲鼎立说"的其他讨论,请参阅笔者在《中风》一文最后的进深讨论。

六、结语

重新认识《伤寒论》第7条的意义,对于理解太阳病的分类,中风与伤寒在太阳病初起时辨别的重要性,以及对于判断疾病预后、传变等均有重要价值,并且对于结胸与痞证的来路有了进一步联系。

寒热真假：寒热皆是真象

《伤寒论》第 11 条说："病人身大热，反欲得衣者，热在皮肤，寒在骨髓也；身大寒，反不欲近衣者，寒在皮肤，热在骨髓也。"本条过往多以"寒热真假"的角度作解释，认为前半段属于真寒假热，后半段属真热假寒，认为需要凭其是否"欲穿衣"才反映真象。可是，此角度解释则似乎为主观选择，为何病人的"主观感觉"穿衣与否，相比病人身上的"寒热"更为反映本质？再者，本条所指的"热在皮肤、寒在皮肤"与"寒在骨髓、热在骨髓"，这些"寒"与"热"均是指邪气而言，"热在皮肤"并非是发热之象，而是邪气性质属热，那么为何在"皮肤"的邪气都成为了"假象"？以"寒热真假"对本条的解释甚为牵强，下文尝试深入探讨本条原意。

一、"皮肤"与"骨髓"的概念

本条中的"皮肤"与"骨髓"，一般解释成"皮肤是指外在的、表浅的，骨髓是指内在的、深层的"，对于这种"相对"而言的理解，虽然于理可通，但是并非仲景原意。在张仲景的理论中，皮肤与骨髓虽然是相对性的表里病位，同时亦是人体的特定部位。

皮肤即体表的部位，指病在表。在《金匮要略》一篇 2 条说："四肢九窍，血脉相传，壅塞不通，为外皮肤所中也。"本条指出"皮肤"属外，是外邪侵袭的第一层；又如《金匮要略》五篇 2 条说："寸口脉浮而紧，紧则为寒，浮则为虚，寒虚相搏，邪在皮肤。"本条后文还说"邪在于络……邪在于经……邪入于腑……邪入于脏"，从邪在"皮肤"与邪在"经络"，均是写成

"邪在"，而当邪气深入体内即写成"邪入"脏腑，由此可知，经络是在体表的"皮肤"与"血脉"层次；又如《金匮要略》十四篇8条说："沉则络脉虚，伏则小便难，虚难相搏，水走皮肤，即为水矣。"24条又说："皮水为病，四肢肿，水气在皮肤中。"水走皮肤之证即皮水，与在表的"络脉虚"有关。

骨髓是营气所生，指病在里。在《伤寒论》中，"骨髓"一词还见一条，在《平脉法》说："卫气和，名曰缓；营气和，名曰迟；迟缓相搏，名曰沉。寸口脉缓而迟，缓则阳气长，其色鲜，其颜光，其声商，毛发长；迟则阴气盛，骨髓生，血满，肌肉紧薄鲜硬。阴阳相抱，营卫俱行，刚柔相搏，名曰强也。"本条指出了骨髓是从何而生，在营卫和的前提下，骨髓是由于营气充足、阴气充盛所生，故亦见血满。由此可知，骨髓所指部位属下焦，由于下焦是肝肾所主，是藏营血之所，在《素问·阴阳应象大论》篇又说："肾生骨髓，髓生肝。"若营气充足，则骨髓自生。

皮肤与骨髓，实指人的"最表"与"最里"的部位。据笔者在本书上篇《表里部位概念》一文中指出，张仲景"表"的概念主要指"皮毛"与"血脉"的层次，"里"是专指"下焦"而言，并不包括中上二焦，不是"非表即里"的相对概念。本条所说的"皮肤"与"骨髓"，实际上接近于张仲景的"表"与"里"概念，但更为极端。如《素问·移精变气论》篇说："贼风数至，虚邪朝夕，内至五脏骨髓，外伤空窍肌肤。"本句提出了邪气能达到的位置，指出了两种最极端的部位，内则能深入至骨髓，外则达致皮肤。由于张仲景的表可包括皮肤与血脉，而里的下焦亦包括肝与肾，这里写成皮肤与骨髓，是强调"表中之表"与"里中之里"，实质上是指最表浅与最深入的病位。

二、关于"去衣"与"不去衣"的概念

本条所说的"反欲得衣"与"反不欲近衣"，是指恶寒与否，表示患者的喜恶感觉。如在《伤寒论》121条说："太阳病吐之，

但太阳病当恶寒，今反不恶寒、不欲近衣，此为吐之内烦也。"本条以"不恶寒、不欲近衣"作排比，是以示人如何判断患者有无恶寒。太阳病可见发热而恶寒，此时仍当欲得衣，可是若转变成"不恶寒"，不恶寒是如"不渴"、"不痛"等的"不见之证"，并非患者的"不适"感觉，因此患者难以自诉"不恶寒"，张仲景在此则提示以"欲近衣"与否来作鉴别。

近衣与否是以恶寒的"问诊"内容转变成"望诊"内容。由于恶寒与否是患者的感觉，而张仲景在本条则提示可以透过观察患者的穿衣喜恶，将问诊内容透过望诊得知。如《伤寒论》141条三物小白散方后注说："……身热、皮粟不解，欲引衣自覆。"此处的欲引衣自覆即提示恶寒，又如175条"风湿相搏，骨节疼烦……恶风不欲去衣，或身微肿者，甘草附子汤主之"。此条的"不欲去衣"亦即恶风的另一种望诊表现。又如289条说："少阴病，恶寒而蜷，时自烦、欲去衣被者，可治。"本条一开始见"恶寒而蜷"，"蜷"即恶寒的望诊表现，可是有时候出现"自烦"，是阳虚上浮之象，如何得知其阳热外越，亦可凭其"欲去衣被"的望诊内容得知。

三、《伤寒论》11 条的重新解释

在理解上述基本概念后，以下分别按前后两段具体分析本条含义。

1. "热在皮肤，寒在骨髓"

《伤寒论》11 条的前半段说："病人身大热，反欲得衣者，热在皮肤，寒在骨髓也。"本条见身上有"大热"，是指"发热"之象、热象明显，是邪热在体表皮肤所引起的；同时见"反欲得衣"，即恶寒，是由于寒邪在下焦所致。

如此理解前半段内容，即"表有热、里有寒"。参《伤寒论》176 条说："伤寒脉浮滑，此以表有热、里有寒，白虎汤主之。"在表热而里寒之证可用白虎汤治之，参笔者《伤寒解外方证原意·白虎加人参汤证属表里三焦热盛》一文，本条的"里有寒"

并非错简，而是兼有下焦阳虚有寒较轻的情况下，可先治其表热，目的是与 225 条"表热里寒"用四逆汤作鉴别。

由此理解本条的"身大热"，其"大热"所指确实为白虎汤证"邪热在表"，只是因为同时存在"里有寒"，寒邪在下焦，故见"反欲得衣"的恶寒表现。因此，11 条前半段替 176 条的"表有热、里有寒"补充了重要的证候。

2."寒在皮肤，热在骨髓也"

《伤寒论》11 条的后半段说："身大寒，反不欲近衣者，寒在皮肤，热在骨髓也。"本条见身上有"大寒"，是指"厥冷"之象、且寒象明显，是寒邪在体表皮肤所引起的；同时见"反不欲近衣"，即恶热，是由于邪热在下焦所致。

如此理解前半段内容，即"表有寒、里有热"。参《伤寒论》350 条说："伤寒脉滑而厥者，里有热，白虎汤主之。"本条虽然只是明确说"里有热"而未说"表有寒"，但是其证见"厥"，参《伤寒论》337 条说："凡厥者，阴阳气不相顺接，便为厥。厥者，手足逆冷者是也。""厥"即是手足逆冷，与"身大寒"接近。

由此理解本条的"身大寒"即为"寒邪在表"，同时存在"里有热"、邪热在下焦，故见"反不欲近衣"的恶热表现。本条又需要与 317 条作鉴别："少阴病，下利清谷，里寒外热，手足厥逆，脉微欲绝，身反不恶寒，其人面色赤……通脉四逆汤主之。"317 条是"里寒外热"，与本条的"里热外寒"相反，可是表现上有类似之处，亦见"手足厥逆"与"身反不恶寒"，其鉴别要点在于脉象，350 条见脉滑，而 317 条见脉微欲绝，可知有一虚一实的差异。

四、《伤寒论》11 条的意义

本条的写作体例特殊，有其特殊的意义。

本条主要意义，在于揭示更深层的表里寒热辨证。在《伤寒论》第 7 条提示了"病有发热恶寒者，发于阳也；无热恶寒者，发于阴也"的发于阴阳辨别法则，在上文《发于阴阳》中指出了，发于阳即指病起于"中风"，发于阴即病起于"伤寒"，属于典型的太阳病分类，而到了本条即提出了另一种发热与恶寒的辨别类型，假若病人身热而恶寒同见可属于"表热里寒"，需要与"发热恶寒"的中风相鉴别，其鉴别要点在于邪热在表所导致的发热是"身大热"，其热象较明显，而且是身上发热为主。另外，即使是身寒而恶热的"表寒里热"，需要与"无热恶寒"的伤寒相鉴别，伤寒病初起可未发热，但是必然见恶寒，两者本身不难鉴别。另外又需要与通脉四逆汤证的"表热里寒"作鉴别。

由此理解，本条当属于温病与中风、伤寒的鉴别。第 11 条的特点在于揭示了邪热在表在里所导致的证候。邪热在表可出现"身大热"，邪热在里则出现"不欲近衣"，揭示了热邪在表在里的特性，由于邪热在里，则在体表的热象不显，不能出现"发热"之象，而只能以"恶热"与否的穿衣情况作鉴别。在《伤寒论》第 6 条说："太阳病，发热而渴，不恶寒者，为温病。"本条揭示了太阳病的第三大类型，热邪所引起的"温病"，是以发热而不恶寒为特点，假若进一步到达阳明病阶段，更可出现《伤寒论》182 条的"身热、汗自出、不恶寒反恶热"，由此可知，本条所说的"身大热"与"恶热"即阳明病的特点。11 条前半段的内容，可理解为第 6 条的延续，讨论另一种外热内寒的病机类型。

本条的思想，在于以最极端的例子，揭示多病机共存的病情。上文虽然以两条白虎汤证对 11 条作具体理论解释，但是 11 条的内容又绝非局限在两条白虎汤证的诊治上。严格而言，11 条的"身大寒"并非等同于 350 条的"厥"，"里有寒"又不等同于"骨髓"，上文以两条白虎汤证作解释，是为了帮助理解本条的实际应用价值，可是 11 条的目的并非在于具体方药辨证，而是在于展示两种病机同时存在的可能，在临床上出现类似矛盾的证候时，如何以多病机的角度分析其病因。

11 条在太阳病篇的上下文意义，在于从典型的单一邪气致病观点，引申出两种邪气相兼为患的实际情况。在太阳病篇11条以前，均是讨论典型的病情，是以感受单一邪气为主的病证，可是均是从理论上而言，临床实践甚少有如此单纯的病证。到了12条开始进入桂枝汤证之时，据笔者在本书中篇《中风》一文中指出，桂枝汤证并非单纯"中风"，而是主要感受风邪，而同时感受轻微寒邪，至于在桂枝汤证以后的数方，均是讨论感受风邪与寒邪比重的问题。反观第11条，正好放在12条之前，重点解释同时感受两种邪气的辨别方法，从其原文中强调"热在皮肤，寒在骨髓……寒在皮肤，热在骨髓"，可明确看到张仲景提出了两种邪气同时为患的可能，从而引出12条以后太阳病篇的具体方治讨论，提示临床病机复杂，邪气甚少单独致病，示人"见病知源"的思想。

除此之外，本条亦示范了"客观"的诊断方法，提出以望诊与切诊为主要诊断依据。本条不以"恶寒"或"恶热"作为术语，而特别提出"反欲得衣"、"反不欲近衣"，是将问诊的内容转化为"望诊"内容。此外，本条亦强调"身大热"与"身大寒"，身上的寒热本属于"切诊"内容，透过医者触摸寒热来作判断。由此可知，11条在辨别证候上，强调以医者的望诊与切诊作为客观的诊断依据，尤其在这种多病机共存的复杂病情上有重要价值。

五、关于《辨脉法》的"真寒假热"

在《辨脉法》中尚有一条条文与《伤寒论》11条性质类似："师曰：病人脉微而涩者，此为医所病也。大发其汗，又数大下之，其人亡血，病当恶寒，后乃发热，无休止时。夏月盛热，欲着覆衣；冬月盛寒，欲裸其身，所以然者，阳微则恶寒，阴弱则发热。此医发其汗，令阳气微，又大下之，令阴气弱，五月之时，阳气在表，胃中虚冷，以阳气内微，不能胜冷，故欲着覆衣；十一月之时，阳气在里，胃中烦热，以阴气内弱，不能胜热，故欲裸其身。又阴脉迟涩，故知血亡也。"

本条前半段，亦指出了"盛热，欲着覆衣"与"盛寒，欲裸其身"两种类型，与《伤寒论》11条的证候接近。可是本条的成因不同，前半段是由于误用汗、下之后，正值夏季阳热在表，使胃中虚冷、阴血亏虚而客气上逆所致，如在《辨不可下脉证并治》中说："客热在皮肤，怅怏不得眠，不知胃气冷，紧寒在关元。"胃虚可生客气上逆，出现热在皮肤，如《伤寒论》80条栀子干姜汤证见"身热不去、微烦"的机理，因此本条见热盛而欲着覆衣。后半段则同样是误用汗、下之后，正值冬季阳热在里而不在外，虽然亦有胃虚而内生客气，但是客气不能上逆而留在胃中，因而出现胃中烦热，表气虚弱，而见寒在皮肤而欲裸其身。

本条与《伤寒论》11条表现相近而成因不同，再一次提示即使见相同证候，亦需要仔细辨别其病机。而本条确实以"寒热真假"的角度进行辨别，条文前后两部分均属于虚寒而阳热上浮之本，只是在不同季节中出现不同的表里病机，疾病在不同季节可表现不同，体现了天人相应的诊断价值。

六、结语

《伤寒论》第11条的内容，并非寒热真假的辨别，而是在于如何辨别同时感受寒邪与热邪的表里病位，两种邪气均为"真象"，以示人在多病机共存下的辨证方法，如何透过望诊与切诊等客观方法进行仔细鉴别。11条的内容深刻，尤其对于辨别温热病有重要意义。

无大热：无邪热在表的发热

在仲景书中多次出现"无大热"一词，究竟其意义为何？"大热"是指"发热"的证候，抑或是"邪热"的病性？以下先从"大热"的意思说起。

一、"大热"即邪热在表之象

"大热"一词在《伤寒论》中共见二处。一处在《伤寒论》第11条说："病人身大热，反欲得衣者，热在皮肤，寒在骨髓也。"对于本条的解释，在前文《寒热真假》中指出，本条见身上有"大热"，是指"发热"之象、热象明显，是邪热在体表皮肤所引起的。本条文中亦明确的说是"热在皮肤"，在《伤寒论》中"热在XX"的说法，均是指"邪气"而言，如《伤寒论》124条说"以热在下焦"，236条"瘀热在里"，393条说"热在膀胱"等等，可知本段所说的"热在皮肤"是指病邪性质属热，因此前段说的"身大热"则是指发热的证候。本条的"大热"，可理解为白虎汤证的邪热在表。

另一处在《伤寒论》110条："太阳病二日，反躁，凡熨其背而大汗出，大热入胃（一作二日内烧瓦熨背大汗出，火气入胃），胃中水竭，躁烦必发谵语。"本条说"大热"，是由于太阳病二日而出现"躁"，参《伤寒论》第4条说："伤寒一日……若躁烦，脉数急者，为传也。"太阳病二日而见"躁"，即已经传变为他病，按《伤寒论》30条说："烦躁、阳明内结。"又如大青龙汤证见"烦躁"，"躁"是内热的表现。太阳病传变入内化热，却误用熨法发汗，使其大汗出，因此使表里俱热。本条文更有校文说："一作……火气入胃。"与前文"大热入胃"相对，可理解

"大热"当有"火气"的性质，"火气"是指误用"火法"所致的邪气，如《伤寒论》116条说："微数之脉，慎不可灸，因火为邪……火气虽微，内攻有力。"又如：284条说："被火气劫故也。"因此本条的"大热"，指由于"熨其背"所导致的"表热"，火热邪气在表，"大热"一方面指"熨其背"、"内烧瓦熨背"等火法的热象，使患者背受热，同时亦指火热邪气在表。

因此，总括而言，"大热"一词本指体表皮肤发热，且热象甚重，因此称其热为"大"，是指"现象"而言。实际上，这一种发热明显的证候，并非单纯"邪热"在表，而是由于热盛充斥内外所致，单纯邪热在表不见得即见大热，如后文讨论越婢汤证亦可见"无大热"可知。"大热"虽然主要指"证候"，但亦同时反映了病机的"本质"。

二、各条"无大热"的意义

在《伤寒论》和《金匮要略》中多次出现"无大热"一词，这种表述方式如"无汗"、"不呕"、"不渴"等，以"无"或"不"的证候描述，即患者无所困苦，并非可见证候，目的显然在于鉴别诊断。如在《伤寒论》232条说："脉但浮，无余证者，与麻黄汤。"或者251条说："得病二三日，脉弱，无太阳柴胡证。"这里的"无证"即属于鉴别诊断，属于《素问·至真要大论》所说"有者求之，无者求之"的思想，有出现的证候需要详加分析，而一些可见而无见的证候，更需要仔细辨别其原因，对准确辨证有重要意义。以下对诸条"无大热"的条文逐一讨论。

1.《伤寒论》61条

"下之后，复发汗，昼日烦躁不得眠，夜而安静，不呕、不渴，无表证，脉沉微，身无大热者，干姜附子汤主之。"

本条的证候，实际上只有"昼日烦躁不得眠"一证，并且加上"脉沉微"即作诊断，其余内容均属于鉴别诊断。

由于"昼日烦躁不得眠"的证候，可见在许多病证中，其他条文虽然亦可见"不得眠"，可是当属整天皆作，而非"夜而安静"，仔细而言，正常人应在夜间入寐，但这条强调日间不得眠，当是指日间欲寐但不得眠。进一步比较，如《伤寒论》71条亦见"烦躁不得眠"，可是伴有"欲得饮水"，是胃中干所致，因此本条说的"不渴"，即与此作鉴别；76条栀子豉汤证亦见"虚烦不得眠"，可是其证或见呕吐，或者有误用吐法的成因，本条的"不呕"当是与之鉴别；319条猪苓汤证亦见"心烦不得眠"，但同时见"咳而呕、渴"，亦与本条鉴别；在38条大青龙汤亦见"烦躁"，在方后注中更说："若复服，汗多亡阳，遂虚，恶风、烦躁、不得眠也。"若大青龙汤证因误汗之后，出现烦躁而不得眠，虽然表证仍在，但是阳气亏虚较重所致，而本条的"无表证"，目的当与大青龙汤证作鉴别。

值得说明的是，本条的"不呕、不渴，无表证"，一般认为是与太阳、阳明、少阳作鉴别，虽然此说可通，但是为何突然在此条需要鉴别？况且阳明、少阳的证候甚多，为何独特以"不呕、不渴"作鉴别？与上述多条"不得眠"的条文作具体比较，则更为意义明确。

本条在"不呕、不渴，无表证"的三个鉴别之后，继而指出脉象是"脉沉微"，显示本证病在下焦气血亏虚。如《伤寒论》300条说："少阴病，脉微细沉、但欲卧、汗出不烦、自欲吐，至五六日自利，复烦躁不得卧寐者，死。"同样是"脉沉微"而更出现"细脉"，是少阴病重证的脉象，亦同样见"烦躁不得眠"，而61条的干姜附子证则尚未见"下利"，因此并非"死证"。

本条的"身无大热"，是与176条的白虎汤证作鉴别。由于少阴病见"烦躁不得眠"，其证可发展如通脉四逆汤证出现的"里寒外热"，但是如《伤寒论》225条的四逆汤证、317条与370条的通脉四逆汤证，均见"下利清谷"，可是本条干姜附子汤证则尚未见"下利"，故此其阳虚相对较轻，能有救治之机。本证由于已有客热上逆之势，因此当见"外热"的发热之象，故此必须要鉴别其"外热"是"邪热在表"抑或是由于"客气上逆"所引起的。再看《伤寒论》176条说："伤寒脉浮滑，此以表有热、里有寒，白虎汤主之。"参笔者《伤寒解外方证原意·白虎加人参汤证属表里三焦热盛》一文，本条的"里有寒"是指下焦阳虚寒盛，只是因为未见下利而仍有邪热在表，故此先以白虎汤治其表热，是表里缓急的先后治法，是相对于《伤寒论》225 条"脉浮而迟，表热里寒，下利清谷者，四逆汤主之"而言。

因此，"身无大热"是强调没有白虎汤证的邪热在表。假若本证同时见"邪热在表"，即当按 176 条的治法，由于未见下利，下焦阳虚较轻，故先急清表热，此如少阴三急下的思想，清热以存阴。本条见"无大热"，可知单纯为下焦阳虚而虚阳上逆，因此可单以温阳治之。

2.《伤寒论》63 条及 162 条

《伤寒论》63 条说："发汗后，不可更行桂枝汤；汗出而喘，无大热者，可与麻黄杏仁甘草石膏汤。"另外在《伤寒论》162 条亦有相近条文："下后，不可更行桂枝汤；若汗出而喘，无大热者，可与麻黄杏子甘草石膏汤。"两条差异只在于来路不同，一者误汗、一者误下。

本条开首说"发汗后，不可更行桂枝汤"，是强调病情已不在表。这类似于《伤寒论》16 条说"太阳病三日，已发汗……桂枝不中与之也"，同样是发汗、攻下之后，不可再用桂枝汤，可是不同之处在于，16 条所说的是表证仍在，63 条和 162 条则已无表证，因此更不能用桂枝汤。（参本书中篇《坏病》一文论述。）

本条的"汗出而喘"，需要与多条"喘"证相鉴别。喘是麻黄汤证的主要见证，可是麻黄汤证当见"无汗"，与之明显不同；若在桂枝汤证基础上见喘，则当用桂枝加厚朴杏子汤，其证可见"汗出而喘"，故此本条前半段说的"不可更行桂枝汤"，即强调与之鉴别，以"有无表证"作区分；小青龙汤证亦可见"喘"与"发热"，但其证必然见"咳"，与本证但见喘而不咳有所不同；另外，在《伤寒论》34 条的"葛根黄芩黄连汤"证亦见"喘而汗出"，可是其证兼见"利遂不止"，是重要的鉴别要点。

本条的"无大热"目的是与白虎汤证作鉴别。除了上述见"喘"的病情以外，白虎汤证亦可见"汗出而喘"，因此必须与之鉴别。白虎汤证是以"自汗出"为辨证要点，如在《伤寒论》219条说："……若自汗出者，白虎汤主之。"强调白虎汤证最重要的证候，由于白虎汤证相较于白虎加人参汤证的津伤较轻，而热盛在表，故此以汗出为重点。再参《伤寒论》189条说："阳明中风，口苦、咽干、腹满微喘。"221条又说："阳明病，脉浮而紧、咽燥、口苦、腹满而喘、发热汗出。"阳明病热盛表里三焦可出现喘，因此若见"汗出而喘"则必须要同时考虑白虎汤证的可能。假若见"大热"，则反映邪热侧重在表，当以白虎汤治之，假若"无大热"，则反映邪热相对不盛，不在表里三焦而是局限在上焦热郁，因此当用麻杏甘石汤治之。

3. 《伤寒论》136条

"伤寒十余日，热结在里，复往来寒热者，与大柴胡汤；但结胸，无大热者，此为水结在胸胁也；但头微汗出者，大陷胸汤主之。"本条文分为三段讨论。

第一段是热结在里继而变成大柴胡汤证。本条一般解释为"热结在里"是使用大柴胡汤证的原因，但看后文说"复往来寒热"，其中的"复"字十分重要，此条的"复"解作"重复"、"又再"，如《伤寒论》38条大青龙汤方后注说："若复服，汗多亡阳。"复服即是重复服药。45条说："先发汗不解，而复下之。"53条又说："复发其汗。"而在57条更说："伤寒发汗已解，半日许复烦。"病本身已解，但是病再起而出现烦，"复烦"的"复"即是又再的意思。本条所说的"复往来寒热"，即是本身热结在里不一定出现往来寒热，但是在热结在里的基础上又再出现往来寒热，则当使用大柴胡汤。本条的"热结在里"，在上篇《表里部位概念》一文中指出，张仲景的"里"是专指"下焦"，因此热结在里是指热在下焦，再参《伤寒论》168条说："伤寒若吐若下后，七八日不解，热结在里，表里俱热……白虎加人参汤主之。"本条的"热结在里"本身是指白虎加人参汤证，但是假若出现"往来寒热",则不可用白虎汤治之,而用大柴胡汤。

　　第二段论述结胸的另一种成因。第二段当与第一段的"热结在里"连读,热结在里且有往来寒热,继而出现"但结胸",即是单一见"结胸"而无其余结胸的兼见证,即属于"水结在胸胁"。首先指出,本条的"但结胸"并非指并无前段其他证候,假若如此则后文"但头微汗出"亦不包括前述结胸内容,如此何以单见"但头微汗出"即判断为大陷胸汤证?"但结胸"当是指无结胸的其他兼见证。本段刻意指出"无大热"的鉴别,即上述168 条"热结在里,表里俱热"的鉴别,是指单纯热在下焦而无"表热",假若同时出现"大热"即属白虎加人参汤证,若无出现"大热",在热结在里的基础上出现"结胸",则属于"水结在胸胁"。结胸证本当兼有其他证候,如131 条大陷胸丸当见"项亦强,如柔痉状",134 条大陷胸汤则见"膈内拒痛,短气躁烦,心中懊恼,心下硬"等症,135 条大陷胸汤证更见"心下痛,按之石硬",可是此条则单一见"结胸"而无他证,并非典型的"结胸",而是另一种原因"水结在胸胁"所引起的。参《伤寒论》147 条说:"伤寒五六日,已发汗而复下之,胸胁满微结、小便不利、渴而不呕、但头汗出、往来寒热、心烦者,此为未解也,柴胡桂枝干姜汤主之。"本条见胸胁满而"微结",结胸程度较轻,以柴胡剂治之,又如《伤寒论》229 条说:"阳明病,发潮热、大便溏、小便自可、胸胁满不去者,与小柴胡汤。"胸胁部证候属柴胡证,因此本条的"水结在胸胁",是指柴胡汤证因三焦不通所导致水气停滞胸胁的结胸证,进一步与前段用大柴胡汤相鉴别。

　　最后一段指出大陷胸汤证的辨证要点。本段亦当与前段的"热结在里"、"但结胸"、"无大热"连读,在这些基础上,若出现"但头微汗出",即反映热郁在上焦、胃虚津液不足所致,符合《伤寒论》134 条大陷胸汤证的机理,因此当用大陷胸汤治之。需要进一步指出,"但头汗出"在柴胡桂枝汤证中亦见,故此本条强调是但头"微汗出",再次强调两证区别。

本条在结胸病的意义,论述了结胸的另一种来路,可从"热结在里"演变而来,而并非必然是"病发于阳而反下之"所致。由于病情是从下焦而来,因此当与多种相关病证作鉴别,尤其是各种柴胡汤证的鉴别。

4.《伤寒论》169 条

"伤寒无大热、口燥渴、心烦、背微恶寒者,白虎加人参汤主之。"

白虎加人参汤证应当见"大热",可是本条却在一开首即说"无大热",显示本证并非典型的白虎加人参汤证。参笔者在《伤寒解外方证原意·白虎加人参汤证属表里三焦热盛》一文中指出:"本条的病机特点,是邪热已从表逐渐入里,兼有下焦轻微阳气偏虚,是由于里热炽盛、耗伤津液所导致,较前一条 168 条病情更重,但由于其表里之热仍重,阳虚较轻,因此仍可以白虎加人参汤治之。"详细内容请参阅该文论述。

5.《伤寒论》269 条

"伤寒六七日,无大热,其人躁烦者,此为阳去入阴故也。"

伤寒六七日,按《伤寒论》第 7 条的日数而言本当自愈,可是出现"躁烦",则如《伤寒论》第 4 条说:"若躁烦,脉数急者,为传也。"此时则要考虑传变,判断病在三阳抑或进入三阴。

在《伤寒论》中"烦躁"或"躁烦"经常互用,可见于三阳或三阴病。如《伤寒论》30 条见"烦躁、阳明内结",38 条大青龙汤证见"烦躁",48 条"阳气怫郁不得越,当汗不汗,其人躁烦,不知痛处",71 条见"胃中干、烦躁不得眠",111 条"大热入胃,胃中水竭,躁烦必发谵语",118 条见"因烧针烦躁者",134 条"胃中空虚,客气动膈,短气躁烦,心中懊憹……大陷胸汤主之",221 条见"怵惕烦躁不得眠",239 条见"绕脐痛、烦躁",251 条见"烦躁"用小承气汤等等,以上均在三阳病中。"烦躁"或"躁烦"亦可见在三阴,如 61 条干姜附子汤证见"昼日烦躁不得眠",69 条茯苓四逆汤证见"烦躁",296 条、

298条与300条少阴病见"烦躁"的死证，309条吴茱萸汤证见"烦躁欲死"等等。因此，见"躁烦"一证，必须要鉴别其在三阳抑或三阴，而本条提示以"无大热"作鉴别，提示"躁烦"并非邪热在表里所导致的。

但仍需要追问，在上述三阳病篇不少见"躁烦"的条文，亦非同见"大热"，单凭"无大热"而见躁烦，何以辨别为阳去入阴？这需要考虑病程日数，本条一开首说"六七"日，揭示病程已经有一段时间，假若一开首见未见"躁烦"而到了"六七日"才见，且证情从"大热"而到后来转变成"无大热"，则当考虑正气耗伤所致。另一方面，本条文在三阳病篇之末，目的在提示三阳病与三阴病的证候鉴别，本条以"大热"作为最典型的三阳证，"躁烦"则为三阴三阳均可见之证，表示若不见三阳病的典型证候，则为病已入阴。

6.《金匮要略》十四篇23条

"风水恶风，一身悉肿，脉浮，不渴，续自汗出，无大热，越婢汤主之。"

此条的"无大热"，是强调越婢汤证与白虎汤证相鉴别。本条见"自汗出"，参上述63条的讨论，自汗出是白虎汤证的主要辨证要点，假若风水恶风、身肿、脉浮、不渴而自汗出，同时应当考虑是否由于热盛表里所致的证候。因此，本条强调"无大热"则可用之，反映邪热相对不盛，而只是水停热郁在表，可用越婢汤治之。参笔者《伤寒解外方证原意·越婢汤属太阳温病代表方》一文，越婢汤是治疗"表热"的代表方，以发越郁阳，可是这里说越婢汤证"无大热"，则可知"大热"并非单纯"表热"所致，而是邪热充斥表里，故此热象甚重。

顺带指出，若见"口渴"而有"大热"，反映热盛而津伤较重，需要考虑白虎加人参汤治之。至于白虎汤与越婢汤证的比较，请参阅笔者《伤寒解外方证原意·白虎加人参汤证属表里三焦热盛》一文。

7. "无大热"的意义小结

从上述各条讨论，"无大热"即强调并无白虎汤或白虎加人参汤证的发热之象，"无大热"即指并非由于热盛表里所致的发热。"大热"较为强调"热在皮肤"的发热，但是此种发热并非单纯热在皮肤，而是邪热同时充斥表里三焦周身，因此热象明显。

各条文强调"无大热"的目的，均在于鉴别诊断，分清表里先后缓急的治法，若有"大热"则需要清热以存阴，邪去则正安，病在三阳则先治之，以防传变入阴。

三、讨论

在完整讨论各条"无大热"的条文之后，以下再讨论两个相关问题。

1. "无大热"究竟有无发热

从上述各条"无大热"的条文可见，其证均可见发热。虽然"无大热"亦可包括"无发热"之意，但张仲景若需要表述"无发热"的时候，则多直接说"无热"，如《伤寒论》第7条说"无热恶寒者"，141条说"无热证"，《金匮要略》三篇1条说"如热无热"，六篇5条说"无寒热"，十五篇5条说"酒黄疸者，或无热"，十八篇3条说"身无热"等等。"无大热"当有发热，只是其热象不重，发热并非由于热盛表里所引起。

仔细而言，"无"与"不"的术语表述有所不同，"不呕"、"不渴"等确实当理解为"无出现"的证候，指患者并无此不适，但如"无汗"一证，假若在麻黄汤证见发热而"无汗"，不能汗出可以是一种"不适"感觉，实质上"无汗"亦当属于"证候"。因此"无大热"亦当属于"证候"，是指一般并非邪热充斥所引起的"发热"，热象相对较轻。

2. "大热"与"身热"的鉴别

先说"身热"，身热是阳明病的"外证"，182条说："问曰：阳明病外证云何？答曰：身热……"阳明病胃热炽盛，邪正交争激烈，以"身热"为辨证要点。可是身热亦非阳明病的专利，如《伤寒论》79条栀子豉汤证与80条栀子干姜汤证均见"身热不去"，参笔者在《伤寒治内方证原意·栀子豉汤证属少阳病》一文中论述，身热是由于客热上逆所引起的。由此比较，"大热"是专指热盛充斥表里周身之象，发热甚重，而"身热"则不一定热象甚重，且发热部位并不包括四肢头面，范围相对局限。从上文多条"无大热"的论述，只有61条附子干姜汤证是强调"身无大热"，而非写成"无大热"，目的在专门以鉴别阳明病以及栀子豉汤证的"身热"，其热局限在身体，而且发热不显。

四、结语

张仲景提出"无大热"一词，目的在于见病知源，提示发热的仔细鉴别，从发热的轻重以辨别邪气性质，从而提高辨证的准确性。正确理解"无大热"的意义，对于解释仲景学说多条原文有重要意义。

中风：风为阳邪有微热

桂枝汤治疗太阳中风证，是仲景学说的基本共识，可是所谓"中风"所指为何？六经皆有"中风"，明确中风的含义，对于认识《伤寒论》中大量理论有重要意义。本文深入探讨。

一、张仲景"风"的概念考析

1. 风为阳邪

要了解太阳中风证，首先要明确张仲景对"风"的用法。考《伤寒论》与《金匮要略》，最直接提出"风"的概念，见阳明病篇217条："汗出谵语者，以有燥屎在胃中，此为风也。"这里的"风"在阳明病阶段，是胃中燥热的阳明腑实证；再看《伤寒论》111条："太阳病中风，以火劫发汗，邪风被火热，血气流溢，失其常度，两阳相熏灼，其身发黄。"这里的身黄是热证，由于"两阳相熏灼"而引起的，什么是"两阳"？就是中风与火劫，亦即指"风邪"与"火邪"这两种阳邪。由此可知，"中风"在张仲景的用法是指"阳邪"。再如阳明病篇190条："阳明病，若能食，名中风；不能食，名中寒。"这里以中风、中寒对举，即一阳一阴的区别。

2. 风性趋上而伤卫

风的特点，在《金匮要略》第七篇第2条有详细解释："风中于卫，呼气不入……风伤皮毛……风舍于肺，其人则咳，口干，喘满，咽燥不渴，时唾浊沫，时时振寒。"这里指出风邪易袭阳位的阳邪特点，如《素问·太阴阳明论》篇说："故阳受风气，阴受湿气……故伤于风者，上先受之；伤于湿者，下先受之。"在《金匮要略》第一篇第13条亦提到"风中于前……风令脉浮"，总结风邪能伤于上部，在卫气、在皮毛、在肺。

3. 风性善行而阻气

《素问·阴阳应象大论》说"风胜则动"，《素问·风论》篇则说："风者，善行而数变，腠理开则洒然寒。"风性主动，风邪侵袭卫阳后，则使皮肤腠理开泄，如《素问·骨空论》说："风从外入，令人振寒，汗出头痛，身重恶寒，治在风府。"这些证候亦即说明了风的特性。张仲景继承了这种思想，在太阳中风第2条见"汗出、恶风"，即为风的见证。

另在《平脉法》中云："言迟者，风也。"这里的"言迟"指"语言不灵活"，而在《伤寒论》第6条亦提到语言不利的病证："风温为病，脉阴阳俱浮、自汗出、身重、多眠睡、鼻息必鼾、语言难出。"语言难出可理解为"言迟"的更重一层，是由"风温"而引起的，从这角度理解，即风邪能阻碍气机，使语言不灵活，若风邪再加上温热之邪，则气机郁滞，语言更难。因此，虽然风性善行，但其善行亦干扰气机，所以在《伤寒论》30条说："寸口脉浮而大，浮为风……风则生微热。"这里的微热，是由于风邪侵袭卫气后阻碍气机，正邪交争而见发热，这与太阳中风证见"发热"的机理一致。

4. 风性属热

由于风属阳邪，在寒热的属性分类，含有热的性质。如《金匮要略》第一篇第3条说："病人有气色见于面部……色赤为风。"这里的色赤为风，一方面因为风为阳邪，色赤属阳，另一方面在《伤寒论》之中，色赤亦为热，如48条："设面色缘缘正赤者，阳气怫郁在表，当解之熏之。"这里的面色赤，与23条的"面色反有热色者"意义一致；又如206条："阳明病，面合色赤，不可攻之。"阳明病因阳热炽盛而面赤，不可用攻下；再如317条："少阴病，下利清谷，里寒外热，手足厥逆，脉微欲绝，身反不恶寒，其人面色赤。"其面赤因"外热"所致。风邪属于热性的特点，在张仲景的治法上亦有体现，如在《金匮要略》治疗"风水"用越婢汤，越婢汤中重用石膏以清热；《金匮要略》

治疗产后"中风"用竹叶汤，竹叶汤亦为清宣表热之剂，且在《金匮要略》二十一篇第9条亦说："产后中风，发热，面正赤，喘而头痛，竹叶汤主之。"此证亦见"面赤"，可知中风含有温热之性，故此《金匮要略》四篇第1条说："疟脉自弦，弦数者多热……弦数者，风发也。"张仲景把这种热性的疟病发热，亦称作"风"，可知风为阳邪而包含了热性在内。

5. 小结

从以上对"风"的论述，可知张仲景对"中风"的理解为伤于阳邪，有"微热"而又未达到"邪热"的程度。如此理解太阳中风，则与主流对太阳中风的认识截然相反，有一寒一热之别。反观太阳中风的证候，能否符合其阳热的特点？答案是肯定的，以下逐一论证。

二、再论太阳中风三大证

"太阳中风"出自《伤寒论》第2条："太阳病，发热、汗出、恶风、脉缓者，名为中风。"当中的四大证——"发热、汗出、恶风、脉缓"为中风的代表，其中的"发热"，在中风、伤寒、温病，甚至三阳病中皆可见，并非辨证要点，因此讨论其中的"汗出、恶风、脉缓"的含义，则能知道太阳中风证的机理。

1. 脉缓主热

对于"缓脉"的理解，首先要说明缓脉并非指脉搏的至数快慢，如在7版教材已经清楚指出，缓脉是指"脉象柔缓而不紧急，非怠慢迟缓之意"，按文献考证，缓脉是"以脉体'张力'或'弹性'低下为构成条件，其实质是脉体'柔软'、'舒缓'或'缓纵'"①。

缓脉是相对于紧脉而言的，紧脉即指脉体紧张，缓脉则不紧张。在《平脉法》所说缓脉的脉形是"阳脉浮大而濡，阴脉浮大而濡，阴脉与阳脉同等者，名曰缓"，就是指寸脉与尺脉均出现

---

① 许进京. 最新实用诊脉法 [M]. 北京：中医古籍出版社，2004：78.

浮大而濡，即是缓脉，意指缓脉的脉体宽松而且在浅位。《金匮要略》十四篇第 21 条与《平脉法》均说："紧为寒。"既然缓脉是相对于紧脉，紧脉主寒，则缓脉应当主热。这一点在《内经》有明言，在《灵枢·邪气脏腑病形》说："请问脉之缓急、小大、滑涩之病形何如？……诸急者多寒，缓者多热……刺缓者，浅内而疾发针，以去其热。"从文中把"缓急"脉象相对，急脉亦即紧脉，这里清楚指出缓脉主热，是因为"热盛可以迫激血脉而见缓大"[①]。

脉缓主热，在《伤寒论》中的例证不少，例如 187 条"伤寒脉浮而缓，手足自温者，是为系在太阴。太阴者，身当发黄；若小便自利者，不能发黄；至七八日，大便硬者，为阳明病也"（另在 278 条亦有类似条文），这里的脉缓而见发黄，明显是指热证；再如《金匮要略》十五篇第 1 条："寸口脉浮而缓，浮则为风，缓则为痹，痹非中风，四肢苦烦，脾色必黄，瘀热以行。"这里的缓脉亦是主热之意，这里还特别强调缓脉所引起的痹，并非《金匮要略》第五篇的中风病，而当理解为因热而引起的痹，如《伤寒论》116 条的说："脉浮，宜以汗解，用火灸之，邪无从出，因火而盛，病从腰以下，必重而痹，名火逆也。"这里的"痹"就是由于误用火法治疗后，引起的火逆证，与前脉缓主热之意相近。相反，脉缓属寒的例证则未能明确找到。

脉缓亦主正气平和或充盛的常脉，或为正气太过的病脉。如在《平脉法》的几段经文："卫气和，名曰缓；营气和，名曰迟。"缓脉在正常健康人上亦可见，尤其代表卫气平和。"寸口脉缓而迟，缓则阳气长，其色鲜，其颜光，其声商，毛发长。"缓脉亦可反映人的阳气充足，身体各方面表现良好。"寸口脉微而缓，微者卫气疏，疏则其肤空；缓者胃气实，实则谷消而水化也。"缓脉亦主"胃气实"，是指胃中阳气充足，因而能够消化水

---

① 张润杰，甄秀彦，朱雅卿. 岐轩脉法［M］. 北京：中国中医药出版社：2008：85.

谷。以上条文的缓脉均指常脉，而《平脉法》另有一条缓脉属病脉，说："寸口脉弱而缓，弱者阳气不足，缓者胃气有余，噫而吞酸，食卒不下，气填于膈上也。"这里胃气有余实指太过，是由于胃中阳气不足引起的虚阳上浮。以上条文虽然同见缓脉，但按照不同病情而病机各异，可知缓脉的病机，是需要透过与其他脉象并四诊合参而判断的。不过，从太阳中风证的角度来看，缓脉当属病脉，是因为太阳中风、伤寒、温病皆指病证，而非生理现象。

2. 自汗属热证

太阳中风的"汗出"，或称为"自汗出"，两者意思基本相同。自汗出一证，是太阳病本证的中风、伤寒、温病之中，中风证的独有证候。

在《伤寒论》53条解释了自汗的机理："病常自汗出者，此为营气和。营气和者，外不谐，以卫气不共营气谐和故尔。以营行脉中，卫行脉外。复发其汗，营卫和则愈。宜桂枝汤。"54条又说："病人脏无他病，时发热、自汗出而不愈者，此卫气不和也。先其时发汗则愈，宜桂枝汤。"虽然此两条不少注家解释为内伤杂病而引起的自汗证，但是从上下文的内容来看，均是讨论外感病的变化，为何突然讨论杂病？而且原文明确说"脏无他病"，即非五脏受伤的内伤杂病，故此"内伤自汗"之说无据。自汗出的原因，是因为病在"外不谐"，亦即是指"卫气不和"，所谓"病人脏无他病"，实则指"营气和"，即营气无病，单一病在卫气。《平脉法》说："营为根，卫为叶。"《伤寒论》50条又说："营气不足，血少故也。"《平脉法》说："诸阳浮数为乘腑，诸阴迟涩为乘脏也。"营卫关系即是阴与阳、血与气、脏与腑的关系，营气属里，卫气属表，因此"脏无他病"在营卫的角度理解即营气无病，而病在卫气。

自汗出是由于风邪的特性，"风中于卫"加上风性开泄，腠理开则汗自出。除了腠理开的因素外，尚有风性属热的因素，若兼夹寒邪，则不一定见汗出，如在38条大青龙汤证，虽然一开首说"太阳中风"，可是因为表寒郁滞较甚而见无汗。再如阳明病篇 182 条："阳明病外证云何？答曰：身热、汗自出、不恶寒反恶热也。"183 条又说："虽得之一日，恶寒将自罢，即汗出而恶热也。"阳明病邪热炽盛，可使腠理开而汗自出，同理在太阳中风证，因为阳邪侵袭肌表，热性蒸腾水液使汗出，即《素问·阴阳别论》所谓"阳加于阴谓之汗"。由此进一步说，太阳中风可转化为阳明病，如 185 条所说："本太阳，初得病时，发其汗，汗先出不彻，因转属阳明也。"

3. 恶风

"恶风"与"恶寒"并非程度轻重之别。在《伤寒论》中"恶风寒"经常同用，如 12 条桂枝汤证说"啬啬恶寒，淅淅恶风"，而且太阳伤寒的 31 条葛根汤证与 35 条麻黄汤证亦写成恶风而非恶寒，98 条更说"恶风寒"。可是，在太阳病第 2、3 条的条文中，分别写明中风当见"恶风"，伤寒更强调"必恶寒"，而且在 38 条大青龙汤证中又强调："太阳中风，脉浮紧、发热、恶寒、身疼痛、不汗出而烦躁者，大青龙汤主之；若脉微弱，汗出恶风者，不可服之。"恶风与恶寒的差异在这是辨证的关键点，显示张仲景在鉴别两证时，在某些情况下是非常严格的，应当探讨当两者在病机上的差异。

恶风与恶寒，单就"风寒"二字或会以为只见于寒证，其实在寒证热证俱可以出现。例如在《伤寒论》168 条的白虎加人参汤证，可见"时时恶风"，169 条白虎加人参汤证则见"背微恶寒"，可知热证亦可见恶风恶寒。既然太阳中风属于阳邪，跟前述脉缓与自汗机理一致，是由于风性开泄、腠理开，因而汗出恶风，其机理当与热性有关；相反若寒邪束表，当腠理闭郁而见恶寒。

这里需要进一步探讨太阳伤寒出现"恶寒"的机理。《辨脉法》说："寸口脉浮而紧，浮则为风，紧则为寒。风则伤卫，寒则伤营。营卫俱病，骨节烦疼，当发其汗也。"本条说"风则伤卫，寒则伤营"，是因为风为阳邪，先伤卫阳；寒为阴邪，先伤营阴。《辨不可下病脉证并治》亦说："脉濡而紧，濡则胃气微，紧则营中寒。阳微卫中风，发热而恶寒；营紧胃气冷，微呕心内烦。"太阳伤寒证所见的"紧脉"，是由于寒邪伤营气而引起的，由于营气受寒邪侵袭，《素问·痹论》说："营者水谷之精气也，和调于五脏，洒陈于六腑，乃能入于脉也；故循脉上下，贯五脏络六腑也。"《灵枢·卫气》说："其精气之行于经者，为营气。"《平脉法》又说："营为血，血寒则发热。"因寒气留于血脉之中，随精气贯五脏六腑，故出现恶寒，正邪交争而见发热。

因此，恶风是由于感受风邪，伤卫气、腠理开所致；恶寒是由于感受寒邪，伤营气，使血脉受寒所致。这是在针对太阳病篇第2条和3条，典型的中风与伤寒的解释。假若是同时感受风与寒，则视乎二者的比重，则或见恶风、或见恶寒、或恶风寒并见，在太阳病篇的桂枝汤证、葛根汤证、麻黄汤证皆属此例，下文再议。

4. 小结

综合上文所论，太阳中风证在《伤寒论》第2条的四大证（"发热、汗出、恶风、脉缓"），均是由风邪所致，风为阳邪，故亦主热，因此太阳中风亦可理解为表热证。若按表虚表实而言，太阳中风相对于太阳伤寒，伤寒因寒邪束表，表气郁闭较重，张仲景习惯表述为"阳气重"，而现在一般称为"表实证"；中风因腠理疏松，相对而言则可称为"表虚证"。在虚实的理解上实与传统观点一致，只若加上寒热的分类，太阳中风当属表虚的表热证。

三、太阳中风与桂枝汤证有别

1. "中风"开首并非等同第2条的中风证

桂枝汤治疗太阳中风证，虽是学界的共识，可是《伤寒论》第2条的太阳中风，与其他以"太阳中风"为开首的条文，并非同等概念。在12条桂枝汤证中以"太阳中风"为开首，可是在38条的大青龙汤证、152条的十枣汤证，亦均以"太阳中风"作开首；74 条的五苓散证、96 条和 101 条的小柴胡汤证、143 – 144 条的热入血室、158 条的甘草泻心汤等等，亦皆以"中风"作开首，可知"中风"列在条文的开端，并非一定是指该病就是《伤寒论》第 2 条的太阳中风证，而是指病初起先是感受风邪引起，第 2 条的内容则强调最单纯的风邪袭表的表现。

2. 提纲与太阳病本证的认识

这里先讨论《伤寒论》中提纲证的意义。《伤寒论》各经均有提纲证，却均没有在提纲证后立刻列出方药，说明提纲的作用并非在具体治法方药的层面。如太阳病提纲第 1 条："太阳之为病，脉浮、头项强痛而恶寒。"阳明病提纲第 180 条："阳明之为病，胃家实是也。"其内容均不足以能够判断该用何方治疗。提纲目的是揭示该经病的典型病机，以建立六经的演变规律。

在太阳病篇的本证三大类型：中风、伤寒、温病（《伤寒论》第 2、3、6 条），作用与提纲类似，是在太阳病的基础上，揭示三大类典型病机。如太阳病提纲一样，它并非到了具体的治疗层面，而是一种抽象的病机概念，如中风是描述感受风邪后的典型病情，伤寒则是讨论感受寒邪后的典型病情，可是实际临床上风邪与寒邪甚少单独致病，如在《素问·风论》篇一开首即说："风之伤人也，或为寒热，或为热中，或为寒中，或为疠风或为偏枯，或为风也；其病各异，其名不同，或内至五脏六腑……故风者，百病之长也，至其变化，乃为他病也，无常方，然致有风气也。"风邪多兼夹他邪而致病，因此本证的三大类型，本身并非独立存在的病证，而是对某一特定典型病机的描述，可理解为抽象的概念，亦因此在往后的桂枝汤、麻黄汤等的证情，实际上不是典型的太阳中风或伤寒，而是按照临床上风邪与寒邪的比重关系，作出具体的讨论。

3. 第 12 条桂枝汤证的再认识

再回头看《伤寒论》12 条的桂枝汤证，条文说："太阳中风，阳浮而阴弱，阳浮者，热自发；阴弱者，汗自出。啬啬恶寒，淅淅恶风，翕翕发热，鼻鸣干呕者，桂枝汤主之。"本条虽然一开首写着"太阳中风",但实际上与第二条的太阳中风病情不同,甚至有矛盾的地方。

桂枝汤证并非典型的中风。中风当见脉缓,缓脉在《辨脉法》中解释为:"阳脉浮大而濡,阴脉浮大而濡,阴脉与阳脉同等者,名曰缓也。"阳脉与阴脉指的是寸与尺,若以浮沉来解释阴阳则明显有矛盾,《伤寒论》中的阴脉阳脉,李克绍指出:脉阴阳"只能作尺寸解,而不宜作浮取沉取解"。缓脉意思即是寸尺俱"脉浮大而濡",可是在 12 条上的脉象,是"阳浮而阴弱",意即是寸脉浮而关尺脉弱,并非典型的缓脉。12 条中又说"啬啬恶寒,淅淅恶风",不单独见恶风,而是恶风与恶寒并见,再加上"鼻鸣干呕",已经与第 2 条的中风有所差异。

关于"阴弱"的解释,《辨脉法》说:"师曰:病人脉微而涩者,此为医所病也。大发其汗,又数大下之,其人亡血,病当恶寒,后乃发热……所以然者,阳微则恶寒,阴弱则发热……又阴脉迟涩,故知血亡也。"又说:"何谓阴不足?答曰:假令尺脉弱,名曰阴不足,阳气下陷入阴中,则发热也。阳脉浮,阴脉弱者,则血虚。"尺脉弱反映营血不足,这一方面是由于寒邪伤营,另一方面是风邪伤卫后使自汗出,汗出亦伤阴液。而在《金匮要略》六篇第 2 条说:"血痹,阴阳俱微,寸口关上微,尺中小紧。""阴阳俱微"具体就是"寸口关上微"。由此理解仲景的阴阳脉法中,寸脉属阳,关以下的关尺脉属阴,故在 12 条的"阳浮而阴弱",即强调寸口脉独浮,病在上焦之意。

关于"啬啬恶寒",《伤寒论》109 条说:"伤寒发热,啬啬恶寒。"这里指"啬啬恶寒"是"伤寒"引起的,《金匮要略》十篇第 5 条说:"寸口脉弦者,即胁下拘急而痛,其人啬啬恶寒也。"《辨脉法》又说:"脉浮而紧者,名曰弦也。"脉弦主寒,因此"啬啬恶寒",重点是强调感受寒邪而引起的表现。

由此观之,12 条桂枝汤证,并非单纯的外感风邪,而是同时感受风与寒,因而导致的营卫之气均不和,由于风伤卫则见寸脉浮、发热、恶风;寒伤营气则见关尺脉弱、自汗出、恶寒;营卫气不和而影响肺胃宣降，则出现鼻鸣干呕。

从条文的叙述上看，12 条的证候，是在第 2 条的太阳中风证的基础上，再感受寒邪，即外感风寒。与病情表现只见"恶寒"的伤寒比较，尚未见无汗、体痛、脉紧等其他表现，故此 12 条的桂枝汤证以感受风邪为主，感受寒邪为次。

4. 麻桂类汤剂主治风与寒的比重问题

太阳病篇的麻桂类方剂，所讨论的实际上是感受风与寒的比重多少问题。例如在 13 条用桂枝汤，是在 12 条基础上见"头痛"，痛是寒邪的特征，亦即在中风的基础上，寒邪加重的表现，但由于寒邪不甚重，仍可用桂枝汤治疗；再看 14 条，出现"项背强几几"，用桂枝加葛根汤，是由于寒邪停滞太阳经脉所致，因此又在 13 条的基础上，寒邪又再加重；到了 31 条葛根汤证，则见"项背强几几、无汗、恶风"，这里的"项背强几几"和"恶风"，与桂枝加葛根汤的不同点在于"有汗"与"无汗"的区别，"无汗"即寒邪束表更甚，葛根汤证感受寒邪较重，因仍有"恶风"，尚兼有风邪，按寒与风的轻重多少来看，属伤寒为主、中风为次；再到 35 条麻黄汤证，见"太阳病，头痛、发热、身疼、腰痛、骨节疼痛、恶风、无汗而喘者，麻黄汤主之"，出现一系列"体痛"的伤寒表现，可知寒邪更深一层，但还见"恶风"，即仍兼有风邪；一直到 38 条的大青龙汤证，虽然一开首仍然说"太阳中风"，可是后面所列的证候"脉浮紧、发热、恶寒、身疼痛、不汗出而烦躁"，全属于伤寒之证，可知其以寒邪为主，风邪甚微，故此大青龙汤属太阳伤寒的重剂，不能误认为中风治疗，所以在原文中亦警告"若脉微弱，汗出恶风者，不可服之"，汗出恶风为中风特征，告诫病初起虽然为"太阳中风"，可是随着病情演变，已经距离中风甚远。

在桂枝汤过渡到麻黄汤再到大青龙的过程，是从风邪为主、寒邪为次，到风寒俱重，再到寒邪为主、风邪为次的变化过程，体现出疾病发展的演变规律。

四、桂枝汤治太阳中风证的方义机理

重新认识第 12 条桂枝汤证的病机，属于中风为主、兼有伤寒的证情，亦即是以表虚表热证为主，而兼有寒邪在表，在这种病情上，张仲景选用了桂枝汤作对应治疗。

桂枝汤属治风之剂，在《伤寒论》95 条指出："太阳病，发热、汗出者，此为营弱卫强，故使汗出。欲救邪风者，宜桂枝汤。"这里明确指出，桂枝汤的目的是"救邪风"，《说文解字》说"救，止也"，本义为"制止、阻止"风邪侵袭之意。由于 12 条以中风为主，因此以疏风散邪作为主要治则，尤重宣通卫阳之气，故此桂枝汤当属发汗以治风之剂。

可是，单靠桂枝汤的药物，似乎发汗力量不够，其发汗之功乃是配上"啜热稀粥"及"温覆"，再加上频密的服药而导致的。从桂枝汤的药物组成理解，桂枝辛温属阳，能宣通上焦卫气并祛风寒；芍药在《神农本草经》记载"味苦，平，有小毒，治邪气腹痛，除血痹，破坚积，寒热，疝瘕，止痛，利小便，益气"，味苦则能泄、能降，芍药能通利二便，入血分而下行，因此芍药能入营而通降营气，使营阴受寒邪所袭得以通行，芍药亦有"益气"的补营气作用，可理解"以通为补"。因此，桂枝配芍药，则一升一降、一阳一阴、一卫一营、一气一血，共奏通行营卫之功，使风寒之邪疏解。再配上生姜、大枣、炙甘草，则从营卫生化之本的脾胃着手，甘草配大枣以甘味补脾气，助化生营卫，甘草配生姜则助桂枝通行卫阳。

据笔者在《伤寒解外方证原意·桂枝汤方义在宣降营卫》一文中指出，张仲景所用的芍药应为现今的"赤芍"，后世理解其性属"微寒"，与《本经》之性平有别。但即使以微寒的角度理解桂枝汤，亦为合理，因为太阳中风属感受阳邪，属表有微热，若以赤芍之微寒以制之，配以全方辛温之药，亦不为太过，符合第 12 条桂枝汤证在中风基础上兼有轻微伤寒的病机。不过，按《本经》芍药"苦，平"的记载，有理由相信张仲景对桂枝汤的

组方，并非考虑用赤芍以制其热，只要营卫之气得疏通，风邪自去，则不用治其寒热。

虽然本证的"阴弱"是营阴不足所致，可是张仲景在此种情况，往往提示不需要治疗，如在58条说："凡病，若发汗，若吐，若下，若亡血，亡津液。阴阳自和者，必自愈。"59条更说："大下之后，复发汗，小便不利者，亡津液也。勿治之，得小便利，必自愈。"在这些"亡血、亡津液"的营阴亏虚之证，只要邪去正安，则能自愈。由此可知，桂枝汤中的芍药，《本经》所载没有"酸"味，实际上并不是后世所理解芍药配甘草"酸甘化阴"的补益作用，而是桂枝与芍药均用在疏通营卫之气，疏风寒以散邪，邪去则营阴自补。

需要进一步说明一点，桂枝汤运用在12条的机理，不一定适用于其他条文的证情。如在53、54条的"营气和"、"卫气不和"的自汗出，则并非因为伤寒而引起的营气受伤，而是单纯卫气失和，因此桂枝汤则成为专一治风之剂，重在通卫气。当中的芍药虽仍然入营气，但是目的则是为了帮助卫气的升发，而不是补营气。桂枝汤的机理解释，需要针对具体条文证情而判断。

五、进深讨论

重新认识了太阳中风等概念之后，有必要对相关问题作进一步探讨。

1. "风伤卫、寒伤营"与"三纲鼎立说"之别

在《伤寒论》注家的流派中，其中"三纲鼎立说"是一重要流派，与本文所属的"风伤卫，寒伤营"似乎有类似之处，需要澄清其差别。

李克绍指出："'卫中风，寒伤营，营卫俱中伤风寒'的太阳病鼎足而三的学说（此说源于王叔和、孙思邈、许叔微，及后完善于喻昌），对后世伤寒注家的影响很大。"相关具体治方，孙思邈在《千金翼方·卷九》中说："夫寻方之大意，不过三种，一则桂枝，二则麻黄，三则青龙，此之三方，凡疗伤寒不出之也。"

即是以桂枝汤、麻黄汤、大青龙汤作为鼎足三纲。逯氏等则认为"三纲鼎立学由明末新安人方有执在《伤寒论条辨》中提出……喻嘉言为继方有执之后，大倡三纲鼎立说的一家，对其倍加尊奉，在其《尚论篇》对三纲学说分析的更加详尽"①，刘氏指喻嘉言的三纲鼎立学说，是以"风伤卫、寒伤营、风寒两伤营卫的三纲学说作为太阳经的大纲"②，再把条文重编分类。可是，陈亦人对三纲鼎立之说严加批评，他指三纲鼎立说"似乎极有理致，实际牵强附会……太阳统营卫，病则俱病，由于营行脉中，卫行脉外，邪自外袭，间可卫病而营未病，决不会营病而卫无病，营卫两者相较，不管桂枝证的卫强营弱，还是麻黄证的卫闭营郁，而病理矛盾的主要方面是卫而不是营，所以不仅把大青龙证说成两伤营卫是不确切的，说麻黄证是寒伤营也是错误的"。

　　本文在论证"风伤卫，寒伤营"时与"三纲鼎立"看似同中有异，但其实同处较少。相似之处，本文对太阳病本证（《伤寒论》第 2、3 条）的"中风"与"伤寒"的解释，主要以邪气的属性理论，认为中风即感受风邪，风为阳邪，侵袭卫气；伤寒则感受寒邪，寒为阴邪，损伤营气。可是本文在风邪与寒邪致病的观点，仅限于第 2、3 条条文，是张仲景在对风邪与寒邪致病的特征，作出抽象概念的表述。可是在往后的桂枝汤证、桂枝加葛根汤证、葛根汤证、麻黄汤证、大青龙汤证等，均是同时感受风与寒，认为风邪或寒邪并非独立致病。

　　从本研究的角度看，笔者赞同陈亦人的观点，桂枝汤并非单纯治风邪、麻黄汤亦非单纯治寒邪。实际上各种麻桂类汤剂均是在感受风邪与寒邪之间的比重上斟酌，因此无需要特别强调"营卫俱中伤风寒"用大青龙汤，这并不能作为另一种类型来看待，三纲鼎立之说不通。

---

　　① 逯敏，贾妮．三纲鼎立学说在喻氏《尚论篇》中的反映 [J]．甘肃中医，2005，18（9）：1 - 2.
　　② 刘新亚．论喻昌"三纲鼎立"学说的意义及其实 [J]．江西中医学院学报，2006，18（1）：10 - 11.

2. 太阳温病的性质

若按照太阳病本证有"中风、伤寒与温病"三大类型来说，既然中风是感受风邪、伤寒是感受寒邪，温病应是感受温热之邪而致病。传统上部分注家认为太阳温病是有"伏寒化温"、或"伏气化热，自内而发"，认为是由寒邪转化为热邪的观点，并不符合原意。

当然在《伤寒论》中，疾病是不断转化的，太阳中风证亦可以演变为太阳伤寒，太阳伤寒当然亦可转变为温病，但就太阳病第6条的角度来说，这是张仲景指出感受温热之邪的典型病机及其证候，而非讨论转化问题。

陈亦人指出："所谓风、寒、温，就不是专指外邪，而是包括机体反应特征在内，是外因通过内因而起作用的内外因综合，寓有病机性质，这是中医病因学的最大特点。"由于中医理论观点强调"正气存内，邪不可干"（《素问·刺法论》），邪气致病实际上并非单一因素，而是内外因相互作用，又以内因为主的综合结果。在判定何种邪气致病时，张仲景是以"见病知源"（见《伤寒杂病论》序）的方法，从脉证四诊上作出判断，所谓"邪气"即机体对外因的反应，实即是病性的判断。

就太阳温病的证候特点分析："发热而渴，不恶寒者，为温病。"虽然温热之邪亦为阳邪，毕竟热邪与风邪仍有区别，热邪易于耗气伤津，因而以"口渴"为重点，这与后世温病学观点一致。

3. 太阳风温的性质

太阳风温，不属于太阳病本证三大类型的范畴，而是在太阳温病经误治后形成的。风温见于《伤寒论》第6条中段："若发汗已，身灼热者，名风温。风温为病，脉阴阳俱浮、自汗出、身重、多眠睡、鼻息必鼾、语言难出。"从病名上看，"风温"当与中风和温病有关，其病见"脉阴阳俱浮"，浮脉是太阳病的特征，阴阳俱浮是指寸尺脉俱浮，相较与桂枝汤证的"阳浮而阴弱"，其邪气在表更为突出；"自汗出"是太阳中风的特征；"身重"是由于里虚引起的，参《伤寒论》49 条："若下之，身重、心悸者，不可发汗，当自汗出乃解。所以然者，尺中脉微，此里虚。"可知本条的身重，是由于温病误汗之后，误伤阴液所致里虚的表现；"多眠睡"亦与营血虚有关，在《金匮要略》十一篇第 12 条说："血气少者，属于心。心气虚者，其人则畏，合目欲眠。"另外，《伤寒论》281 条说："少阴之为病，脉微细，但欲寐也。"可知里虚则欲睡，与温病误汗有关；"鼻息必鼾"与桂枝汤证的"鼻鸣"类似而较重，是由于外邪侵袭，阻碍肺气宣降而出现的证候；"语言难出"在上篇已有所论，《平脉法》中云："言迟者，风也。"语言难出即风邪能阻碍气机，使语言不灵活，若风邪再加上温热之邪则气机郁滞，语言更难。

纵观言之，风温是中风与温病之间类型，亦即同时感受风邪与热邪。是由于温病误用发汗之后，使腠理疏松，风邪侵袭。由于风与热均是阳邪，独一侵袭阳位，故出现脉浮、自汗、再加上鼻息必鼾、语言难出等在头面的证候，身重、多眠睡则是误汗伤阴、伤营血的表现。

4. 六经皆有"中风"

"中风"的概念并非局限在桂枝汤证的太阳中风，如上文所说即使是太阳病篇已经出现了 11 次以中风开首的条文，除此以外，还有阳明中风、少阳中风、太阳中风、太阴中风、少阴中风、厥阴中风等六经的中风。

"中风"实际上指感受风邪，不同经的中风指风邪已经深入该经的病变。例如《伤寒论》中有"妇人中风"一词，即是指这一种患者感受风邪；阳明病篇 190 条说："阳明病，若能食，名中风；不能食，名中寒。"这里刻意以中风与伤寒相对，说明两种病情，实际指风邪入胃，其风性不伤胃阳则能食，寒伤胃则不能食。189 条与 264 条"阳明中风"与"少阳中风"，亦如第 2 条般列出风邪进入该经以后出现的一系列典型证候。

三阴病篇各有一条"中风"条文，均是以脉证作为欲愈的判断，而无列出具体证候，为何三阴病与三阳病有如此明显区别？

此一背后思想尚未完全明确，当与邪气的性质有关。由于风为阳邪，喜袭阳位、阳经，风邪较少进入三阴，即使入阴亦病情较轻易愈，有向外出表的趋势；"伤寒"寒邪则伤阳气、袭阴经，容易入里，是导致三阴经病情严重的主要原因。相关讨论详见下一篇《伤寒》以及本书最后一篇"欲解时"的内容。

六、结语

太阳病本证的"太阳中风"当属外感阳邪，属表虚的表热证；太阳病篇 12 条的桂枝汤证，则属于中风基础上兼有伤寒，实则指感受风邪为主兼有轻微寒邪。此一发现对于正确认识太阳中风与桂枝汤证的区别，以及于太阳病篇麻桂类方剂的相互关系，具有重大意义。

[本文曾发表于《河南中医》，论《伤寒论》太阳中风属外感阳邪（上），2011：31（9）：953－955；论《伤寒论》太阳中风属外感阳邪（下），2011：31（10）：1081－1084. 收载时有所修改。]

伤寒：伤寒无广狭义之分

现代对于《伤寒论》中"伤寒"的认识，一般认为"伤寒"一词包含了两种含义，主要是基于《难经·五十八难》中说："伤寒有五：有中风，有伤寒，有湿温，有热病，有温病。"由于五种"伤寒"之中已包括了"伤寒"一类，故此认为有广义与狭义之分，认为广义伤寒指各种邪气所导致的外感病，而狭义则专指"寒邪"所致的外感病。在七版教材《伤寒学》中指出："《伤寒论》以伤寒命名，书中又分别论述了伤寒、中风、温病等，所以全书所论应属广义伤寒的范畴，但从全书的篇幅看，又重在以论述人体感受风寒之邪所致疾病的辨证论治规律为主。"故此，现代一般认为《伤寒论》的书名所指的是广义伤寒，而其内容则两者俱备，而主要讨论狭义伤寒的内容。

一、"伤寒"并无广义狭义之分

据考证，《伤寒论》的中的"伤寒"当专指"寒邪"致病而并无广义狭义之分。姜元安教授指出："《内经》中只有狭义'伤寒'……从《伤寒论》的内容看，仲景所论伤寒病与《内经》和《阴阳大论》所论的伤寒病是一致的，而没有接受《难经》的'伤寒有五'。《伤寒论》中虽亦间有叙及'温病'等其他外感热病，但是只是作为鉴别之用，并不专门论述其发病规律及辨证与治疗。"[①] 从《伤寒论》的内容来看，对于"伤寒"一词的明确解释，只是在《伤寒论》第 3 条说的："太阳病，或已发热，或

---

① 姜元安. 论"伤寒"无广义与狭义之分 [J]. 北京中医药大学学报，2005：28（5）：24 – 25.

未发热，必恶寒、体痛、呕逆、脉阴阳俱紧者，名为伤寒。”这一条所论述的证候特点，显然是因“寒邪”所致，而相对于第2条的“中风”，则是专门讨论“风邪”致病的特点，相反，在仲景书中从未见“伤寒”是外感六淫或广义伤寒的论述。再从仲景书的内容来看，张仲景并非讨论了外感“六淫”，如在《金匮要略》所说的“五邪中人”之中，只有“风、寒、湿、雾、食”等五邪，而非如《内经》中的六淫邪气，此如《难经·四十九难》中亦有“五邪所伤”的说法，其中是以“中风、伤暑、饮食劳倦、伤寒、中湿”等为五邪，可知在古代并非只有“六淫”的一种外感邪气理论，还有其他不同的分类方法。

二、“寒邪”致病严重的原因

《伤寒论》所讨论的核心是“寒邪”致病，这是由于“伤寒”病情严重。在张仲景《伤寒杂病论》原序之中说：“余宗族素多，向余二百，建安纪年以来，犹未十稔，其死亡者，三分有二，伤寒十居其七。”“伤寒”的死亡率甚高，这才是张仲景撰写此书的动力所在，而在《伤寒例》中还有一段王叔和的注文说：“今搜采仲景旧论，录其证候诊脉声色，对病真方，有神验者，拟防世急也。”这里所强调的亦是“急”，是王叔和将仲景书搜采编次的原因；在宋臣林亿等臣所写的《伤寒论序》中亦说：“以为百病之急，无急于伤寒。”因“伤寒”病情急重，是宋朝政府首先决定校订《伤寒论》的原因。为何“伤寒”病情严重？在《素问·热论》说：“今夫热病者，皆伤寒之类也，或愈或死，其死皆以六七日之间，其愈皆以十日以上者，何也？”这一条指出，大部分“热病”是由于“寒邪”所致，其恶化速度甚快，可在一周之内死亡，且治愈时间颇长，这里黄帝还向岐伯询问为何出现这样的情况，“岐伯对曰：巨阳者，诸阳之属也，其脉连于风府，故为诸阳主气也，人之伤于寒也，则为病热，热虽甚不死；其两感于寒而病者，必不免于死”。这里首先指出了发热的原因，是由于人的太阳经（巨阳）主诸阳之气，伤于寒邪以后则正邪交争而出现发热，其后更指出了两种预后，一般情况正邪交争激烈而出现"热甚"则不至于死，反映人体正气充足才能正邪交争激烈，假若是"两感于寒"，这里所谓"两感"参后文所述是指"阳经"与"阴经"同病，则可出现死证，值得思考的是为何"阴经"同病？这是反映了正气不足，邪气深入的结果，故说"不免于死"。

　　"伤寒"能伤营血与阳气，是故危重病多是由"伤寒"所致。《伤寒论》中的少阴病与厥阴病死证，当属"伤寒"所致。上文所说是《热论》的理论而言，不能直接等同于张仲景的理论，若从《伤寒论》本身的角度理解，"伤寒"可出现死证，是由于"寒邪"能伤下焦的"营血"与"阳气"，如384条说："伤寒，其脉微涩者，本是霍乱，今是伤寒，却四五日，至阴经上，转入阴必利。"特别注意文首所说的"本是霍乱，今是伤寒"，所谓"今是伤寒"是从"其脉微涩"作判断的，霍乱本见"呕吐而利"，假若脉见"微涩"则当属"伤寒"。脉"微"属少阴病的典型脉象，参《伤寒论》212条说："脉弦者生，涩者死。"214条又说："脉反微涩者，里虚也，为难治。"脉微而涩反映下焦营血与阳气亏虚，张仲景强调"今是伤寒"，"伤寒"包括了下焦正气虚衰之证，此即是张仲景为何在原序中强调"伤寒十居其七"的死亡率，这是由于寒邪伤人之后，最严重可成为少阴病或厥阴病的死证。

　　因此，对于"伤寒"一词的理解，并不能单独理解为"太阳伤寒"的寒邪在表的阶段，实际上"六经"均是以寒邪致病为核心的讨论内容。

经：指一身经脉

在《伤寒论》的原文之中，有多个含有"经"字的词组，包括"经尽"、"再经"、"温经"、"过经"、"动经"、"到经"、"随经"、"经水"等，过往对这"经"的解释有多种观点，有指"太阳经"，如认为经尽、到经等是指太阳经的经气走尽，再经即是邪气再次侵犯太阳经；另亦多以"六经"作解，例如"过经"即是指邪气从太阳经过渡到另一经的病；亦有指"经脉"，如"动经"即是指伤经脉。

如此将每个"经"字词组的解释顺文释义，其实等于尚未发现各种"经"之间的共通点，未能用简单的理论通释全书。实际上，各种"经"均是指向同一概念——"经脉"，而非各处的解释不同，以下详细论述其依据。

一、经即是"经脉"

"经"是相对于"络"而言，即是"经脉"与"络脉"的简称，经络合称即包括一身的血脉，是五体"皮毛、血脉、肌肉、筋、骨"之中的其中一个层次，与上焦心相应。而经络又与脏腑相对而言，如《金匮要略》第一篇《脏腑经络先后病脉证并治》，第2条即是讨论邪气从经络内传脏腑的问题，经络与脏腑一外一内，而经络又是邪气流传进入脏腑的通道。

经络里外的营卫气血，正常一天能周流全身。《平脉法》说"谷入于胃，脉道乃行，水入于经，其血乃成"，在经脉之中的血，是由于水谷入胃以后化生而成；另，《平脉法》一开首即说"脉有三部，阴阳相乘，营卫血气，在人体躬，呼吸出入，上下于中，因息游布，津液流通……出入升降，漏刻周旋，水下百刻，一周循环"，营卫气血津液，透过呼吸的升降出入，在经脉的里外流通，流遍全身上下。周流一身的时间，参《灵枢·卫气行》一篇，即"故卫气之行，一日一夜五十周于身，昼日行于阳二十五周，夜行于阴二十五周，周于五脏……是故一日一夜，水下百刻；二十五刻者，半日之度也"，卫气周流一身十二经脉需要一日时间。由此可知，仲景对经脉之中营卫气血之流行理论，与《内经》基本相同。

张仲景对经脉病理论的论述虽然不多，但亦有明确记载。如《金匮要略》的《中风病篇》之中，五篇2条说："邪在于络，肌肤不仁；邪在于经，即重不胜"，显然邪气入中"经脉"与"络脉"的临床表现并不相同，需要注意并非邪气侵入经脉即会出现中风病沉重不胜的表现，该条文是在血虚的基础上才导致寒邪入中，故此表现具有特殊性，而且如其后第3条即说"邪气中经，则身痒而隐疹"，这条则是亡血的基础上感受风邪，可知不同邪气进入"经脉"以后表现不同。又如一篇13条说"极寒伤经，极热伤络"，这里更指出了经与络两者受邪的对应性；还如六篇18条说"五劳虚极……经络营卫气伤"，经络与营卫之气互相紧扣，经络受伤实即营卫气同时受伤。

二、各处"经"词组释义

在明确张仲景对于"经脉"的基本概念之后，以下尝试用"经脉"的概念，通释《伤寒论》中多个"经"词组的含义。

1. 经尽、再经、经传

《伤寒论》第8条说："太阳病，头痛至七日以上自愈者，以行其经尽故也。若欲作再经者，针足阳明，使经不传则愈。"

本条之中的"经尽"与"经不传"，多解释为"太阳经"，实际上当指一身的"经脉"。当外来邪气袭表以后，邪气入中经脉，导致营卫失和，因而成为太阳病，此时邪气在经脉之中，若自身正气充足，抗邪于外则能自愈。具体自愈的机理，是一身经脉之营卫气血能够周流全身，使遍布周身的血脉流畅，解除因邪气阻碍的壅塞不通，结果能够邪去正安。这即是《金匮》第一篇2条之说"四肢九窍，血脉相传，壅塞不通，为外皮肤所中也"，只要血脉不通得解，则能邪气自去。

第8条中，太阳病经过七日以后，若能自愈，则反映营卫气血能够走遍全身经脉，故说"经尽"。这处的"七日"似乎未必是特定之数，而是发病日期的假设，是否"经尽"并非看日数，而是全凭有无自愈作判断。其后说的"再经"，即是指在自愈之后，若病情复起，即是邪气又再侵袭体表经脉所致。最后说"经不传"，即是邪气没有从体表的经脉内传入脏腑至其他五经病，若针刺足阳明胃经后，使胃气恢复，则能有助血脉之中的营血化生，使经脉之气血通行（即上述引文《平脉法》说："谷入于胃，脉道乃行，水入于经，其血乃成。"），这亦即是《金匮》一篇2条所说"四肢才觉重滞，即导引吐纳，针灸膏摩，勿令九窍闭塞"，针刺是"勿令九窍闭塞"的方法之一。相反，若出现"经传"（或习称"传经"），即是反映胃气偏虚，邪气从体表经脉内入脏腑，不单可演变为阳明病，甚至可视乎胃气虚衰的程度而成其他五经之病。

2. 温经

《伤寒论》30条说："病形象桂枝，因加附子参其间，增桂令汗出，附子温经，亡阳故也。"

本条中"温经"一词，即是温通经脉之意，本身桂枝亦可通行阳气，其中尤重宣通上焦阳气，但是在加上附子以后，附子能温通一身经脉的阳气，桂枝与附子相配使阳气温通太过，导致阳气耗伤，故说"亡阳"。

值得一提，在《金匮要略》妇人病的二十二篇9条中有一"温经汤"方，此方所治疗之病机，虽然是"瘀血在少腹不去"，但其证不单表现在少腹，更见手掌烦热、唇口干燥，可知其在里的瘀血，阻碍了一身经脉的气血流行，故此"温经"之意并非单纯温通"月经"，而是指广义的温通一身经脉，方中使用吴茱萸、桂枝、生姜等药即为此一目的。温经汤的方义本身即在于"逆流挽舟"，以温通经脉解释"温经汤"的方名更为深邃。（可参《伤寒解外方证原意·附篇：温经汤属逆流挽舟法》一文。）

3. 动经、经脉动惕

在《伤寒论》67 条说："伤寒，若吐、若下后，心下逆满、气上冲胸、起则头眩、脉沉紧，发汗则动经，身为振振摇者，茯苓桂枝白术甘草汤主之。"

"动经"即是"伤经"。如《伤寒论》280 条说"太阴为病，脉弱，其人续自便利，设当行大黄、芍药者，宜减之，以其人胃气弱，易动故也"，句中的"易动"即是容易受伤的意思；又如294 条说"少阴病，但厥，无汗，而强发之，必动其血"，句中的"动其血"，就是指无汗而强发之，因而伤血所致。因此 67 条句中的"动经"即是指因发汗以后伤及经脉，导致"身为振振摇"，身体振摇亦即是动经的结果。

另在《伤寒论》160 条说："伤寒吐下后，发汗，虚烦，脉甚微，八九日，心下痞硬、胁下痛、气上冲咽喉、眩冒、经脉动惕者，久而成痿。"

"经脉动惕"是指经脉跳动。本身经脉是可以跳动的，如《金匮要略》一篇 7 条说"寸口脉动者"，《伤寒论》178 条又说"脉来动而中止，更来小数，中有还者反动，名曰结"，脉象搏动本是正常之事，但非一身经脉皆动，若经过各种误治以后，却见经脉跳动，同样是误发汗伤及经脉所致。

4. 过经

《伤寒论》中"过经"一词出现四次，是指邪气从体表一身经脉内入到其他脏腑之中，即是指从太阳病转变成其他病证。如《伤寒论》103 条说："太阳病，过经十余日，反二三下之，后四五日，柴胡证仍在者，先与小柴胡……"本条在"过经"前本来是太阳病，其后被误下多次，本应演变成其他病证而不在太阳，但若柴胡证在则仍可用小柴胡汤治疗。

105 条说"伤寒十三日，过经，谵语者，以有热也，当以汤下之"，在本条的前一条 104 条开首则说"伤寒十三日不解……

此本柴胡证"（参《伤寒解外方证原意·小柴胡汤证重在邪结下焦》一文中，指小柴胡汤证可同时表邪未解），其不解即是指太阳伤寒不解，而相对于后文105条则并不说"不解"而说"过经"，即是相对指本条的邪气已不在表。

123条说："太阳病，过经十余日，心下温温欲吐而胸中痛，大便反溏，腹微满，郁郁微烦……"本身亦是太阳病，其后明确说"过经十余日"，表示邪气入内已经一段时间，其后所出现之证均非太阳之证。

217条说："汗出谵语者，以有燥屎在胃中，此为风也；须下者，过经乃可下之；下之若早，语言必乱，以表虚里实故也。"本条虽然因燥屎而见谵语，但汗出或为风邪仍在表之象，故此若需要用下法治之，必须要待表邪在表已解，或表邪已完全入里以后，才可攻里，故说"过经乃可下之"，其后又从反面说，若下之过早则导致"表虚里实"，其中"燥屎在胃中"即是"里实"之证，下之过早主要导致表气更虚。

注意，在《伤寒论》中"过经"一词只在上述四条条文出现，均是指离开太阳病而成他病，《伤寒论》中没有"过经"是指太阳以外五经各自演变成其他经的例证。因此，过经当是专指离开了太阳病的"一身经脉"，病不在表而已入内，却非用于"过一经"之说，六经病中其他五经的传变并不称为过经。

5. 到经

《伤寒论》114条说："太阳病，以火熏之，不得汗，其人必躁；到经不解，必清血，名为火邪。"

条文中说"到经不解"，不解是指前文的太阳病仍不解，"到经不解"当是对前文"以火熏之，不得汗"的解释。一般太阳病可透过发汗而使邪气去除，而邪气去除的原因则可称为第8条说的"经尽"，是由于发汗使气血流遍一身经脉，使营卫气血得和、邪气自去。但是若透过"火熏"以发汗，并非正确的发汗之法，却使气血通行太过，如前文111条说"太阳病中风，以火劫发汗，邪风被火热，血气流溢，失其常度"，用火法发汗，使太阳病的风邪加上火热之后，气血流行太过而伤血。即是气血流遍一身以后，本当是"尽经"而自愈，可是同时又因经脉中的营血被火热，在经脉中的邪气未解，更演变成"清血"之证。

"到经"与"尽经"基本义同，两者差异在于，"到经"是指气血流遍周身经脉之后，却未能自愈，而"尽经"则能自愈。《说文解字》说"到，至也"，"到"即是从别处来的意思，如在《平脉法》说："师曰：病家人请云，病人苦发热，身体疼，病人自卧。师到，诊其脉，沉而迟者……"其中"师到"即是医师从别处来到；又如《辨脉法》说"脉阴阳俱紧者，口中气出，唇口干燥，蜷卧足冷，鼻中涕出，舌上胎滑，勿妄治也。到七日已来，其人微发热，手足温者，此为欲解；或到八日已上，反大发热者，此为难治"，条文中"到七日已来"、"到八日已上"，均是到达特定的时间而见某些证候，用以判断病情状态是能欲解或难治。因此，114 条的"到经"是指本身气血流遍周身，应当到了能自愈之期，但却未能自愈，故说"到经"而不说"尽经"。

6. 随经

《伤寒论》124 条说："太阳病六七日，表证仍在，脉微而沉，反不结胸；其人发狂者，以热在下焦，少腹当硬满，小便自利者，下血乃愈。所以然者，以太阳随经，瘀热在里故也。抵当汤主之。"

本条的"随经"，是指邪气随着经脉内传。"随"即是顺从、跟着之意，如《伤寒论》16 条说"随证治之"，即是随着新的证候变化而治疗；《金匮要略》一篇 7 条说"假令肝旺色青，四时各随其色"，四时所主之脏不同，故此四时按照其相应之脏而显露其色。124 条本是太阳病的表证仍在，但是却见下焦之证，张仲景自注其成因是"太阳随经，瘀热在里故也"，太阳随经即是指太阳病的邪气本身在经脉之中，随着经脉连接体表与内里的脏腑关系，邪气顺着经脉一直内入下焦之中。

"随经"的理论，主要为了解释为何邪气如此快速从表进入下焦。例如在《伤寒论》96 条的小柴胡汤证机理解释之中说：

"血弱、气尽，腠理开，邪气因入，与正气相搏，结于胁下。"本条是因在表的气血虚弱，因而腠理开而邪气内入，最后邪气一直长驱直进到下焦的胁下，可是这段文字之中没有解释为何邪气能如此快速进入下焦，若以"随经"作解则补充了中间的过程，是因为邪气是透过经脉连接在内脏腑的关系，使邪气直接进入下焦所致。

7. 经水

"经水"一词在《伤寒论》与《金匮要略》之中出现十余次，一般将"经水"解释成"经血"，即是指妇女月经时的下血，如《伤寒论》143 与 145 条说"经水适来"，144 条说"经水适断"，即是指月经下血刚来与中断。但是，若单纯以经血理解经水，未能完全揭示其理论深意。

"经水"当指经脉之中的水，亦即指血。《平脉法》说"谷入于胃，脉道乃行；水入于经，其血乃成"，本句指出了水与血的关系，是由于胃腐熟"谷"以后产生营气，再加上"水"，进入经脉之中则成血。由此可知，"经水"亦包含了"经脉中的水"的含义，由于水进入经脉即是血，实际上"经水"即是指"血"。因此在《金匮》十四篇 19 条说"妇人则经水不通，经为血，血不利则为水，名曰血分"，本句首先直接指出"经为血"，指"经水"实即是血，如果经水不通可以导致水之病，反之水病则是由于血病所导致，故后一条还继续讨论血分、水分病的区分问题。

由于下焦是藏津液、藏营血之所（参本书上篇《三焦营卫理论》一文），若下焦的营血出现问题，导致经水不通，亦可同时导致一身经脉之血不通。如《金匮要略》二十二篇 8 条又说"妇人之病，因虚、积冷、结气，为诸经水断绝，至有历年，血寒积结，胞门寒伤，经络凝坚"，因为三大原因导致经水断绝，最后可导致"经络凝坚"，此即是下焦营血与一身经脉气血的关系。反过来说，若一身经脉受邪，亦可影响下焦营血不通，如在《伤寒论》144 条说"妇人中风，七八日续得寒热，发作有时，经水适断者，此为热入血室，其血必结，故使如疟状发作有时，小柴胡汤主之"，本条热入血室的成因，是本身为外感风邪以后得寒热，但因邪气入里到下焦，导致血室之血凝结而成病。

三、"经"指经脉的重要意义

纵观上述各种解释，诸句中"经"之意并非局限在"足太阳膀胱经"，亦非指"六经病"，而是指一身的经脉。透过经脉连接脏腑的关系，使邪气传入内而不在体表经脉，可称为"传经"。传经的概念在张仲景的原意来看，并非是指"六经病"之间的传变，而是指邪气从经脉内传入脏腑。

病在"经脉"，重点是指病在太阳。由于太阳病以邪气在表为其病机特点，按本书上篇《表里部位概念》一文指出，体表的部位，包括皮毛、肌肤、血脉，由此邪气侵袭体表，经脉则是其中主要部位。由于经脉的里外通行营卫之气，故此邪气侵袭体表导致营卫不和，实际上必须要气伤及经脉，其后才产生各种在表之脉证。关于太阳病与经脉的关系，将在本书下篇《太阳病概念》一文再作进深讨论。

四、"经"非解作"经脉"的特例讨论

上文多处对"经"的解释，均可用"经脉"作完满解释，但在《伤寒论》中唯独有一条条文未能以"经脉"作解，从其文意来看似不属仲景原文，在此略作讨论。

《伤寒论》384 条说："伤寒，其脉微涩者，本是霍乱，今是伤寒，却四五日，至阴经上，转入阴必利。本呕下利者，不可治也；欲似大便，而反失气，仍不利者，此属阳明也，便必硬，十三日愈，所以然者，经尽故也。下利后，当便硬，硬则能食者愈。今反不能食，到后经中，颇能食，复过一经能食，过之一日当愈；不愈者，不属阳明也。"

文中的"经"当以"六经"中某一（些）经病作解。上文中具有四个"经"的词组："阴经"、"经尽"、"到后经中"、"复过一经"，当中尤其"复过一经"一语，其解释与上文考证不同，

在仲景书中"经"均是指一身经脉，而不独指单一经脉，故此这处"一经"与上文所论之意不同。本段文字所说的"一经"，按文意当是指《伤寒论》"六经"病的其中一经；"阴经"即是指三阴经病；"到后经中"指从太阴经病倒后进入少阳经，而"复过一经"又指再从少阳经退回阳明经。

本段文字与上下文文意不合。本段文字载于《辨霍乱病脉证并治》之中，本身霍乱病需要独立成篇，目的是为了与六经病作区别，由于其病难以用一般六经病的发病规律作归纳，因此才独立成篇。可是本段文字之中，却又将霍乱说回六经理论之中，说"本是霍乱，今是伤寒"，若"今是伤寒"的话，那么现在还是不是霍乱？按文中下利与呕吐的病情描述，仍当是霍乱病，文意含糊矛盾。文中尝试用三阴病逐步转出三阳病的过程作病情演变的解释，看似合理，但却违背了本篇的原意。在霍乱病篇之中，首两条论述霍乱病的特征，若跳过此条，直接到后来诸条方证，实际上对霍乱病篇的文义并无影响，相反加入此条则更为不明其意。

再者，本条中不少内容，与仲景理论不符。如"转入阴必利"一句，虽然太阴病提纲见"自利益甚"，但病入太阴并非必须要见下利（参本书下篇《太阴病概念》一文）；又如"本呕下利者，不可治也"一句，呕与下利并见之证颇为常见，如霍乱病篇其后的388条与389条即是吐利并见，且病情更重，亦可用四逆汤治疗，显然呕而下利非不可治；"下利后，当便硬"一句，"便硬"在仲景书中均属病理现象，乃需攻下治之，却无"便硬"即是大便正常之说。纵观整段文字，如此机械的"复过一经"理论，在《伤寒论》中亦没有类似的传变理论，六经的传变并非生硬的必须按着六经顺序，亦非必须要回到阳明才能病愈，例如在三阴病之中亦有直接病愈的可能。

总而言之，本段错漏百出，不属仲景原文机会甚大。若不属正文，本段文字可能是某些注家尝试解释霍乱病时，误将注文嵌入正文之中。文中尝试用仲景的笔法写作，例如"十三日愈"即是参考《伤寒论》104 条与 105 条、"经尽"即是参考第 8 条、"到后经"是参考 114 条的"到经"等，虽然模仿了文字，却没有按照仲景理论，尤其其中对"经"的理解为"六经病"，在仲景书中只有这一处条文，未有其他经文例证支持，当是对仲景原意的误解所致。

六经：外至内深入六阶段

"六经"一词在仲景书中未见，先见于《黄帝内经》，对于《伤寒论》之中的"三阴三阳"病是否可称为"六经"，过去亦有争议，认为"三阴三阳"并非专指"经络"，故此不当称之为"经"，或当称为"六病"。究竟，称为"六经"是否恰当？以下尝试略作讨论。

一、《伤寒论》"三阴三阳"可否称作"六经"

在《伤寒论》中没有直接提出"六经"一词，如上一篇所说，张仲景所说的"经"是指一身经脉，并非分开"六"条经脉，而且三阴三阳六病亦非可用经络学说作解释。在《伤寒论》之中，将三阴三阳六病称之为"经"的，只有一处在《霍乱病篇》的384条，但如上篇所论，该条内容并非仲景原文机会甚大。由此来看，在原文之中没有找到称为"六经"的依据。

可是，《伤寒论》中亦没有"六病"、"三阴三阳"等词，较为接近的一句，只在《伤寒论》270条说"伤寒三日，三阳为尽，三阴当受邪"，此句亦非以"三阴三阳"作为一个固定词组，而是"三阳"与"三阴"分开，只是后世医家将这两组合并一起而已。因此，即使不称为"六经"，假如称"六病"与"三阴三阳"，亦无明确的仲景原文依据。其实，没有原文依据并不重要，给予一个新的名字，以便《伤寒论》中的特有外感病理论得以传播，使之"名实相符"，亦有其必要。

"六经"一词在《内经》中出现约十次，大部分均指"六经脉"，即是手足三阴三阳各六条经脉，亦即十二经脉的合称。例如在《素问·热论》之中，提到热病的三阴三阳发病规律，虽然文中没有称作"六经病"，但由于该篇文中所说的三阴三阳的确是指经脉而言，故此称作"六经"实为合理。反观《伤寒论》中的"六病"，六病虽然也用了三阴三阳之"名"，可是其"实"则并非经络学说之中的三阴三阳经脉，因此若用六经指三阴三阳则名不副实。

不过，在中医发展的历史过程中，同一名字在不同医家使用时表达不同的概念，是十分普遍的现象。例如王玉川在《运气探秘》一书中指出："中医古籍里有二十九种序次不同的三阴三阳。"单是《内经》之中三阴三阳的概念亦非专用在经脉上，因此对于一个名词的名实概念，未必能够单纯透过名字即可理解其背后的含义。

若要以"六经"一词用在《伤寒论》的三阴三阳六病之中，起码需要对"经"字作一合理解释，若不用"六条经脉"作解，则需要有其他更好的含义解释，才有足够依据保留"六经"作为三阴三阳的代名词。那么，仲景书中对"经"字有否其他解释？且看下文继续讨论。

二、"经"的其他解释

"经"可解作"经过"，即是外感病从外而内、逐步深入的六种规律过程与阶段。在《金匮要略》三篇5条说"百合病，不经吐、下、发汗，病形如初者，百合地黄汤主之"，这里的"经"显然是"经过"的意思；又如二十二篇10条说"带下经水不利，少腹满痛，经一月再见者，土瓜根散主之"，前面的"经水"是指月经，而后一个"经"字说的"经一月再见"即是指"经过"；还如《辨脉法》记载"问曰：病有不战、不汗出而解者，何也？答曰：其脉自微，此以曾经发汗、若吐、若下、若亡血，以内无津液，此阴阳自和，必自愈"，这一条明确地说"曾经"，经亦是指"经过"，具有时间演变的含义，则"六经"的经可以强调六种疾病演变过程。

"经"还有"经常"的含义。如在《辨脉法》说"趺阳脉浮而涩，少阴脉如经也……以少阴脉弦而浮才见，此为调脉，故称如经也"，这里所说的"如经"，即是指"如常"、"正常"的意思，指少阴脉脉象正常，属于"调脉"；其后《辨脉法》又说"趺阳脉迟而缓，胃气如经也"，这里说的"胃气如经"，即是指胃气正常而无病；还有《平脉法》说"察色观脉，大小不同，一时之间，变无经常，尺寸参差，或短或长。上下乖错，或存或亡"，这条以"经常"作为一词组，说"变无经常"，即是指变化万千，并无常规可言，"经常"并非现代所说的"常常"之意，而是指"恒常"，即是长久不变之规律，亦所谓的"大道"；又如《平脉法》说"肾沉、心洪、肺浮、肝弦，此自经常，不失铢分"，这里所说的"经常"，即是指这几种脉象是典型的脉象，符合一般规律。

因此，"经"即是有"常"的意思，如此理解"经"即是"道"，指"一般规律"，"六经"则指六种"规律"、"常道"，是指外感病从外而内逐步深入的六个过程，其中是有"经过"的时间属性，故此"六经"亦必然指"大道"之中的六个"阶段"。

另外，"经"亦包含了"经纬"的意味，指"上而下行"的含义，反映六经的传变规律。《说文解字》说"经，织也"，而《说文解字注》说"织，从丝也……织之从丝谓之经，必先有经而后有纬，是故三纲五常六艺谓之天地之常经。大戴礼曰：南北曰经，东西曰纬。抑许云：绞，缢也。缢，经也。缢死何言经死也？谓以绳直县而死，从丝之义之引申也"，"经"本义指"织机上的纵线（与纬相对）"，南北走向的纵线名曰"经"，东西走向的横线名曰"纬"，"经"的本意就有"上而下行"的意味，故此在《说文解字注》中亦指出为何吊颈自尽的"缢死"可称为"经死"，即是指"直县"的特征。从《伤寒论》本身"六经"的特点而言，六经的传变，从太阳主表、主上焦，一直到少阴厥阴的病在下焦，病情是从上而下的深入过程，由此以"经"的纵线作为代表甚为合适，反映了六经的传变规律特点。

三、结语

当下对"六经"的认识,不应在名字上"望文生义",对六经的认识不是单纯停留在"经"的含义上,更重要是对六经理论有全面的理解。既然《伤寒论》"六经"这一名词在历代发展后,已经约定俗成的成为三阴三阳病的代名词,六经相对六病更为普遍接受,现在推翻六经再重新定名的可能性不大。学术理论的发展,往往是用同一名字而不断修正其概念的演变过程,故此赋予《伤寒论》"六经"更准确的含义,"六经是指外感病从外而内的六个典型发病规律过程与阶段,亦有经常不变的大道、从上而下传变的意思",则能有助后学正确理解《伤寒论》的理论特点。

重构六经原貌

"之为病"条文意义——提纲并非定义

《伤寒论》中"之为病"的条文，学界多称作"提纲证"，对此曾有不少学者提出非议，如有认为"提纲非纲"，指"提纲是悖于原著医理的"①，也有学者认为"六经提纲之说的提出，在很大程度上束缚了人们对伤寒六经的全面认识和正确理解"②，有见及此，不囿于"提纲"的说法，重新理解"之为病"条文，实有其必要。

一、"之为病"意义不在"定义"疾病

批评"之为病"条文并非"提纲"的观点，多在于该等条文并不能包括该经病变的所有内容。例如《伤寒论》第1条："太阳之为病，脉浮，头项强痛而恶寒。"而在第6条太阳温病则见"不恶寒"，在《痉湿暍病篇》亦说："太阳病，发热汗出，不恶寒者，名曰柔痉。"病在太阳却不恶寒，与"之为病"条文有明显差异。又如180条："阳明之为病，胃家实是也。"其病机当属胃实热证，但在阳明病篇亦记载了阳明中寒证，似乎有所矛盾。类似问题在各经病之中均有出现，因此才引起"提纲非纲"的非议。

其实矛盾的核心，是误将"之为病"当作为"定义"。《辞海》对"定义"的解释："定义，亦称'界说'。揭示概念的内涵或语词的意义的方法。"若以"之为病"当做是该经病的定义，

---

①　肖合聚，柯新桥．"六经提纲"非"纲"论［J］．陕西中医学院学报，1993，16（1）：8－10．

②　尹世芸．对"伤寒六经提纲"的商榷［A］．见：当代名医论仲景伤寒［M］．北京：学苑出版社，2008：703－713．

则该经所有病证必须要包含在提纲的内涵之中，结果各篇中有大量内容不能符合"之为病"条文内容，产生更多矛盾。可是张仲景从没有讲过"之为病"条文即是定义，假若从原文的特点来看，《伤寒论》中"之为病"条文均在各篇为篇首，且写作体例独特，当是为了表达某种目的而存在。

二、"之为病"的意义在于揭示最典型的病机特点

张仲景写作《伤寒杂病论》的目的，在于"见病知源"，如何透过辨别证候表现而得知病机，是整部《伤寒论》的核心思想。"之为病"条文的意义，更是在于透过证候揭示该种疾病的最典型病机，而非在概括所有病机。由于疾病千变万化，欲察其变，先执其常，即"知常达变"的常变思想。

考《金匮要略》中，有不少疾病条文也用"之为病"作开首。如：湿家之为病、狐惑之为病、阳毒之为病、阳毒之为病、风之为病、劳之为病、淋之为病、水之为病、黄汗之为病、谷疸之为病、肠痈之为病、转筋之为病、蛔虫之为病等等。部分"之为病"是表述单一种疾病的证治，如狐惑、阴阳毒、转筋、蛔虫等等，直接在原文后列出方治，而其他大部分"之为病"，是描述该疾病的证候特征，以揭示该病的最典型病机，在"之为病"条文后，仍有不少该病的证治比较。

例如在《血痹虚劳病篇》第 6 条："劳之为病，其脉浮大。"这条指出虚劳病当见"脉浮大"，而在前第 3 条亦说"脉大为劳"，第 4 条"脉浮者，里虚也"，第 7 条"脉浮弱而涩"，这些均与"劳之为病"的"脉大"内容相约而略有不同，可是到在第 5 条则说"脉虚沉弦"，第 8 条"脉极虚芤迟"、第 9 条"脉虚弱细微"，第 11 条"脉沉小迟"等，这些脉象都与"脉浮大"相反，骤眼看上似乎亦与"之为病"条文矛盾，但实际上当理解为，"之为病"的条文是阐述一种最典型的病机，可是临床病情千变万化，脉象当如此多变。此并非"劳之为病"条文不能概括所有虚劳病，而是所谓"知常达变"，只要揭示了"常"的典型

病机，则能理解"变"的非典型病机。

再如《金匮要略》第十四篇28条的"黄汗之为病"以芪芍桂酒汤主之，但到了下一条29条，仍然是黄汗病，可是却改用了桂枝加黄芪汤，文中说："食已汗出，又身常暮盗汗出者，此劳气也；若汗出已……若身重，汗出已辄轻者。"由于病情已经产生变化，或经过了误治，于是不可再以前法治之，因此前条芪芍桂酒汤是黄汗之常，桂枝加黄芪汤则是变。又如十八篇第3条的"肠痈之为病……脉数，此为腹内有痈脓，薏苡附子败酱散主之"。但到了下一条第4条："肠痈者……其脉迟紧者，脓未成，可下之，当有血。脉洪数者，脓已成，不可下也。大黄牡丹汤主之。"前条肠痈见脉数，属脓已成，是肠痈的典型病机，但假若见脉迟紧而脓未成，则还未到肠痈的典型病机，可用下法治之。以上两条均体现了"之为病"条文揭示典型病机的目的，与其他不典型的病证相互比较，以示疾病的常与变。

由此反观"太阳之为病"的"脉浮，头项强痛而恶寒"，均是其"常"，是最典型的病机反映，但太阳病不见得必须要见此三证，如脉象可以见脉浮缓、浮紧、浮数，或者是桂枝汤证的"阳浮而阴弱"，或如23条的"脉微缓……脉微而恶寒"，甚至是25条的"脉洪大"；亦非所有太阳病均需要见"头项强痛"，否则病在太阳即要考虑用桂枝加葛根汤或葛根汤；太阳病当恶寒，而"恶风"、"不恶寒"，均是指太阳病之变。再如阳明病的胃家实属"正阳阳明"（《伤寒论》179条），是指阳明病的最典型病机，而阳明病的"太阳阳明"、"少阳阳明"，抑或阳明中寒、阳明发黄证等，均是阳明病之变。再如"太阴之为病"当属脾虚寒证，而第187条与278条的发黄证，当属太阴病之变。"少阴之为病"见"脉微细，但欲寐"当属少阴之常，而303条说"心中烦、不得卧"则属少阴之变。以上均是举例而言，常与变思想在《伤寒论》中经常出现，以此角度理解"之为病"条文，能更深刻地理解《伤寒论》的写作方式。

三、"之为病"条文体现了"中庸之道"

常变观属中国传统哲学思想，出现在各种中医经典之中，假若进深一层剖析，张仲景在制定各经的"之为病"条文时，运用了"中庸之道"的思想。

各经的疾病，张仲景并非选取了最严重、或是最初浅的病情作为"之为病"条文。例如太阳病中，表证最重的是大青龙汤证，或较轻的桂麻各半汤等表郁轻证；又如少阴病最严重的通脉四逆汤证，或病初浅的麻黄细辛甘草汤证等，张仲景均没有用其证候作为"之为病"，而是选择了"中"。

"中"即是"一矢中的"、"击中要害"的"中"，意指"最佳点"，而"中庸"即是"用中"，指能够凡事恰到好处，总能达到最佳点。在《礼记·中庸》说："舜其大知也与！舜好问以好察迩言。隐恶而扬善，执其两端，用其中于民。其斯以为舜乎！"这里的"执其两端，用其中于民"，正是中庸之道的具体体现。舜看到了善和恶的两端，可是他没有选择其中一方，不因为"善"是最好就只执著一端，而他选择了在两者之间找最佳点，使两者能够沟通。

同理，张仲景"之为病"的条文，虽然不能包括所有该经的病证，却能作为"桥梁"，处于各种病证之"中"，能够沟通各方。这正是张仲景的高明之处，由于疾病千变万化，执一端则忽视了其他部分，无法以三言两语而言全，但只要树立了最典型的病机特点，则足以明白各种不典型病机的关系。由此观之，"之为病"条文确是真正起上了"提纲"的作用，能举一反三。

四、结语

过去"之为病"条文称作"提纲证"的争议，以常与变的观点则迎刃而解。实际上用"提纲"一说解释"之为病"并无不可，提纲即"提纲挈领"的缩写，本身是一种类比，即"提网之纲，挈衣之领，比喻抓住要领"，是言其大要，目的是让人抓住大意，而不是全部内容。就像一般写文章时，编写提纲、大纲、目录、标题，实际上都是写出了要点，而非能概括全文。问题不是在于对"提纲"一词的理解，而在于能否以正确的角度理解"之为病"所揭示的常与变。

《伤寒论》强调疾病的传变过程，而六经的"之为病"就像六个"点"，揭示了六种典型的病机，假若将点串联起来而成"网"，则能真正起到"提"网之"纲"的作用，看到六经之间的演化关系。

［本文曾发表于《环球中医药》，2011，4（5）：360－361，原题目为《论伤寒论"之为病"条文的意义》。］

太阳病概念：邪气在表

太阳病的概念较为明确，"太阳主表"可说是基本正确的仲景理论，因此过去争议较少，而在本书上篇《表里部位概念》一文之中对于"表"、"表证"的概念已有详细论述，本篇目的旨在明确太阳病的概念范围，并对其他相关问题作补充探讨，如六经生理说、太阳病三大类型、太阳经腑证等概念作正本清源。

注意，本篇内容是在明确其余五经概念以后，在本书全文完稿时写成，是故文中许多论述需要与书中的前后文互参。

一、"太阳之为病"的脉证与病机分析

《伤寒论》第 1 条："太阳之为病，脉浮、头项强痛而恶寒。"本条一般称为"提纲证"，在前一篇《"之为病"条文意义》一文之中指出，提纲证目的在于揭示最典型的病机特点，而非在于定义疾病范围，故此透过对本条三个脉证的概念分析，目的在于理解太阳病的核心病机特点，到下一节中则讨论核心病机以外的太阳病概念范围。

1. 脉浮

"脉浮主表"是明确的仲景理论。在《辨脉法》明确地说"寸口脉浮为在表，沉为在里"，脉象"浮与沉"主"表与里"，是脉学的基本常识，张仲景也反复在书中明示，如《伤寒论》45条说"浮为在外，而反下之，故令不愈；今脉浮，故在外，当须解外则愈"，51 条又说"脉浮者，病在表，可发汗，宜麻黄汤"，脉浮主病位在表，故此以发汗为对应治法。

脉浮主"风邪在表"，而非寒邪所致。脉浮除了是病位概念外，更重要是指风邪在体表，是正邪交争的结果。在仲景书中多

次明说"浮为风"的理论，如《伤寒论》30条说"寸口脉浮而大，浮为风，大为虚"，134条"太阳病，脉浮而动数，浮则为风"，《金匮要略》一篇13条说"风令脉浮"，五篇6条说"浮则为风"，十四篇1条说"风水其脉自浮，外证骨节疼痛，恶风"，十四篇2条说"脉浮而洪，浮则为风"，十五篇1条说"寸口脉浮而缓，浮则为风"等等。需要注意，脉浮是由于风邪袭表所导致，而非寒邪或其他邪气，一般认为"风寒袭表"导致脉浮，若是寒邪袭表当见"紧脉"、"急脉"，如《金匮要略》一篇13条说："寒令脉急"，还如十四篇21条与《平脉法》《辨脉法》皆有"紧为寒"一句，相反在仲景书中没有"浮为寒"的理论记载。

浮脉亦主其他病机，常见于虚热上炎之证。脉浮除了可主风邪在表以外，亦可见于其他病证，如《金匮》十篇21条的"宿食"即以寸口脉浮大作诊断依据。其中较为多见于虚热上炎之证，这在《金匮》之中反复论述，最明确者如虚劳病是以"脉浮大"为主脉（六篇6条），还如五篇2条说"浮者血虚，络脉空虚"、六篇4条说"男子面色薄者，主渴及亡血，卒喘悸，脉浮者，里虚也"，十三篇2条说"浮即为虚"，十四篇8条说"寸口脉浮而迟，浮脉则热"等。单纯正气虚本不当见浮脉，若正气虚而阳热不潜藏、虚热上炎，则可出现浮脉。

值得讨论一点，"非风邪在表"所致的脉浮怎样与"风邪在表"的脉浮作辨别？一、与脉浮相兼的其他脉象，如脉浮大、浮芤、浮数等，以脉浮有无兼见其他脉象作鉴别；二、在《金匮》一篇9条说"病人脉浮者在前，其病在表；浮者在后，其病在里，腰痛背强不能行，必短气而极也"，若是属于虚热上炎的脉浮，乃因里虚而起，并非病初起即见，而是见于疾病逐渐演变成里虚之后，因此辨别方法以病初起即见脉浮为风邪在表之脉，初起不见而其后才见的属于虚热之象。这一鉴别十分重要，如在《伤寒论》不少邪气入里的条文之中亦见脉浮，则当以虚热作解，如238条小陷胸汤证见脉浮滑，154条大黄黄连泻心汤证见"脉关上浮"等，当属此例。

顺带一提，《伤寒论》225 条的四逆汤证见"脉浮而迟，表热里寒，下利清谷者，四逆汤主之"，本条见脉浮，并非因"阴盛格阳"或"虚热上炎"所致，而是仍然因风热在表未除所导致的，详细讨论参《伤寒解外方证原意·白虎加人参汤证属表里三焦热盛》中讨论"里有寒"一节。

2. 头项强痛

"头项强痛"主病在阳。头项强痛可分为"头痛"与"项强痛"两者，注意在仲景书中没有"头强"一证出现。头痛与项痛在身体的"阳"位，如《金匮》十一篇 13 条说"问曰：阳病十八，何谓也？师曰：头痛，项、腰、脊、臂、脚掣痛"，其中头痛、项痛皆在阳病之列；在《辨脉法》中又说"阳中于邪，必发热、头痛、项强、颈挛、腰痛、胫酸，所为阳中雾露之气"，身体之中属阳的部位受邪，其中头痛与项强排在首位。在《伤寒论》中没有明确指明头项痛是因感受哪一邪气所致，似乎意指无论何种邪气，只要邪气侵袭头项即可成病。

"头痛"属于邪气在表的重要表现。头痛一证在《伤寒论》之中，往往是太阳病证候的代名词，如第 8 条说"太阳病，头痛至七日以上自愈者，以行其经尽故也"，这里以头痛代表太阳病的证候；56 条说"伤寒不大便六七日，头痛有热者，与承气汤；其小便清者，知不在里，仍在表也，当须发汗"，本条属里热兼表之证，其中即以头痛代表邪气在表；再如 92 条说"病发热、头痛，脉反沉，若不瘥，身体疼痛，当救其里，四逆汤方"，本条以发热、头痛与脉沉相对，表示头痛属于邪气在表之证，本当见脉浮但却见脉沉，表示里虚较重，故不治表而治里。从头痛属阳的部位来说，头部可以说是一身"阳中之阳"，即是身体属阳的部位包括了头项以及腰背臂脚等，但邪气从外侵袭体表，最先侵袭头项等"阳中之阳"的部位，继而侵袭的其余部位可理解为"阳中之阴"，是故 35 条的麻黄汤证除了头痛之外，更见身疼腰痛，即是一身表气受邪较重的表现。

"项强痛"反映邪气有从表进入上焦的趋势。项强痛仔细而言可分为"项强"与"项痛"两种证候，当然两者亦可相兼，项强即是指项部肌肉拘紧，典型如痉病即以"颈项强急"、"身体强"为特征。注意项强并非太阳病邪气在表的专有特征，如《伤寒论》131条说"病发于阳，而反下之，热入因作结胸……所以成结胸者，以下之太早故也；结胸者，项亦强，如柔痉状"，结胸病亦可见项强，参笔者在《伤寒治内方证原意·结胸属少阳病》一文所述，结胸的病位重在上焦，是在中风的前提下"误下"，邪气入内进入上焦，邪气已不在表。邪气进入上焦化热成结胸，其证则见"项强"而不见头痛，故可知头痛与项强可以是分开出现的两种证候，头痛反映邪气在表，而项强反映邪气进入上焦，若头与项同时得病，则反映表与上焦同时受邪，或表受邪后继而影响上焦之气。

3. 恶寒

在本书《表里部位概念》一文中，指出"恶寒"一证即是"表证"，在张仲景的用法来说，主要以有无恶寒作为判断太阳病的依据。"恶寒"又是"伤寒"的表现，即是感受寒邪以后应当见恶寒，感受风邪以后当见恶风，是故在《伤寒论》第2、3条的中风与伤寒条文之中，分别以恶风与恶寒作为区别（参本书中篇《伤寒》一文）。《伤寒论》120条说"太阳病当恶寒、发热，今自汗出，反不恶寒、发热、关上脉细数者，以医吐之过也"，其后121条又说"太阳病吐之，但太阳病当恶寒，今反不恶寒，不欲近衣，此为吐之内烦也"，两次明确地说"太阳病当恶寒"，在《伤寒论》全书之中只有"恶寒"一证，是张仲景明示"太阳病当"见的证候，相对来说其他脉浮、头项强痛则无此一"当见"之说，可知道恶寒在提纲中的特殊地位。

进深讨论，寒邪在表可见恶寒，但是阳气虚甚亦可见恶寒，两者如何区别？如在《伤寒论》68条说"发汗病不解，反恶寒者，虚故也，芍药甘草附子汤主之"，这处的恶寒并非因为寒邪在表所致，区分方法其实不难，这与前文论外感脉浮以及里虚的脉浮的情况相约：一、在恶寒的同时有无兼见其他里虚之脉证，若属外感邪气在表的寒邪，当证情简单未见其他在里之证，如在68条见恶寒的证情，当兼有前文67条的"心下逆满、气上冲胸、起则头眩、脉沉紧"诸证；二、恶寒是见于前还是见于后，若病初起即见恶寒，当属外感寒邪所致，若先不见恶寒而后见，或先见恶寒而后不见、其后恶寒又起，当考虑里虚所致，如67条亦说"伤寒，若吐、若下后"，本身属于伤寒邪气在表之证，但其后经过误治导致邪气入里，到68条又再经过"发汗不解"重伤阳气，故此成为里虚之恶寒。关于68条证情的详细解释，可参与《伤寒治内方证原意·苓桂术甘汤证并非脾阳虚》一文。

4. 太阳病提纲病机小结

总结上文太阳病的三大脉证：脉浮主风邪在表；头项强痛亦主邪气在表与上焦；恶寒主寒邪在表。三者的共通点均是指太阳病的病位在表，但所主的邪气则是不同邪气亦可，从三者的病机来看，脉浮专指风邪袭表，头项强痛则可包含各种邪气，恶寒则专指寒邪，而三大脉证之中，张仲景似乎更侧重恶寒在太阳病中的地位。因此，太阳病的概念，从提纲证中已可分为广义与狭义两种理解，狭义是专指寒邪袭表，广义则可指各种邪气袭表。

提纲证的目的并非在于定义疾病，而是在于揭示最典型的病机，故此太阳病的"诊断"，并非必须要三者俱全，而是接近这一病机范围即可。例如在桂枝汤证、麻黄汤证均无"项强"，实际上亦只有桂枝加葛根汤与葛根汤证才以"项背强几几"为特点，而且严格而言这里是"项背强"而不是"项强"，与提纲的证情仍稍有区别；又如在166条说"病如桂枝证，头不痛、项不强、寸脉微浮"，这里说病情像桂枝汤证，但是却没有"头项强痛"，可知头项强痛并不包含在桂枝汤证之内，辨证使用桂枝汤时并非必须要提纲三大证俱全。另外，如《伤寒论》234条说"阳明病，脉迟、汗出多、微恶寒者，表未解也，可发汗，宜桂枝汤"，本条虽然开首说阳明病，但其后微恶寒，反映表邪未解，亦即太阳病仍在，故此还需要用桂枝汤治之，本条主要以微恶寒作依据，脉不见浮反而见迟，可知并非所有太阳病均需见提纲三大脉证。

二、太阳病的概念范围

太阳病的提纲主要是起"提纲挈领"的作用，是举起了太阳病的最典型病机，故此若较为接近邪气在表的各种"不典型"证情，而相对不接近其他五经者，则仍可属于太阳病的范围。若该病的病机特点，在太阳病以及其他五经病之间，又或者与五经同病，则较难给予明确病名。

从上所述，太阳病提纲之中，对于太阳病的概念已有广义狭义之分，是故感受寒邪在表较重之证，则当属于典型的太阳病，如31条葛根汤证、35条麻黄汤证，以及38条大青龙汤证，当属此列。相对而言，若说寒邪以外，以其他邪气为主的病情，如以风寒相兼、风邪为主、寒邪为次的证情，如12条桂枝汤证、14条桂枝加葛根汤证等当属此列（参本书中篇《中风》一文的论述）；又如168条白虎加人参汤证、170条与176条白虎汤证等，当属风热在表之证，其证仍接近太阳（参《伤寒解外方证原意·白虎加人参汤证属表里三焦热盛》一文）；又如《伤寒论》第6条论述的"太阳温病"，虽然其病性属邪热在表，但是亦可属于广义太阳病的范围（参《伤寒解外方证原意·越婢汤属太阳温病代表方》一文）。

表与上焦同病，亦属广义的太阳病范围。除了邪气在表以外，若邪气在表而正气偏虚，可因邪气同时入内而出现各种太阳兼他经之病。当然若邪气同时入内而接近其他五经的病机特点，则可称为太阳与他经的并病；但若只是邪气入内到上焦，表与上焦同病之证，则仍可称为太阳病。这种表与上焦同病的证情甚多，简单如麻黄汤证见喘，即是表气郁闭以后影响上焦；又如桂枝加厚朴杏子汤证，因邪气在表同时内入上焦，致肺气不利而喘；又如小青龙汤证因邪气入内，上焦阳气虚而水停心下则成咳；还如桂枝去桂加茯苓白术汤证因同时有水停在表与在上焦，故此不可以一般发汗治之（参《伤寒解外方证原意·桂枝去桂加茯苓白术汤去桂之意》)。类似情况在太阳病发展过程中十分常见，邪气传入上焦，是太阳病邪气从表到里的"必经之路"，故表与上焦同病。

邪气不在表而只在上焦，可属于最广义的太阳病概念范围。例如桂枝去芍药汤证与桂枝去芍药加附子汤证以胸满为主证，实际上邪气已不在表而内入上焦，从理论上看还未传变其他五经，仍较为接近太阳（参《伤寒解外方证原意·太阳病篇"非发汗"解表方》一文）；例如麻黄杏仁石膏甘草汤证见汗出而喘，邪气亦非在表，邪热内陷上焦，又未完全属于阳明病，较为接近太阳；又如桂枝甘草汤证见心下悸欲得按、炙甘草汤证见心动悸，均属上焦心之病，虽然距离太阳病的病机特点较远，但是又不完全属于其他五经的病机特点，可算较为接近太阳的概念范围。按本书提出的六经理论（参考往后的诸篇六经《概念》以及《六经纵论》等文），太阳病相对于其他五经的理论来看，虽然少阳病与厥阴病亦有上焦之虚热，但其虚热的成因是来源于中下二焦，若单纯病在上焦而非虚热之证，从病机特点来说，则只有太阳病是病在上焦，故此说邪气只在上焦之时，还当属于广义太阳病的概念范围之内。

三、太阳病的意义

太阳病在三阴三阳"六经"之中，是外感病的最初始阶段，是典型外感病发病过程的第一步。这里说的初始阶段，是相对于往后五经而言，而不是说所有外感病必须要从太阳而起，临床上当然可随着患者素体状况，邪气可以跳过太阳而直接进入其余五经，因此"初始阶段"是从六经排列的理论上而言，而不是临床上而言。

从太阳病的核心概念来看，主要讨论寒邪侵袭体表以后表现，故此《伤寒论》六经的主线，是以寒邪侵袭人体以后，从表到里发病的逐步深入过程。当然，即使在太阳病的提纲证之中，广义角度亦非专指"寒邪"一种邪气，亦可包括其他外感邪气在内，因此《伤寒论》虽然"重在"寒邪，却非"只有"讨论寒邪致病，太阳病的主要内容，应当是以广义的"邪气在表"为代表，而不是"寒邪在表"或"风寒在表"。由此观之，《伤寒论》讨论的疾病，确实是各种外感病从表到里的发病规律。

《伤寒论》太阳病篇的内容庞杂，差不多占了《伤寒论》一半的内容，其余五经的内容亦混入篇中，为何有这一种特殊的写作方式？这是由于在太阳病篇之中，不单讨论单一邪气在表之证，除了讨论太阳病概念范围（邪气在表与上焦）的证情变化，还详细讨论了邪气在太阳与其他五经相兼的病情，包括了太阳与其他五经各自单一的合病、并病，甚至是多经病相兼的病情；同时又讨论太阳病误治传入其他五经的病证（或坏病）；而到了其他五经的病篇之中，则主要讨论其不兼太阳（表）的典型病情，由于不少相兼太阳的病情已在太阳病篇有所讨论，故此其他五经篇的篇幅相对较少。

此一写作方式，突显了张仲景对太阳病的重视，由于太阳病是外感病的第一步，若在这一步能治愈，则预防传变入里，属"治未病"的思想；若邪气内传，越是深入则越难治疗，甚至会有难治、死证、不治的矛盾病机出现。太阳病亦是临床最常见的外感病，毕竟能够进入少阴、厥阴而成死证的总比太阳的少，故此掌握太阳病的诊治最为重要，亦可减少在病初起时误治的机会，提高外感病的疗效。这就是张仲景为何花上大量笔墨在太阳病篇之中，即为提醒医者在太阳病阶段治愈的重要性。

四、进深讨论

在明确了太阳病的概念以后，以下再对太阳病的一些常见说法作对比评述，以冀正本清源。

1. 太阳（六经）生理说

现在的《伤寒论》教材之中，常用"太阳"的生理与病理两种角度，认为"太阳"与"太阳病"概念不同，太阳的生理特点可概括为"阳气较多，正气旺盛；职司卫外，统摄营卫；六经藩篱，受邪首当；参与气化，主司排水；内应少阴；表里沟通"等多种生理功能。这一种"生理"的说法，更广泛用于解释其余五经，建立了"六经皆有生理病理"之说。

在《伤寒论》中，没有太阳"生理"之说。在《伤寒论》的原文之中，大部分情况下均是写作"太阳病"，亦偶有写成"太阳"而无"病"字，但是无病字的"太阳"均非指"生理"的功能，在原书中没有太阳生理的论述例证，例如"太阳中风"与"太阳伤寒"等，均是指太阳病的前提下感受风邪、寒邪；又如"太阳阳明"，即是指太阳病与阳明病同时病（合病）、或指较为接近太阳病的阳明病。更明确的例证，如在48条说："二阳并病，太阳初得病时……"这里说"太阳"初得病时，显然也是指太阳病而言，实际上太阳只是太阳病的缩略语而已，无论太阳或者太阳病，均是指病理（中医术语当为"病机"）而不是生理。

"太阳生理"（或"六经生理"）之说，实际上是对多种太阳病（或六经）的病机特点作反推而得。太阳病既然主邪气在表之病，若说其生理，则当指"表"的生理特点，自然牵涉营卫气血津液等的基本理论，"六经生理"说反而将原有的中医理论复杂化。"太阳生理"之说，类似于"藏象"的概念，好像太阳是与营卫气血、三焦五脏六腑并行的另一概念，具有自己的功能。其实，太阳即是病机的概念，是对外感病发展过程的理论概括，而并非人体具备另一种生理功能，不单太阳病如此，六经皆非具有生理特点，六经皆言病理（机）而非生理。

2. 太阳不等于表

"太阳病"的核心概念是指邪气在表的病机特点，但过往不少医家认为"太阳即是表"，此说类似于上述生理之说，把"太阳主表"之说更进一步说成"太阳即表"。首先"太阳主表"一句，本身可以正确理解为"太阳主邪气在表之病"，但若理解为"太阳主在表之气"的生理意义则并不正确，偷换概念说"太阳即是等于表"，这显然是错误的，体表是太阳病的病位，除了病位概念以外，还需要有其他如皮毛腠理血脉、营卫气血津液、三焦脏腑等理论的支持，"太阳即是表"之说并不正确。

3. 太阳的治法非只有发汗

一般认为太阳病的治法是"发汗解表"，但这只是少部分太阳病的治法。病在表则应按《素问·阴阳应象大论》说"其在皮者，汗而发之"的理论治疗，当然若一般风寒在表之证，如桂枝汤证、麻黄汤证，显属发汗解表之例，但是这只是太阳病的一小部分，由于太阳病的概念范围颇大，有狭义有广义，例如太阳温病即不当发汗（参《伤寒解外方证原意·越婢汤属太阳温病代表方》一文）；又如表郁轻证三方的证情，其中桂麻各半汤与桂枝二越婢一汤证则不属于典型的发汗解表，属于小汗法；若邪气在表，但是因正虚而同时邪气入里，表里同病，典型如大部分小柴胡汤证，虽然病仍在太阳未解，不可发汗治之（参《伤寒解外方证原意·小柴胡汤证重在邪结下焦》一文）。实际上，邪气在表而因正气虚不可发汗，需要透过其他方法治疗的情况，在《伤寒论》之中十分多见，故此"发汗"只是太阳病的治法之一，还需要视乎具体病情特点而定治法。

4. 不在太阳并非即入在里

关于"表里"的概念，在本书上篇《表里部位概念》一文中已有详细论述，指出表里并非完全的相对概念，张仲景的"里"不是"非表即是里"，"里"是专指"下焦"而言。由此来看，若病情并不在太阳，在张仲景的角度来看则并非"即入于里"，而只可以说成"入内"。例如桂枝去芍药汤证邪气内入上焦，又如小青龙汤证见水停上焦的心下，均不是"表里同病"，严格来说属于表与上焦同病，或表解而邪入上焦，由于不属"表里同病"，则无需要遵从"先表后里"的治则。

5. 太阳病有"三大类型"说

常说太阳病具有三大类型，分别是"中风、伤寒，以及表郁轻证"，这一种说法之中的中风与伤寒，并非是专指《伤寒论》第2、3条的中风与伤寒，而是以桂枝汤证作为中风的代表，麻黄汤证作为伤寒的代表，由于表郁轻证是麻桂的合方，属于两者之间，故此属第三类型。其实表郁轻证不属于一种独立类型，方中虽然可以是桂枝汤与麻黄汤的合方（实际上桂枝二越婢一汤并非此两个方合方），但桂麻各半汤的证情绝非即是桂枝汤证与麻黄汤证之间，而是正气偏虚、表邪不去的另一种证情（参《伤寒解外方证原意·表郁轻证并非病情较轻》一文），故此这种三大类型之说并不成立。

　　另外，有一说认为太阳病的三大类型为"中风、伤寒与温病"，这种说法相对似乎合理，但严格而言，这应该说是在"太阳病篇"之中有三大类型，由于《伤寒论》与《金匮要略》之中均有《痉湿暍病篇》，当中的三病亦是属于太阳病的范围之列，若说太阳病可分为多少种类型，最少应当说有"六大类型"，故此"三大类型"之说并不成立。

　　按本书研究的观点，《伤寒论》的第2、3、6条的太阳中风、伤寒与温病，并非是指疾病的"类型"，而是指单一邪气（或病机）致病的特点，是为了后来论述两种以上邪气相兼的证情作铺垫（参本书中篇《中风》一文），故此虽然太阳病有"六种类型"，实际上这只是从最典型单一邪气的致病角度而言，而不是从临床上多种邪气的角度出发，故此在《伤寒论》之中，其实每一条条文的证情也是一种类型，疾病演变千变万化，难以简单概括太阳病有多少种类型。

6. 太阳病的病位重在"经脉"

　　在中篇《经：指一身经脉》一文之中，指出"经"是指一身经脉，太阳病的病位重点是病在经脉。太阳病邪气在表，其病机重点是"营卫不和"，如在《伤寒论》53条中说"营行脉中，卫行脉外；复发其汗，营卫和则愈，宜桂枝汤"，营卫之气行于脉中脉外，若太阳病表受邪气，即是经脉的营卫受邪，因而导致营卫之气失和。亦因此太阳病的提纲证中，一开始即以"脉浮"作为特点，这是由于太阳病是一身经脉受邪，正邪交争，卫气奋起抗邪，故此当见脉浮，脉浮即是经脉的卫气向外抗邪之象。当然，太阳病邪气在表，并非只是病在血脉，亦同时病在体表的肌肉、皮毛；在表的肌肉与皮毛之病证，亦是血脉受邪以后影响营卫之气所导致的。故此如《伤寒论》97条说"血弱、气尽，腠理开，邪气因入"，皮毛腠理开的原因，是先因血弱气尽，气血虚弱即是指血脉的营卫气血失常。

进深而言，太阳病以寒邪在表为其核心病机，则寒邪进入经脉的营血之中，是太阳病的特点。《辨脉法》说："寸口脉浮而紧，浮则为风，紧则为寒。风则伤卫，寒则伤营。营卫俱病，骨节烦疼，当发其汗也。"由此"风邪伤卫气，寒邪伤营气"的理论可知，若太阳病外感风寒邪气，则风邪伤经脉外之卫气，寒邪伤经脉内的营气，而整个《伤寒论》是以寒邪伤人为其重点，则是由于寒邪能够直入经脉营血之中，继而进入脏腑之内，相对风邪只是侵袭经脉之外，相对并不容易入脏腑。因此为何寒邪能够伤人如此严重，甚至可以致死，张仲景把书名称作《伤寒杂病论》，即是因为寒邪能够深入血脉脏腑，故此病情严重。

太阳病是邪在经脉，则其余五经之病是邪入脏腑。按《金匮要略》第一篇2条说："一者，经络受邪，入脏腑为内所因也；二者，四肢九窍，血脉相传，壅塞不通，为外皮肤所中也。"太阳病在经络受邪以后，下一步若邪气不停留在血脉之中，则可流传入脏腑。由于经络脏腑的外内连属关系，若太阳病失守，则邪气入里到脏腑，入脏腑即反映病情严重。故此在太阳病邪气在经脉的阶段治愈十分重要，这与《金匮》一开首"上工治未病"的思想一致，强调已病防传、有病早治。

7. 太阳病"经腑证"说

过往注家在对于太阳病的病证分类，还有用"经证"与"腑证"此一概念，主要认为太阳膀胱经主一身之表，在表之证即属于"经证"，而在里膀胱之证则属于"腑证"，而腑证的代表方证是五苓散证，或称为太阳蓄水证，认为其小便不利是由于膀胱腑之病所致；甚至抵当汤证、桃核承气汤证等称为"蓄血证"，也包含在腑证之列。

对于这种"经证"与"腑证"的分类，并非仲景原意。如上一节所述，张仲景对于"经"的理解，是指"经脉"而非指"太阳经"或"六经"，故此本身并无"经"与"腑"两者相对之说。再者，太阳病并非等于"足太阳膀胱经"，太阳病是主一身之表，与一身体表的经脉有关，而非局限于其中一条经脉，因此以足太阳膀胱经解释太阳病并不正确，既然如此，更莫说以其腑"膀胱"以解释太阳病。实际上其余五经的解释，皆非可用经络学说作解，故此"经证"与"腑证"一说并不成立。

顺带指出，五苓散证原意并非病在膀胱，而是由于"水停热郁在胃"所致，可参《伤寒治内方证原意·五苓散证属水停热郁在胃》一文。

8. "实则太阳、虚则少阴"说

在解释太阳病的传变时，常有"实则太阳，虚则少阴"一说，认为太阳病邪气多传变入少阴；另外又从生理上解释太阳病的功能，认为太阳经之气需要少阴心肾的阳气辅助。当然，《伤寒论》以及《内经》之中本身并无此句，这一说法也是基于经络学说的理论，以解释六经之间的关系，但以经络学说解释六经关系实非仲景原意。

这一理论多是引用《灵枢·本脏》的一句"肾合三焦膀胱，三焦膀胱者，腠理毫毛其应"，句中"肾"合"膀胱"，似乎将少阴与太阳两者相合起来，其实是对《内经》断章取义的解读方法。首先，本句之中在肾与膀胱之间还有"三焦"，然则为何不说膀胱与三焦相应？再者，《本脏》全篇亦非讨论十二经络理论，而是直接论述脏腑之间的相应关系，就像这一句则并非讨论足少阴肾经与足太阳膀胱经的关系，而是直接讨论肾、三焦与膀胱的直接相应关系；还有，原文在《灵枢》之中是黄帝询问岐伯关于"六腑之应"的相应关系问题，实即讨论六腑与体表部位的相应问题，而非讨论六府之间的相应，原文说"肾合三焦膀胱"而非"肾应三焦膀胱"，是指这三腑合起来相应腠理毫毛。故以此句说明"实则太阳，虚则少阴"，引文并不正确。

太阳病主邪气在表之证，若硬要从生理上说"表"的生理功能，在表的营卫之气，当然需要一身三焦五脏六腑的气血充足，才足以周流一身，故此在表之气并非单靠"少阴心肾"之气的推动而成。又从传变上看，邪气在太阳病传里，实际上没有规律而言，可按六经顺序传里，亦可不按六经的规律直接传入其余五经，太阳病并非较多传入少阴。关于六经的传变规律，请参考本书末篇《六经纵论》一文。

五、结语

从本文的论述可见，太阳病本身的概念原意并不复杂，只是后世给太阳病增添了多种说法，反而导致太阳病的概念日益模糊，多种复杂理论加诸于太阳病，导致后学对仲景理论难以理解。

透过本文的论述，以简明的方式理解太阳病的概念，对于认识其他五经的病机特点，以及对于理解《伤寒论》的学术思想、写作特色，皆有重要意义。

阳明病概念：正气充实、邪气入胃、正邪交争激烈

　　阳明病的提纲只有"胃家实"一句，欲要理解阳明病的概念范围，必须明确这句的概念。一般认为"胃家"包括了胃与肠，"实"则指邪气实，可是透过《伤寒论》的原文考证，可知其原意并不完全如此。以下先从胃、家、实三字的概念说起。

一、胃家实三字分别的概念

1. 关于"家"

　　关于"胃家实"中的"家"字，主流观点认为"'胃家'实赅胃与大肠而言"，但是按照《灵枢·本输》："大肠、小肠皆属于胃。"单是"胃"的概念已经包括了大肠与小肠，为何张仲景要多用一个"家"字？再者，在《伤寒论》太阴病篇的 278 条中有"脾家实"一词，假若"胃家"是包括大小肠，则如何解释"脾家"？显然"家"的意思并非指大小肠，而另有用意。

　　考仲景书中，"家"字约出现二十次，均是指平素常患有某种病，或者是某一种体质状况的人，例如风家、喘家、淋家、疮家、衄家、亡血家、汗家、冒家、呕家、虚家、湿家、失精家、寒家、咳家、支饮家、饮家、黄家等。由此角度理解阳明病的胃家实，应当指平素患有胃病的人，或属于"胃实"体质的人。

2. 关于"胃"

　　阳明病核心是"胃"的病变，从原文分析可知，张仲景对胃的认识确实包含了胃与肠，当中"胃实"的概念，可以包括胃的实热证与实寒证，例如阳明中寒，则当属于实寒证，相对胃虚较轻而未见下利，又有别于太阴病的脾虚寒证。因此，阳明病篇的

"胃实"，当包括寒与热两方面，而不单有热证。

3. 关于"实"

"实"在《伤寒论》中经常出现，张仲景继承了《素问·通评虚实论》"邪气盛则实"的观点，实即邪气盛实，如《伤寒论》70 条："发汗后，恶寒者，虚故也；不恶寒，但热者，实也。"又如 104 条"潮热者，实也"，等等，均是指病理状态的邪实。

张仲景运用"实"亦可指正气充足，例如 49 条"尺中脉微，此里虚，须表里实"，这里的实明显是指正气而言；又如 278 条"脾家实，腐秽当去故也"，指脾阳气恢复充足，正胜邪去，因此能使腐秽下泄；《金匮要略》第一篇 1 条："见肝之病，知肝传脾，当先实脾。"实脾即是脾气充实，以补法充实正气；再如五篇 5 条："趺阳脉浮而滑，滑则谷气实。"足阳明胃脉滑，代表水谷之气充实，正气充足。

另外，《伤寒论》中特别说明"内实"的有两处，亦是指正气而言。在 105 条："若自下利者，脉当微厥，今反和者，此为内实也，调胃承气汤主之。"此条的"内实"并非因为便结等有形实邪，而是下利本应见虚弱的脉象，可是现在却见平和，是里气充实之象，"内实"指的是脉和的原因；181 条："不更衣，内实，大便难者，此名阳明也。"此条的"内实"，与"不更衣"、"大便难"并列，若内实亦指"便结"，岂不是文气重复？内实与上条意义相同，是指里气充实，即正气充足，是从生理与病机而言，解释阳明病"不更衣"、"大便难"的原因。

这里尚需要指出，郝万山认为张仲景只是把有形之邪如痰、饮、水、湿、食积、瘀血等称作"实"，但纵观整部《伤寒论》，均未直接表明阳明病的"实"必须要见到"糟粕"，虽然大承气汤证多是用在有燥屎上，但既然"实"本义是指"邪气实"或"正气实"，是因正邪交争激烈、邪热盛实容易使胃中津液耗伤，产生燥屎。由于"邪热和阳明糟粕相结"是正气实与邪气实的结果，则无必要另行解释"实"为"有形之邪"，以正邪的角度理解《伤寒论》的"实"已经足够。如《伤寒论》179 条说："少阳阳明者，发汗、利小便已，胃中燥、烦、实，大便难是也。"若以"大便难"为"邪热与糟粕相结"，则"燥、烦、实"是其因，"实"当指胃中正气实或邪气实，而不包括"糟粕"，否则与大便难语义重复。

二、"胃家实"的含义讨论

综合上文所论，以下讨论胃家实的含义：

1. 提纲揭示最典型病机

"胃家实"一词在《伤寒论》中见二处，一是 180 条阳明病提纲证，另一在 179 条说："问曰：病有太阳阳明，有正阳阳明，有少阳阳明，何谓也？答曰：太阳阳明者，脾约是也；正阳阳明者，胃家实是也；少阳阳明者，发汗、利小便已，胃中燥、烦、实，大便难是也。"179 条的"胃家实"属正阳阳明，等同阳明病的提纲证。再从阳明病分为正阳阳明、少阳阳明、太阳阳明三者来看，阳明病的提纲证属于其中之列，可知阳明病的提纲证目的并非在于概括阳明病的全部内容，而是揭示阳明病的最典型病机。太阳阳明与少阳阳明虽然不是阳明病的最典型，但仍属阳明病之列。

2. 阳明病提纲为胃实热证

"胃家实"的实，从上文讨论当包括正气实与邪气实两方面，实际上这是一个问题的两面，正气充实能与邪抗争，则邪气实。再从太阴病"脾家实"的概念来看，脾家实与胃家实是相对而言，既然脾家实的解释是正气恢复而使邪气得去，则"胃家实"主要指胃气充实，是由于正气充足，因而正邪交争激烈，于是邪气亦实。

在前述《伤寒论》各种病"家"中，例如说"喘家"，该是指平素患"喘"的人，或素体质容易诱发喘，而不是指现在喘病正严重发作。"胃家实"亦当指一种体质状态，属于"虚家"的反面，由于体质壮实，正气充足，因而感受邪气容易走向阳面，使邪气实。

阳明胃的生理功能，是腐熟与纳化水谷，腐熟水谷需要胃中阳气，若胃中寒则不能腐熟水谷，如《伤寒论》191 条说："胃中冷，水谷不别故也"。因此阳明病提纲的"胃家实"，当以胃实热证为其病机，是以患者平素胃气充实或太过，受邪则正邪交争激烈而出现胃实热证。

三、阳明病包括多种胃病

阳明病提纲并非概括所有阳明病，阳明病的范围当包括多种胃病。比较正阳阳明与少阳阳明，少阳阳明具有"燥、烦、实"的特点，而正阳阳明则是"胃家实"，两者均有"实"的特点，可见"胃家实"并非"正阳阳明"的专利，阳明病可以在胃家实的基础上兼有其他病机，如 203 条的"胃中干燥"，217 条说"燥屎在胃中"均属此例。

从阳明病篇的内容可见，阳明病亦可包括"胃虚"之证。此即如太阴病以"脾虚"为其典型病机，但亦包含了"脾家实"的另一反面。因此如《伤寒论》191 条的"胃中冷"与 194 条的"胃中虚冷"，仍可包括在阳明病的范围内，属于"不典型"的阳明病。

四、结语

阳明病的"胃家实"，过去一般单纯理解为"邪气实"，本文从正邪两方面的关系理解则更为全面。正确认识"胃家实"的含义，对理解阳明病与提纲证的关系，阳明病的发病机制，以及阳明病与其他六经病的关系均有重要意义。

[本文曾发表于《国际中医中药杂志》，2011，33（8）：717 - 718，原题目为《论伤寒论"胃家实"之意》。]

少阳病概念：胃虚而虚热上炎、热在上焦

现在对于少阳病的认识，主要认为是"枢机不利，胆火内郁"为病机特点，可是纵观《伤寒论》以及《金匮要略》中均无一处提到"胆"，更莫说"胆火"抑或"枢机"的说法。如此解释少阳病，主要是透过《黄帝内经》对于"足少阳胆经"、"手少阳三焦经"与"少阳病"此一相同文字作推论，实际上并无张仲景的原文依据。究竟少阳病的病机为何？本文尝试从张仲景的原文中找寻答案，以下先从少阳病的提纲证说起。

一、"少阳之为病"三证的证候与病机分析

《伤寒论》263 条说："少阳之为病，口苦、咽干、目眩也。"此为少阳病的提纲证。在上文《"之为病"条文意义》中指出，"之为病"的条文目的在于揭示最典型的病机特点，而非对某病作"定义"。"之为病"在于揭示疾病的"常"，以知常达变，展示典型病机与非典型病机的演化关系。因此，明白提纲证所揭示的病机特点，对于理解少阳病有重要意义。以下分别从"口苦、咽干、目眩"三证，以张仲景原文的角度逐一分析其病机。

1. 目眩（附：冒眩）

先说"目眩"。"目眩"可单独称为"眩"，又多称为"头眩"，如在《伤寒论》67 条茯苓桂枝白术甘草汤证见"起则头眩"，而在《金匮要略》十二篇 16 条同样是苓桂术甘汤证却写成"目眩"，可知两者基本相同。张仲景没有直接说明"目眩"为何不适感觉，似乎"眩"在当时是人所皆知的一种证候。参张纲在《中医百病名源考》中指出："古之借'玄'而为'悬'者也。眩字从目，本以谓眼，而所以从玄声，又用以言悬，故古以眩而

明病者，本喻其视物晃动而不定，一如丝线悬物而摇摇然也。如《释名·释疾病》所云'眩，县（悬）也，目视动乱，如悬物摇摇然不定也'，即其义也。"由此理解，"目眩"与"头眩"广言之则基本同义，细言之则目眩的视物晃动不定集中在眼目，而头眩则在全头皆觉摇晃，两者属轻重程度不同。从其表现理解，目眩与头眩即等同于现在的"眩晕"，《中医内科学》指"眩是指眼花或眼前发黑，晕是指头晕甚或感觉自身或外界景物旋转。二者常同时并见，故统称为'眩晕'"。《素问·六元正纪大论》说："甚则耳鸣眩转。"《难经·二十四难》又说："三阴气俱绝者，则目眩转目瞑。"此二段经文均以"眩转"为一词组，可知"眩"的摇晃可包括"旋转"的感觉，而在《辨不可发汗病脉证并治》中亦有"目运"一词，实际上可理解为"目眩"的另一种表述，"运"即"转动"的意思。

　　"眩"属于虚证，营卫气血亏虚则可见。如《金匮要略》六篇8条说："夫失精家，少腹弦急，阴头寒，目眩，发落，脉极虚、芤、迟，为清谷亡血失精。"本条明确指出"目眩"是"清谷亡血失精"的虚证，是由于下焦营血精气亏虚，营卫不升，头目失养则见目眩，故此同时伴见"发落"。另外，《辨不可下病脉证并治第二十》又说："动气在右，不可下。下之则津液内竭，咽燥、鼻干、头眩、心悸也……动气在下，不可下。下之则腹胀满，卒起头眩，食则下清谷，心下痞也……表里俱虚竭，卒起而头眩。"本条指出了误下之后，使正气亏虚，则可出现头眩，而《辨不可发汗病脉证并治》又说："动气在左，不可发汗，发汗则头眩，汗不止，筋惕肉瞤。"本条则是误汗之后出现头眩，而本条说的"筋惕肉瞤"，同样出现在《伤寒论》38条"若脉微弱，汗出恶风"而误用大青龙汤之后，可理解为误用大青龙汤过汗后，耗伤正气；在《辨不可发汗病脉证并治》更有一条说："诸逆发汗，病微者难瘥；剧者言乱、目眩者死，命将难全。"发汗太过之后，目眩可是死证的表现。另外，在《金匮要略》七篇5条说："此为肺中冷，必眩、多涎唾，甘草干姜汤以温之。"此条阳虚集中在上焦肺中，而本条更强调"必眩"，可知在各种虚证之中，只要影响上焦营卫之气的升发宣散，则可出现目眩，是故在《灵枢·卫气》说："上虚则眩。"《灵枢·口问》又说："故上气不足……目为之眩。"而在《灵枢·大惑论》则说："故邪中于项，因逢其身之虚，其入深，则随眼系以入于脑，入于脑则脑转，脑转则引目系急，目系急则目眩以转矣。"本条解释目眩的成因，除了是邪气入中之外，更强调了"其身之虚"是其根本原因。

目眩除了是各种上下二焦的虚证以外，亦常见于中焦脾胃虚弱之证。在《伤寒论》195 条说"阳明病，脉迟，食难用饱，饱则微烦，头眩，必小便难，此欲作谷瘅"（在《金匮要略》十五篇 3 条亦有类似文字），本条前一条 194 条说："阳明病，不能食，攻其热必哕。所以然者，胃中虚冷故也。""食难用饱"即是"不能食"的另一种描述，为何出现不能食？在《伤寒论》333条说："伤寒脉迟六七日，而反与黄芩汤彻其热。脉迟为寒，今与黄芩汤复除其热，腹中应冷，当不能食。"脉迟为胃中寒冷，可是因见"微烦"而误以为实热证而苦寒彻热，实际上"微烦"是由于胃中虚冷而生的"客气"，如《伤寒论》80 条说："身热不去，微烦者，栀子干姜汤主之。"栀子豉汤证所见的"虚烦"是因胃虚所生的客气上逆而致烦（参笔者《伤寒治内方证原意·栀子豉汤证属少阳病》一文），因此 195 条所出现的"头眩"，亦与此一病机相近。再看《金匮要略》十五篇 13 条："谷疸之为病，寒热不食，食即头眩，心胸不安，久久发黄为谷疸，茵陈蒿汤主之。"《伤寒论》195 条说："欲作谷瘅。"而本条更直接指出"谷疸病"可见"食即头眩"，在同篇 2 条解释了谷疸的成因："紧则为寒，食即为满……趺阳脉紧为伤脾，风寒相搏，食谷即眩，谷气不消，胃中苦浊，浊气下流，小便不通。"这里明确指出，谷疸见头眩的成因，是由于饮食后却"谷气不消，胃中苦浊"，且脾气受伤，胃中精气不升所致。

除了是三焦的各种虚证，假若兼有水气停滞则易成眩。例如在《伤寒论》67 条茯苓桂枝白术甘草汤因水气停滞、阳气不升而见"起则头眩"（参《伤寒治内方证原意·苓桂术甘汤证并非脾阳虚》一文）；82 条真武汤证因水停下焦亦见"头眩"；《金匮要略》十二篇 30 条说："卒呕吐，心下痞，膈间有水，眩悸者，小半夏加茯苓汤主之。"31 条又说："假令瘦人，脐下有悸，吐涎沫而癫眩，此水也，五苓散主之。"小半夏加茯苓汤属水停上焦的膈间，而五苓散证则属水停在胃（参笔者《伤寒治内方证原意·五苓散证属水停热郁在胃》一文）。由此可知，水停三焦各部，营卫不通，亦是头眩的成因。

附：冒（冒眩、郁冒、自冒、自冒心）

"冒眩"属于"头眩"的重证。除了上述目眩与头眩以外，张仲景亦多次运用"眩冒"或"冒眩"一词，在此一并讨论，以示两者异同。在《伤寒论》142 条说："太阳与少阳并病，头项强痛，或眩冒，时如结胸，心下痞硬者。"此条的"头项强痛"属太阳病，而"眩冒"则属于少阳，可知"冒"亦可属于"少阳病"的见证；《金匮要略》二十二篇 8 条说："……奄忽眩冒，状如厥癫。"这里亦是"眩冒"二字同用，而在十二篇 25 条的泽泻汤证则写成"其人苦冒眩"，两者基本相同。"眩冒"与"头眩"一样属于虚证，如《伤寒论》160 条说："伤寒吐下后，发汗，虚烦，脉甚微，八九日，心下痞硬、胁下痛、气上冲咽喉、眩冒。"因为误用吐下发汗之后，见"虚烦"、"脉甚微"，正气亏虚，及后出现各种客气上逆之象，其中包括了眩冒。仔细而言，"眩"与"冒"是程度的不同，在《伤寒论》297 条说："少阴病，下利止而头眩，时时自冒者，死。"假如少阴病而见下利止，本当属疾病向愈的佳兆，但是却见头眩，反映本虚仍重，假若见"时时自冒者"更属于死证，本条从"头眩"到"自冒"的对比，可知头眩与自冒两证相近，自冒反映本虚甚重。

若单说"冒"，或可称为"自冒"、"郁冒"，是头晕严重之证，反映正虚较重。在《说文解字》中说："冒，冢而前也。"

"冡，覆也。"谷衍奎在《汉字源流字典》中指出"冒"的本义为"帽子"，亦有引申义为"向上升，向外透出、涌出"的意思，因此"冒"一方面有头上昏蒙、如被帽子覆盖的不适感觉，另外亦可有上升的感觉。由此可知，"冒"相比"头眩"的"视物晃动不定"的头晕感觉更严重，可理解为头目昏花、视物模糊。

冒的成因与眩相近，亦属虚证，因三焦各部的虚弱，或水饮停滞，使营卫不通，头目失养则见，而冒的虚较眩为重。《金匮要略》产后病篇明确解释了冒的成因，二十一篇 1 条说："问曰：新产妇人有三病：一者病痉，二者病郁冒，三者大便难，何谓也？师曰：新产血虚，多汗出，喜中风，故令病痉；亡血复汗，寒多，故令郁冒；亡津液，胃燥，故大便难。"产后妇人容易得三病，其一为郁冒，其成因是由于产后血虚甚重，血虚而生内寒所致，而在二十一篇 2 条更进一步解释："产妇郁冒，其脉微弱，不能食，大便反坚，但头汗出。所以然者，血虚而厥，厥而必冒。冒家欲解，必大汗出。以血虚下厥，孤阳上出，故头汗出。"本条进一步解释为何郁冒之后多见"但头汗出"等症，是由于"血虚而厥"，按《伤寒论》337 条说："凡厥者，阴阳气不相顺接，便为厥。"厥即是指由于血虚，使营卫不通，继而出现"冒"，故文中说"厥而必冒"，故此冒又称为"郁"冒，即是强调其"血虚而厥"的成因，假如厥得解除，营卫气通，但血虚之本仍在，此时张仲景称为"血虚下厥，孤阳上出"，即是血虚而津液不足，卫气宣通仅有之津液则但头汗出。《平脉法》又说："寸口诸微亡阳，诸濡亡血，诸弱发热，诸紧为寒。诸乘寒者，则为厥，郁冒不仁……"此条又见郁冒，其成因是在亡阳、亡血等基础上"乘寒"，因"厥"而成郁冒，总而言之，郁冒是血虚寒盛，营卫不通所致。再看《伤寒论》366 条："下利脉沉而迟，其人面少赤、身有微热、下利清谷者，必郁冒、汗出而解，病人必微厥，所以然者，其面戴阳，下虚故也。"本条见下利清谷，是少阴阳虚的重证，是由于下焦亏虚所致，但是病情与产后"亡血"的病情相比，其病以亡阳为主，而亡血、津亏较轻，因此说

"病人必微厥"而非"厥"，且"郁冒、汗出而解"而非但头汗出。《伤寒论》94条明确地说："太阳病，先下而不愈，因复发汗，以此表里俱虚，其人因致冒，冒家汗出自愈，所以然者，汗出表和故也。"这条说"冒家"，即指这一种被误用汗下之后，表里俱虚的病人，因为里虚而营卫不通，则出现"冒"，假若见汗出，即反映营卫得通，营血津液充足，汗出营卫能达表之象，故说"汗出表和"而自愈。

另外，即使并非下焦亏虚，假若是上焦受邪而致营卫不通，亦可见冒，如《金匮要略》十一篇1条说："肺中风者，口燥而喘，身运而重，冒而肿胀。"上焦肺感受风邪，营卫不通可见冒。十二篇25条说："心下有支饮，其人苦冒眩，泽泻汤主之。"上焦心下水饮停滞，营卫宣发受阻即见冒眩，而在十二篇34条又说："……其脉虚者，必苦冒，其人本有支饮在胸中故也。"假若脉虚而水饮在胸中，即本身营卫气虚而又兼有上焦阻滞，则必然见冒。

由于"冒"病机的特殊性，容易伴有"上逆"的诸证。如上文说产后病容易见郁冒，因"血虚下厥"，故"孤阳上出"，下焦亏虚甚重而致"冒"的病证，由于下焦寒厥，一方面血虚可生客气上逆，另一方面若厥得通，则营卫气得宣而见上逆。如《金匮要略》十二篇36条所云："青龙汤下已，多唾，口燥，寸脉沉，尺脉微，手足厥逆，气从小腹上冲胸咽，手足痹，其面翕热如醉状，因复下流阴股，小便难，时复冒者，与茯苓桂枝五味甘草汤，治其气冲。"本条出现"气从小腹上冲胸咽"的三焦气上冲证，是由于上焦虚寒，中焦胃虚弱而有热，下焦受中焦浊气而闭郁不通，是三焦不通的重证（参笔者在《伤寒治内方证原意·气上冲证治》一文论述），由于下焦亏虚且不通而出现厥冒，由于病机的特殊性，除了气上冲外，亦出现其他虚阳上逆的表现，如多唾、口燥、面翕热如醉状等等。又如在十二篇38条说："咳满即止，而更复渴，冲气复发者，以细辛、干姜为热药也，服之当遂渴。而渴反止者，为支饮也。支饮者，法当冒，冒者必呕，呕者复内半夏以去其水。"本条在使用前条茯苓桂枝五味甘草汤后，本身气冲已除，可是后来又见口渴而气冲复发，是因为辛温太过，伤津耗气，引动虚阳上逆所致，假若口渴反而自止，是后来出现水饮停滞上焦，因此如前文所论，下焦亏虚而上焦饮邪阻滞，则必然见冒，而本条更强调说"冒者必呕"，亦是强调此种病机特点，必然产生胃气上逆，目的使上焦营卫得通，透过呕吐而去除上焦饮停。由此反观"冒"的不适感觉，由于冒多兼有"上逆"的病机，因此其头晕的感觉，应当包括一种头目上冲的感觉，故此"冒"在后世又多称为"上冒"。

　　顺带讨论"自冒心"的问题。在《伤寒论》64 条说："发汗过多，其人又手自冒心，心下悸欲得按者，桂枝甘草汤主之。"本条说的"自冒心"，一般理解为"心悸"的感觉，这是以"冒"的"上逆"感觉而理解。但除此以外，由于本证属于上焦卫阳不通之证，亦当出现头目失养而冒眩，因此本条的"自冒心"，即当理解为心悸与头晕并见，符合现在一般理解心阳虚的病情。又如在《伤寒论》75 条说："未持脉时，病人手又自冒心，师因教试令咳而不咳者，此必两耳聋无闻也。所以然者，以重发汗，虚故如此。"本条见"自冒心"、"耳聋"并见，耳聋是头目清窍失养的重证，由此可助证"自冒心"当见"冒眩"，而非单纯心悸。

　　2. 咽干

　　咽干，又称为"咽燥"，即"咽喉干燥"的意思，如在《伤寒论》83 条说："咽喉干燥者，不可发汗。"但细言之咽与喉是不同部位，"咽干"是强调在"咽部"。咽干与咽燥基本相通，如在《金匮要略》第七篇论述的肺痈病，第 2 条说："风伤皮毛，热伤血脉，风舍于肺，其人则咳，口干，喘满，咽燥不渴。"而到了 12 条则说："咳而胸满，振寒脉数，咽干不渴，时出浊唾腥臭久久吐脓如米粥者，为肺痈，桔梗汤主之。"前者说"口干、咽燥不渴"，后者说"咽干不渴"，均是描述肺痈病的证候，可知两者可以互用。细而言之，咽干与咽燥略有不同，如在《伤寒论》189 条说："阳明中风，口苦、咽干、腹满、微喘、发热、恶寒、脉浮而紧。"而在 221 条则说："阳明病，脉浮而紧、咽燥、口苦、腹满而喘、发热汗出、不恶寒反恶热。"两条在证候上有细微差异，前者发热恶寒，后者不恶寒反恶热，前者仍有表证，后者则已经入里化热，津伤较重，因此前段同样见"口苦而咽干"，后段则见"咽燥"。

　　咽干的基本成因是津液受伤。如《伤寒论》320 条说："少阴病，得之二三日，口燥、咽干者，急下之，宜大承气汤。"由于热盛阴伤，津液不足可见咽干，又如《伤寒论》115 条说："脉浮，热甚，而反灸之，此为实，实以虚治，因火而动，必咽燥、吐血。"因热盛而误用灸法，热盛动血伤津则见咽燥。除了是热盛津伤以外，因虚而津亏亦可见咽干燥，如《辨不可下病脉证并治》云："动气在右，不可下，下之则津液内竭，咽燥、鼻干、头眩、心悸也。"若误下正气受伤，除了可出现"头眩"以外，因津亏可出现咽燥，此条咽燥与头眩同时出现，与少阳病提纲见"口苦，咽干，目眩"只差口苦一症，由此理解，少阳病当有正虚而津伤的病机特点。

　　津伤所引起的咽干，并非单纯津伤，而是虚热上炎的反映，如在《金匮要略》十四篇 21 条说："……后重吐之，胃家虚烦，咽燥欲饮水。"这里明确指出，咽燥口渴的成因，是胃虚而客热上逆所引起，是因虚而生之内热，又如《金匮要略》六篇 13 条说："虚劳里急，悸，衄，腹中痛，梦失精，四肢酸疼，手足烦热，咽干口燥，小建中汤主之。"本条是由于下焦气血亏虚，继而出现虚热上逆，除了见"咽干口燥"之外，亦见"衄"与"手足烦热"等虚热上逆之证。

　　咽干的津伤程度相对"口干"为轻。例如上述 320 条见口燥咽干、急下用大承气汤，是因为少阴病本身阳气阴液亏虚，若见轻微津亏则当急治之，但到了 321 条则说："少阴病，自利清水，色纯青，心下必痛，口干燥者，可下之，宜大承气汤。"本条承上条而来，不说"咽干"而说"口干燥"，可知津伤更重一层，是由于同见少阴病下利津亏所致。假若是津伤重证，如白虎加人参汤证可见"口渴、口燥渴、大烦渴不解、口干舌燥"等口干渴舌燥的表现，又如《伤寒论》111 条"两阳相熏灼"而致"阴阳俱虚竭"，津液亏虚则见"口干"而非"咽干"，又如156 条五苓散证因热郁水停在胃而见"口燥烦"而非"口干"，再如《金匮要略》十五篇 8 条说："病黄疸，发热烦喘、胸满口燥者，以病发时，火劫其汗，两热相得。"黄疸病见"口燥"是因"两热相得"所致。总而言之，假若见口燥干渴之证，当是热盛而津伤，相对于"咽干"而言，则邪热较轻，其热多属因虚而虚热上炎之证，可见于多种虚证之中。

进一步说，咽干核心病位在上焦。从上述所论，咽干虽然可因中下二焦虚弱而起，但是其病均影响上焦，由于津伤而津不上承，火热上炎所致。相反，假若属上焦有寒，则不见咽干而反见"口多涎"，如《金匮要略》十四篇 2 条黄汗病说："上焦有寒，其口多涎。"明确指出口多涎是由于上焦有寒所致，又如七篇 1 条的肺痿病见"口中反有浊唾涎沫"，这与肺痈病见"咽干、咽燥"成明显对比，而在七篇 5 条解释说："此为肺中冷，必眩、多涎唾，甘草干姜汤以温之。"肺中冷亦即上焦有寒的具体说明，另外如《金匮要略》十二篇 4 条说："水在肺，吐涎沫，欲饮水。"本条虽然见口渴欲饮水，但是并非津伤而是水停在上焦肺，因此亦见吐涎沫。由此，从反面论证，"咽干"并非寒证、亦非水饮停滞，而是属于正虚津伤而火热上炎之证。

3. 口苦

"口苦"一证，即口中觉苦味，"口苦"一词在仲景书中较为少见，除了少阳病提纲证外，口苦在仲景书中只见另外三处。其中两处均见于阳明病篇，在 189 条说："阳明中风，口苦、咽干。"221 条说："阳明病，脉浮而紧、咽燥、口苦。"从此两条的表述方式来看，当是表达一开始病在阳明，继而演变为少阳病，因此见"口苦，咽干"，可是单凭从此两条内容仍无法解释少阳病"口苦"的病机特点。

　　"口苦"是热在上焦，虚火上炎的特征。第三处"口苦"的条文，在《金匮要略》的百合病，在三篇1条对于百合病的证候描述，其中包括了许多或然证，而最为突出的三证分别为：口苦，小便赤与脉微数。脉微数是阴血虚而内热之象，如《伤寒论》116条说："微数之脉，慎不可灸，因火为邪，则为烦逆，追虚逐实，血散脉中。"数脉主热，不可用灸法是十分明确的，这条提醒即使是"微数"的脉亦不可灸，即虚热亦不可用灸法，又如《金匮要略》十七篇4条说："寸口脉微而数，微则无气，无气则营虚，营虚则血不足，血不足则胸中冷。"脉微数可反映营血亏虚，由于上焦营血不足则见胸中冷。另外在《金匮要略》五篇的中风病第一条亦说："脉微而数，中风使然。"中风病因血虚而感受风邪所致，而在七篇2条的肺痈病亦见脉微而数，是由于风伤肺卫，热伤血脉，血伤而见痈脓所致。由此反观百合病的"口苦"，一方面反映阴虚而火热上炎的特点，另一方面其病位在上焦，百合病一般认为是"心肺阴虚内热的疾病……'百脉一宗'的'宗'是指心肺。"若以百合病与前述多条"脉微数"的条文比较，其他阴血虚而内热的病情条文，却未出现"口苦"，反映口苦除了是虚火上炎的基础，更重要是其热在上焦心肺所致。

　　口苦是火热上炎，符合中医基础理论中味苦"属火"、"属心"的理论。在《尚书·洪范》说："火曰炎上……炎上作苦。"味苦属五行之火性，反映火性上炎的病机特点。而在《素问·金匮真言论》篇说："南方赤色，入通于心，开窍于耳，藏精于心，故病在五脏，其味苦。"《素问·阴阳应象大论》又说："南方生热，热生火，火生苦，苦生心。"《难经·三十四难》说："心色赤，其臭焦，其味苦。"《四十九难》又说："入心为苦。"如此苦属火、属心的理论，贯穿在《内》、《难》诸经之中。虽然少阳病的"口苦"过去多以"胆火内郁"的病机角度解释，但是从《伤寒论》与《金匮要略》中均未找到相关证据，而且从百合病中"口苦"的解释可知，口苦可不一定与"胆"有关，单以上焦虚火上炎的角度解释则已经足够，且味"苦属心"的理论亦助证"口苦"病位在上焦。

口苦需要与口干作鉴别。如前述"咽干"中讨论到"口干渴"多属于火热炽盛，津液亏虚之象，口苦则并非火热炽盛，热势相对偏弱，是以虚火为主，津液耗伤较轻。

4. 少阳病提纲病机小结

从上述三证的深入证候分析，可知三证各自反映不同病机，而少阳病的特点，即此三证的共同病机。分别总结三证各自的病机特点。目眩的成因，是以三焦的各种亏虚，导致营卫不通，头目失养，或可兼有水气停滞，阻碍营卫宣散；咽干的成因，则是津液受伤，且有虚热上炎，其热不重，属于上焦之证；口苦的成因，是虚火上炎，热在上焦，其热不盛。

总结少阳病三证所反映的共同病机，是"正虚而虚热上炎，热在上焦"。营卫气血偏虚，是其共通基础，以"目眩"为虚证的代表见证；咽干与口苦，均反映虚热上炎，而咽干侧重在津伤，口苦则重在虚火上炎。三证均是病在头面上部，反映少阳病的病位重点在上焦。若更仔细而言，三证之中以"口苦"作为开始，当指口苦所反映的虚热上炎、热在上焦，是少阳病的核心病机。

少阳病提纲三证，均是以最轻的证候作为代表，属少阳病的"基础见证"，而非"必然见证"。例如目眩，重者当为"头眩"，甚者称为"冒眩"、"自冒"，若出现"冒"则必然包含了"眩"；咽干的重者当为"咽燥"、"咽喉干燥"，甚至是"口干"；至于"口苦"，虽然并未有直接对应的加重证候，但是口苦明确反映的是虚热上炎、热在上焦，则如"心烦"、"烦躁"、"心中懊㦴"等证均属此范围的重证。这一种以"最轻"的证候作为疾病的基本见证，如在《金匮要略》中风病中，以麻木不仁的"痹"作为其病的基本表现，但随着证情深入可出现"重不胜"、"不识人"、"舌即难言，口吐涎"等证候，可是麻木不仁仍为各种中风病情的共同特点。少阳病提纲以此三证作为代表，并非强调此三证在各种少阳病中必然出现，而是由于三证是少阳病病机的最基本反映，在此基础上出现的加重证候亦当属病在少阳，揭示了知常达变的思想。

二、少阳病与阳明病的关系

在上文以"少阳之为病"的三证讨论少阳病的病机特点后，本节再对少阳病与阳明病作比较，从另一个侧面分析少阳病的特点。

在阳明病篇第一条提到了"少阳阳明"，当中的"少阳"是以"烦"为主要见证。《伤寒论》179条说："……正阳阳明者，胃家实是也；少阳阳明者，发汗、利小便已，胃中燥、烦、实、大便难是也。"本条指出了少阳阳明的特点，仔细比较，少阳阳明与正阳阳明的区别在哪？参181条说："问曰：何缘得阳明病，答曰：太阳病，若发汗、若下、若利小便，此亡津液，胃中干燥，因转属阳明。不更衣，内实大便难者，此名阳明也。"典型的阳明病，同样是可经过"发汗、利小便"，与少阳阳明的来路相同，而阳明病的特点是以"胃中干燥"、"内实大便难"为特点，这与上述少阳阳明"胃中燥、烦、实、大便难"一句之中，差异只在"烦"一证，可知"烦"是最能反映少阳病的特点，是阳明病之中较为接近少阳病一类（即少阳阳明）的重要特征。小柴胡汤证是公认的"少阳病"，其中主证亦见"心烦喜呕"，大柴胡汤证亦见"郁郁微烦"，柴胡加龙骨牡蛎汤证见"烦惊"，柴胡桂枝汤证见"肢节烦痛"，柴胡桂枝干姜汤证见"心烦"，150条太阳少阳并病见："其人心烦。"另外，如上文"小结"所述，"口苦"一证所反映的病机是虚热上炎、热在上焦，则显然"烦"亦属少阳病的范围。由此可知，"烦"是少阳病提纲三证之外的另一重要见证。

少阳病的"烦"，属于"虚烦"，是"客气上逆"所致。"烦"一证在《伤寒论》中十分多见，各种"烦"均属热证，而有虚热与实热之分，而少阳阳明是经过了"发汗、利小便"之后才出现的"烦"，参《伤寒论》76 条说："发汗、吐下后，虚烦不得眠，若剧者，必反复颠倒，心中懊憹，栀子豉汤主之。"77 条又说："发汗，若下之，而烦热胸中窒者，栀子豉汤主之。"诸条栀子豉汤证，均是经过了误治之后，其病因在 221 条说："……胃中空虚，客气动膈，心中懊憹。舌上苔者，栀子豉汤主之。"是由于胃虚而客气上逆，因此出现心烦。在本书中篇《客气》一文中指出，客气是一种特殊的致病因素，由于胃虚而虚阳上逆，所生的阳热之邪，并非外来邪气。栀子豉汤证所见的"虚烦"，实即是因胃虚而生的客热上逆，故此出现心烦。

"虚烦"的病机符合少阳病提纲特点。上文所述少阳病提纲证是因为三焦的营卫气血偏虚，因而出现虚热上炎，热在上焦，而"烦"即是邪热扰心之象，病位在上焦，尤其"虚烦"更反映因虚而致烦，基本符合少阳病提纲的病机特点。可是仔细而言，少阳病提纲证见"咽干"，反映津液受伤，而"烦"则并不一定兼有津伤病机，再者"烦"可以是"邪热"所致，故此"烦"一证并未收入在"少阳病"提纲之中，可理解为不典型的"少阳病"范围。

从少阳病与阳明病的"欲解时"作比较，可知两者相对，属一虚一实之别。《伤寒论》第 193 条说："阳明病，欲解时，从申至戌上"，而 272 条则说："少阳病欲解时，从寅至辰上。"按现代的时间理解，阳明病的欲解时在下午 3－9 时，而少阳病则在上午的 3－9 时，两者时间正好相对。在上文《阳明病概念》一文中指出，阳明病"胃家实"强调的是正气充实或太过，引起正邪交争激烈，邪气盛实，胃实热证是阳明病的最典型病机。因此在午后阳气逐渐衰减的时间，亦正是正邪交争缓减的时候，是病欲解之时。少阳病则是正气偏虚，而有虚火上炎之证，其正虚与虚火均不甚重，因此在午夜过后，随着自然界阳气逐渐生发，则能有助祛邪。但是，单纯以自然界阳气充足的角度解释少阳病的"欲解时"并不充足，假若如此则为何少阳病并非如在正午阳气最旺之时得解？由于正午是阳气最旺之时，而少阳病有虚火上炎的病机特点，正午阳气旺盛则助虚热上炎，故此正午反而有加重病情的可能，因此只能在上午时间，阳气逐渐生长，而又未达到最盛的时间，则能有助正气抗邪，又不助虚火上炎。（关于"欲解时"的进深讨论，请参阅本书最后《六经纵论——"三焦营卫伤寒说"》一文。）

从阳明与少阳的相对性分析，少阳病的病机特点当为"胃虚而虚热上炎"。从前文少阳病提纲的三证分析可知，已经明确指出少阳病属于虚火上炎、热在上焦之证，可是其正虚的病位则尚未具体说明。由于阳明病是"胃家实"为特点，胃实热证是其典型病机，少阳则是相对于阳明，因正气偏虚，少阳病的病位亦在胃，可理解为"胃家虚"而有虚热上炎，实际上即张仲景常说的"胃中空虚，客气动膈"或"胃中虚，客气上逆"的意思。这里需要强调，少阳的"胃虚"并非单纯的胃虚证，例如在阳明病篇中亦有"胃中虚冷"之证，单纯胃虚冷证仍可归属于阳明，少阳的病机特点以"虚热上炎，热在上焦"为主，而胃虚则是其成因。另外，假若是阳明胃中虚冷则见水停，而少阳胃虚则生热而津伤，水停与津伤是两证的鉴别要点。

三、少阳病的概念范围

在本书《"之为病"条文意义》中指出，提纲证的目的在揭示最典型的病机特点，而非对某病作"定义"。"之为病"在于揭示疾病的"常"，以知常达变，展示典型病机与非典型病机的演化关系。正如阳明病是以胃实热证为典型病机，但是阳明病亦包括了胃寒证、胃中干燥之证，少阳病提纲所揭示的是少阳病最典型的病机特点，而非包括所有少阳病。本节讨论少阳病的概念范围。

少阳病提纲证，目的在于揭示"胃虚而虚热上炎"的病机特点，其中以"虚热在上焦"为少阳病最典型的病机特点。参《伤寒论》265 条说："伤寒，脉弦细、头痛发热者，属少阳。少阳不可发汗，发汗则谵语。此属胃，胃和则愈；胃不和，烦而悸。"

本条一开首指出伤寒而头痛发热，本当属于太阳病，当见脉浮，可是却见"脉弦细"，反映邪气入里，正气偏虚，属小柴胡汤证，本条说"属少阳"，"属"可理解为"非典型"的少阳病，即是"属于少阳病范围"，但并非典型少阳病的意思，本条小柴胡汤证由于兼有病在太阳，因此并非典型的少阳病，故说"属少阳"。假若在此时误用汗法，由于正虚不得发汗，发汗则使胃中干燥而见"谵语"，谵语是阳明病的特征，如《伤寒论》213 条说："阳明病，其人多汗，以津液外出，胃中燥，大便必硬，硬则谵语。"谵语是误汗之后，津液亏虚，胃中干燥，有燥屎的表现。这时张仲景则说"此属胃，胃和则愈"，可知张仲景认为"胃"属于"阳明病"，少阳的重点不在于"胃病"，又或者说张仲景认为胃虚而胃中干燥之证，较侧重于阳明病，故此"胃虚"并非少阳病的专利，而是胃虚所致的"虚热在上焦"，才是少阳病的重点。

少阳病除了胃虚之外，亦可包括其他三焦各部的虚弱。例如《伤寒论》97 条小柴胡汤证说："血弱、气尽。"148 条说："脉细者，此为阳微结，必有表，复有里也……可与小柴胡汤。"《金匮要略》二十一篇 2 条又说："产妇郁冒，其脉微弱，不能食，大便反坚，但头汗出。所以然者，血虚而厥，厥而必冒……大便坚，呕不能食，小柴胡汤主之。"小柴胡汤证有下焦营血不足的病机特点，而非单独胃虚而虚热上炎，可理解为非典型的少阳病。又例如阳明病篇说的"少阳阳明"，其少阳证只见"烦"一证，实际上病情是较为侧重于阳明，这可理解为阳明胃实热证逐渐转化为胃虚热的过程，因此出现虚热上炎，少阳阳明可理解为阳明病或少阳病均可，是两者之间的过渡类型，或者叫不典型阳明病或不典型少阳病。又例如 221 条的栀子豉汤证见"胃中空虚，客气动膈，心中懊忱"，但广义的阳明病亦包括胃中虚冷之证，以此角度理解栀子豉汤证，则是较为侧重于少阳病，亦可属于阳明病胃虚的范围。

提纲证所揭示的，是典型的病机特点，而非具体的病证，实际上大部分病证难以简单归纳为"少阳病"。例如太阳病提纲证

见"脉浮，头项强痛，恶寒"，但是单凭此三证仍不足以决定该
如何选方用药；阳明病的"胃家实"亦同样如此，胃实热证有多
种不同病机，胃家实只是揭示最典型的病机特点，而非指出具体
的辨证选方用药。因此，在少阳病的提纲中，单凭此三证并非能
足以决定如何选方用药，而是揭示了少阳病最典型的病机特点。
在少阳病与阳明病之间，存在大量相互兼夹的"不典型"病机，
不少方证并不能截然分开其属于"阳明病"抑或"少阳病"。例
如白虎加人参汤证，其证多出现"渴"，反映胃虚津伤，亦符合
了少阳病的基本病机，如在168条出现"舌上干燥而烦"，此
"烦"当属于客气上逆，较为接近少阳的病机，但并非每一条白
虎加人参汤证皆出现"心烦"，而且白虎汤证能出现三焦表里俱
热，反映胃气不甚虚，故此邪正交争激烈而出现热象，由此理解
白虎加人参汤证，当属于阳明逐渐演化为少阳之间的证情，难以
截然定义其证属于何经，需要视乎具体条文证情而定。（关于白
虎加人参汤证中含有"客气上逆"的少阳病机，请参阅《伤寒解
外方证原意·白虎加人参汤证属表里三焦热盛》一文。）

　　单就少阳病病机特点的角度出发，符合少阳病概念范围的方
证，除了小柴胡汤以外，仍有许多其他方证。除了上述白虎加人
参汤外，例如各种栀子豉汤证以"虚烦"为特点，其证因"胃中
空虚，客气动膈"，明显属于少阳病范围；又如结胸的大陷胸汤
证，《伤寒论》134条说："胃中空虚，客气动膈，短气躁烦，心
中懊憹，阳气内陷，心下因硬，则为结胸，大陷胸汤主之。"大
陷胸汤证是因胃虚而客热在上焦之证，明显属少阳病的范畴；又
如各种泻心汤证，如《伤寒论》158条说："心下痞硬而满，干
呕心烦不得安……此非结热，但以胃中虚，客气上逆，故使硬
也，甘草泻心汤主之。"如此这些是以"胃虚"而"客气上逆"
之证，均属于少阳病范围。

　　由此则能完满解释两个问题：为何少阳病篇的内容如此短
小？（只有10条原文）为何少阳病只有"柴胡汤证"而其他病篇
均有多种不同方证？实际上少阳病并非只有柴胡汤证，而是包括

了上述多种方证，只是其大量内容已经散在于太阳病与阳明病篇，作为鉴别诊断时并列讨论。当中尤其在小柴胡汤与生姜泻心汤两方的关系，本身两方方药组成十分接近，一者用柴胡，一者用黄连、干姜，其他药物基本相同，而且两方的煎服法均以"去渣再煎法"，从侧面证明了两方证的内在联系，实际上两方证均属少阳病。由此角度理解多种泻心汤证，甚或对于"痞证"与"结胸"在《伤寒论》中的定位有非常重要的意义。

四、少阳病的意义

明确了"少阳病"的病机特点与概念范围后，本节讨论"少阳病"在三阳病中的意义。

三阳病是邪气从表逐渐深入的过程。按三阳病中"太阳"与"阳明"的理解，太阳主表，病位较浅且阳气充足，因而能够抗邪于外，太阳是病情最轻浅的阶段；阳明则是正气仍然充足，但邪气进一步入胃，邪正交争激烈；到了"少阳"则是阳气开始偏虚，由于胃气偏虚，邪气因入，但是正气虚仍未到十分严重的阶段，故此出现虚热上炎、热在上焦。因此"少阳病"符合其字面上的解释，"少阳"即为"阳气少"，是阳气偏弱、但阳气仍在的意思。

从三阳与三阴的关系理解，少阳是三阳转入三阴的转折点。三阳病是正气相对充足，虽然少阳病的阳气相对较弱，可是其证仍有虚热上炎，反映正气仍然意欲抗邪，但是到了三阴病则正气虚甚，以虚寒证为典型病机。由此理解，从阳气充足到阳气虚弱的病机之间，张仲景制定了"少阳"此一病机特点的阶段，目的在于补充太阳与阳明正气充足的阶段之后，病情如何转入正气虚衰的三阴病，过程中间当有一种正气偏虚而不甚虚的病机特点。此一阶段以"虚热上炎"为其"标"，反映了阳气偏虚的"本"，张仲景在《伤寒论》中多次强调这一种"客气上逆"的本是由于"胃中空虚"，以示人"见病知源"，不因见到热在上焦而忽略了其虚之本。

少阳病的概念，反映张仲景重视"胃气"的理论思想。少阳以"胃虚而虚热上炎"为其特点，则在三阳之中阳明与少阳，亦侧重在讨论"胃病"的治疗。而即使到了"太阴病"以脾胃虚寒为病机特点（太阴病病机当包含"胃虚"，详细讨论参阅后文《太阴病概念》一文），则在三阴三阳病之中，阳明、少阳与太阴均是讨论中焦脾胃的问题，由此理解张仲景确实为"脾胃派"的始祖，在外感病的发生过程中，十分重视中焦胃气的作用。由于中焦脾胃是化生营卫之气的关键，因此脾胃受伤则营卫亦虚，三焦无营卫之气可通，故病情逐渐入里。仔细而言，少阳病更重点的病机当在于"热在上焦"，少阳病的阳虚可不局限在胃虚，但这更从另一侧面说明了，假若经过了阳明胃气充实的阶段、胃气虚弱以后，则邪气可随即深入三阴，故此在胃气充实的时候，防止疾病传变十分重要。少阳病仍然在三阳的阶段，把握正气仍然未虚甚的时候及早治疗，是一堵重要的防线关卡。

五、进深讨论

由于本文所提出的少阳病概念，与当前主流对少阳病的理解截然不同，本节对相关差异逐一讨论，以期促进互相沟通，明白本文概念与过去理论的异同。

1. 关于"枢机不利"

现在一般认为少阳病有"枢机不利"的病机特点，但是纵观仲景书中均没有"枢机"一词。

"枢机"的提法，主要是套用了《黄帝内经》"少阳为枢"的论述。在《素问·阴阳离合论》与《灵枢·根结》均说："太阳为开，阳明为阖，少阳为枢。"而据王玉川在《运气探秘》[①]中指出："据初步研究，在中医古籍里有二十九种序次不同的三阴三阳。"王氏将此二十九种三阴三阳归纳为九大类，而"开合枢"则属于其中一类，此一类三阴三阳与《伤寒论》的三阴三阳

---

① 王玉川. 运气探秘 [M]. 北京：华夏出版社，1993：8-36.

并不相同，王氏更指出："开、合、枢，是指经脉生理功能特性，及其相互关系的层次。开主表，合主里，枢主运转……少阳为太阳与阳明之间的枢纽……枢者，枢纽、枢机之意，这是后世多数注家的一般解释……至于开、合、枢的实际科学含义，尚需随着整个经络实质研究的进展和突破，才能真正搞清楚。"实际上，《内经》中的开合枢理论到现在仍未明白其实质意义，《伤寒论》中的少阳若以"枢纽"、"枢机"的角度作解释，为何少阳需要作为太阳与阳明之间的"枢纽"？从《伤寒论》的角度看，太阳主表，阳明主胃实热证，则两者之间"枢纽"的意义为何？实在难以理解，"枢机"的说法把两者关系更加复杂化。

　　事实上，"开合枢"的理论，亦不能套用到《黄帝内经》中其他三阴三阳之中。如王氏所说的九大类三阴三阳之中，"开合枢"只是其中一种，其他多种的三阴三阳，均难以用"开合枢"的角度理解，每一种三阴三阳有各自的理论概念，相互之间不能通约。举例如在《素问·热论》中所说的三阴三阳，即是一种热病传变次序，又如运气七篇大论之中的六年、十二年周期的三阴三阳，即是另一种体系，可以说其他各种三阴三阳的理论，均与开合枢的理论基本无关。除此以外，在《素问·皮部论》篇说："少阳之阳，名曰枢持……太阳之阳，名曰关枢……少阴之阴，名曰枢儒。"这里对于"枢"的概念更引申到少阳、太阳与少阴有三种不同的"枢"，那么为何在解释《伤寒论》的"太阳"与"少阴"时并不采用这种"枢"的理论？显然，《内经》对于开合枢的理论，是三阴三阳的其中一种学说，而非主流理论，故此王氏亦指出："三阴三阳的序次不同，其涵义亦异。三阴三阳序次多样性，反映了人体和自然界的物质运动，存在着多种多样各不相同的节律周期。"鉴于各种三阴三阳的概念不同，若硬以《黄帝内经》某一种三阴三阳的理论来套用在《伤寒论》之中，则会造成解释不通的结果。

　2. 关于"半表半里"

　　目前教材认为，"少阳为枢"的概念是指"半表半里"，但此

说并非源自《黄帝内经》。《伤寒学》指出："太阳主表，是敷布
阳气以卫于外故为开；阳明主里，受纳阳气以支持内脏故为阖；
少阳居于半表半里之间，转枢内外故为枢，这三经开合枢的作
用，相互为用，调和统一而不能相失，所以少阳为枢，居半表半
里之位，为人身阴阳气机升降出入开阖的枢纽。"少阳为枢的问
题在上一节已有讨论，而现在把少阳为枢解释为"半表半里"的
说法，实际上已非"少阳为枢"的出处——《素问·阴阳离合
论》与《灵枢·根结》中的本义，而且进一步说，在《内经》
中亦未有找到"枢即半表半里"，抑或"少阳为半表半里"的说
法。假如上述三阳之间关系为合理，太阳主表、阳明主里、少阳
为"半表半里"，则如何解释三阴之间的"开合枢"关系？"太
阴为开，厥阴为阖，少阴为枢。"若以此种解释，则必须以太阴
为表，少阴为里，如此太阴的"表"是什么意思？厥阴与少阳同
样属"枢"，两者有何区别？由此则产生大量理论问题，三阴三
阳的概念日益模糊，故此主流教材在解释"厥阴病"的时候，亦
没有采用"厥阴为枢"的理论，三阴三阳未能以开合枢的理论作
完满解释。

　　所谓少阳属"半表半里"一词，并非张仲景创造，而是后世
注家所创。参本书上篇《表里部位概念》一文中，已经对"半表
半里"的问题作深入讨论，简要言之，在《伤寒论》中唯一一处
最接近"半表半里"的条文在 148 条小柴胡汤证，其文字是写成
"半在里半在外也"，而这句话的本义是"有表证"而同时兼有
"下焦里证"，是表里"两个"部位同病，而非在人体中有"一
个"半表半里的部位。而该文中更进一步指出，张仲景的表里概
念并非完全的相对概念，并非"非表即里"，张仲景的"里"是
专指下焦而言，假若以此理解《伤寒学》中指"阳明主里"的说
法，并非张仲景对于"里"的概念，而是后世"非表即里"的认
识。"半在里半在外"可以说是"半表半里"的本源词组，只适
用于《伤寒论》148 条的病机解释上，而小柴胡汤证本身只是少
阳病的其中一种方证类型，并不能概括全部少阳病，大部分少阳

病并不含有表证，故此不宜以"半表半里"作为少阳病的病位解释。

"半表半里"的部位概念模糊，是导致少阳病理论不清晰的主要原因。由于后世的中医理论中，采取了"非表即里"的阴阳哲学思想，认为表与里是相对的概念，既然是"非表即里"则无可能出现"半表半里"的部位，故此过去在理解少阳病的病位上十分模糊，就像"膜原"一样成为富有争议的理论，让后世注家随意发挥，产生出非常多的新说法。

若从本文的角度对"半表半里"的概念作一重新认识，或许可赋予一新定义。"半表半里"以张仲景的"表里"概念来理解，"表"（在表的皮毛与血脉）与"里"（下焦）之间存在着"中上二焦"，由于中上二焦是将下焦阳气营血宣散出表的重要通道，因此以中上二焦理解为"枢纽"则未尝不可。但是，此一理解亦仍然过于广泛，少阳病的病机虽然侧重在胃虚而虚火上炎，可理解为中上二焦之证，但是不典型的少阳病亦可兼有下焦的亏虚（如小柴胡汤证，请参阅《伤寒解外方证原意·小柴胡汤证重在邪结下焦》一文），故此说"半表半里"是中上二焦亦不能概括少阳病的概念。另外，少阳是处于太阳、阳明与三阴之间，若以此理解"半表半里"则可理解少阳从正气充足转变到正气亏虚之间的过渡。

当然，由于过往对于"半表半里"有太多不同的理解，此一词组因"望文生义"而产生出大量歧义，笔者主张不必使用"半表半里"一词，而直接以"胃虚而虚热上炎，热在上焦"的病机与病位角度理解少阳病的特点，则更为清晰明了。

3. 关于"胆火内郁"

现在一般认为少阳病的另一病机特点为"胆火内郁"，其属"胆"的主要原因，一方面是由于"少阳病"与《黄帝内经》中"足少阳胆经"的"少阳"名字相同，另一方面少阳病提纲中"口苦"一证在《内经》中多解释为与"胆"有关。

首先指出，以《内经》中的经络学说解释《伤寒论》的

"六经"，并非张仲景的原意。例如太阳病主表，则与手太阳小肠经基本无关，而即使与足太阳膀胱经似乎较有关系，但是以太阳膀胱经的循行路线亦非能概括周身之表，膀胱经循行路线主要在背部，难道太阳病的恶寒发热并不出现在胸腹？又如阳明病典型病机是胃实热证，而手足阳明经虽然能够概括其病位，但是却不能阐述张仲景对于正气充实、正邪交争激烈的病机特点。实际上，《内经》中的十二经脉学说可理解为其中一种"三阴三阳"学说，如前一节所论，《内经》中有许多三阴三阳学说，经脉理论只是其中一种，《伤寒论》的三阴三阳又是另外一种，《内经》之中并无任何一种三阴三阳理论，可以完满解释《伤寒论》的三阴三阳。尤其是在《伤寒论》与《金匮要略》之中未有发现"胆"一字，张仲景有否使用"胆"的理论，未有任何证据支持。

关于"口苦"属于"胆"病的说法，即使在《黄帝内经》之中亦有不同理论。如在《素问·痿论》篇说："肝气热，则胆泄口苦筋膜干。"《素问·奇病论》篇更详细地说："口苦者病名为何？何以得之？岐伯曰：病名曰胆瘅。夫肝者中之将也，取决于胆，咽为之使。此人者，数谋虑不决，故胆虚气上溢，而口为之苦。"《灵枢·邪气脏腑病形》又说："胆病者，善太息，口苦。"《灵枢·经脉》说："胆足少阳之脉……是动则病口苦。"《灵枢·四时气》说："邪在胆，逆在胃，胆液泄则口苦，胃气逆则呕苦，故曰呕胆。"从以上多段经文论述，似乎指口苦即"胆液泄"引起，又可与肝热有关，但是有一点值得注意的，上述描述"口苦"病证，均当理解为"内伤杂病"，上述论述均是胆腑病所见之证，而并非如《伤寒论》中在外感病过程中出现的病证。除了上述经文外，在《内经》较前的篇章更有一段文字，并非以胆液泄解释口苦，在《素问·评热病论》篇说："有病肾风者……其至何如？岐伯曰：至必少气时热……口干苦渴……病名曰风水，论在刺法中。帝曰：愿闻其说。岐伯曰：邪之所凑，其气必虚，阴虚者，阳必凑之……真气上逆，故口苦舌干。"从其"肾风"、"风水"的论述上看，可知此属外感风邪的病证，较为接近张仲景在外感病的论述，而本条对于"口苦"的解释，则完全没有以"胆液泄"的理论，而是因"其气必虚"以后出现"真气上逆"，这与本文指出少阳病病机属"胃虚而客气上逆"的理论基本相同。

从以上讨论，即使"口苦"属于"胆液泄"，但《内经》中亦未有任何一句说"口苦"属于"胆火"，更未有"内郁"的理论，可知"胆火内郁"的说法是后世注家在这些《内经》原文基础上的发挥。少阳病的"口苦"单一以"胆火内郁"作解释，而忽视了《素问·评热病论》篇对"口苦"的另一种理论，是过去注家在选择相关经文依据时有所主观偏袒。

另一方面，本身以"胆液泄"作为口苦的解释亦无不可，但是此非少阳病的根本，而是胃虚的表现。如上述引文《灵枢·四时气》说："善呕，呕有苦……邪在胆，逆在胃，胆液泄则口苦，胃气逆则呕苦，故曰呕胆，取三里以下。"呕吐苦水的原因，此处以胃与胆两者关系作解释，是由于胆液泄，而随着胃气上逆则见"呕苦"。在《伤寒论》184条说："阳明居中，主土也。"阳明胃属土，这与《内经》理论相合，因胆属木，按五行生克理论，若土虚则木乘之，由此理解胆液泄的原因，是胃虚则胆液泄，而随着胃气上逆则出现口苦。

不过，按张仲景的理论中并无"胆"，且加上《素问·评热病论》篇的助证，可知并不需要用"胆液泄"的理论，已足够完满解释少阳病出现口苦的机理。另外，如"目眩"一证亦有人以《素问·至真要大论》中"诸风掉眩，皆属于肝"的理论作解释，但是其问题如上述"口苦"相约，在《内经》中解释"眩"的理论颇多，并非单一以"肝"作唯一解释，在此则不展开讨论。

少阳病的火热上炎亦非"内郁"。首先，在《伤寒论》中"郁"并非必然属热证，如《伤寒论》48条"阳气怫郁在表"即指麻黄汤证，"郁"是指营卫气郁滞不通。103条大柴胡汤证见"郁郁微烦"，虽然过去多认为柴胡汤证属少阳病，因此这里的"郁郁微烦"是"胆火内郁"的表现，但是看《伤寒论》123条调胃承气汤证同样见"郁郁微烦"，则为何没有人解释调胃承气汤证是"郁热"？在《伤寒论》中，"郁"在于病证上另一处是"郁冒"，其病机在前文"目眩"一节中已有深入论述，从"郁冒"的病机可知，其成因是下虚而营卫不通，因而出现"厥"，如在《金匮要略》十一篇2条说："产妇郁冒，其脉微弱，不能食，大便反坚，但头汗出。所以然者，血虚而厥，厥而必冒。"又如《伤寒论》336条说："必郁冒汗出而解，病人必微厥，所以然者，其面戴阳，下虚故也。"假若我们以更广义的角度理解，若"厥"即属于一种"郁滞"，则真正的"内郁"当如四逆汤、四逆散等证见四逆，而"火郁"则如《伤寒论》350条说："伤寒脉滑而厥者，里有热，白虎汤主之。"由于下焦有热，导致营卫不通而出现"厥"，此属典型的"火热内郁"。但是如少阳病的"口苦"等火热上炎之证，均非一种"热郁"，而只是其热较轻，热是因虚而虚火上炎所致，并非"不通"所致的郁滞，故此以"内郁"解释少阳病之热并不恰当。

4. 关于少阳病不可"汗吐下"

现在一般认为少阳病有治法"三禁"，禁汗、吐、下，但是仔细分析原文，可发现张仲景的理论并不完全如此。《伤寒学》指出："少阳病为半表半里热证，病不在太阳之表，故不可发汗；又不在阳明之里，故不可攻下；也非胸膈实邪阻滞，故不可涌吐，故少阳病禁用汗、吐、下三法"，如上文所说，少阳病病位并非在"半表半里"，其理论基础本身已有问题，再者，张仲景采用"发汗"之法，并非必须要邪气在表，如在《伤寒论》302条的麻黄附子甘草汤证亦可用"微发汗"之法（参笔者《伤寒解外方证原意·麻黄细辛附子汤证并非太少两感》一文）；即使"攻下"之法亦非必须在阳明，如"结胸"用大陷胸汤即非在阳明，又如少阴病中亦有"三急下"，总之，"病不在太阳则不可发汗"与"病不在阳明则不可攻下"等说法均非仲景原意。那么，究竟该如何理解"少阳三禁"？

先讨论"少阳不可发汗"，其本义是强调少阳病同时兼有表证则不可发汗。在少阳病篇的 265 条说："伤寒，脉弦细、头痛发热者，属少阳。少阳不可发汗，发汗则谵语。此属胃，胃和则愈；胃不和，烦而悸。"本条是"少阳不可发汗"一句的出处，可是要明确这一句话的用意。本条首先是因伤于寒邪，出现"头痛发热"的太阳证，若是在太阳病则当用发汗解表，可是本证却并不见"脉浮"，而却见"脉弦细"，反映正气偏虚而邪气在里，因此不可用发汗治之。故此，"少阳不可发汗"是有前提的，是指少阳病而同时有表证则不可发汗，假若单纯是病在少阳，根本无需要考虑发汗的治法。这在《伤寒论》142 条同样出现："太阳与少阳并病，头项强痛，或眩冒，时如结胸，心下痞硬者，当刺大椎第一间、肺俞、肝俞，慎不可发汗；发汗则谵语、脉弦，五日谵语不止，当刺期门。"本条是先病太阳，后病少阳，故称为"并病"，先见"头项强痛"的太阳证，可是却出现"眩冒"、"如结胸"、"心下痞硬"等少阳证（如前文所论，结胸与痞证当属少阳之列），此时仲景强调不可用发汗以解表，由于病情矛盾，需要考虑其他治法，而本条采用针灸治之，是因为病情尚浅，以防传变（参本书上篇《针灸应用原则》一文）。

少阳不可发汗之因，是由于少阳病正气偏虚，不可发虚人之汗，且发汗则加重虚热上炎。在《伤寒论》中，张仲景多次强调不发虚人之汗，例如《伤寒论》27 条说："脉微弱者，此无阳也，不可发汗。"参笔者在《伤寒解外方证原意·表郁轻证并非病情较轻》一文中指出，"此无阳也"是指无阳脉，即是指"脉微弱"的脉象，反映阳气偏虚，故此不可发汗；又如 49 条说："若下之，身重、心悸者，不可发汗，当自汗出乃解，所以然者，尺中脉微，此里虚。"50 条又说："假令尺中迟者，不可发汗。何以知然？以营气不足，血少故也。"里虚不可发汗，张仲景多次强调，而 83 条更明确地说："咽喉干燥者，不可发汗。"少阳病提纲证见"咽干"，反映津伤而虚热上炎，若再用汗法则使胃中干，可转变为谵语的阳明急重证。

另外，关于少阳不可"吐下"，实际上并非指所有少阳病均不可吐下，而只是在某些情况下不可。纵观整部《伤寒论》，均没有"少阳不可吐下"一句，而在264条则说："少阳中风，两耳无所闻，目赤，胸中满而烦者，不可吐下，吐下则悸而惊。"本条在少阳病篇，而且文中明确说"不可吐下"，则后世不少注家误以为所有少阳病均不可吐下，但如太阳病篇也有不少条文明确地写"不可发汗"，那么是否等于太阳病不可发汗？阳明病篇亦有不可下的条文，是否阳明病不可攻下？显然，本条说"不可吐下"，是指向本条的特定病情而言，少阳病的结胸本可用"攻下"，而栀子豉汤证亦可属于"吐法"（参笔者在《伤寒治内方证原意·栀子豉汤证属少阳病》一文论述），并非所有少阳病均不可吐下。

264条的"不可吐下"，实则是针对大陷胸汤证与栀子豉汤证的鉴别诊断。264条见"两耳无所闻"，参《伤寒论》75条说："师因教试令咳而不咳者，此必两耳聋无闻也。所以然者，以重发汗，虚故如此。"耳聋的原因，是由于误汗之后重伤正气，营卫亏虚，精气不升，头目清窍失养，如少阳病见"目眩"的机理而病情更重，此时见"目赤"，则如少阳病见"口苦"的机理，是虚热上炎之象，是因少阳病再感受风邪，风为阳邪再加上少阳虚热上炎的病机特点所致。此时更见"胸中满"，少阳病见"胸满"，即病如"结胸"，但实际上又非真正的结胸，结胸当见"按之痛"，而且本条虚象明显，在《伤寒论》132条说："结胸证，其脉浮大者，不可下，下之则死。"133条又说："结胸证悉具，烦躁者亦死。"此两条结胸病的禁下之例，脉浮大与烦躁，均是指虚热上炎明显之象，反映本虚较重，即使有结胸亦不可攻下，而264是见"胸中满而烦"，已经有明显胃虚而虚热上炎的表现，虽然未及结胸证的程度，亦不可妄用下法，故此本条强调不可下的原因，是提示少阳病见"胸满"，需要与大陷胸汤证作鉴别。至于"不可吐"之因，是因为本条见"烦"，虚烦是栀子豉汤证的主要见证，而栀子豉汤证的方后注均强调"得吐者，止后服"，栀子豉汤在治疗"烦"证时因其虚热上炎的病机特点，服栀子豉汤使邪热得宣，当见呕吐，但是本证由于本虚明显，即使有栀子豉汤证亦不可用吐法，如《伤寒论》81 条说："凡用栀子汤，病人旧微溏者，不可与服之。"本条见"微溏"，反映素有轻微中焦脾胃阳虚的体质，此时仍不可用栀子豉汤，反映正虚时不可妄用吐法，以防伤正。

　　除了 264 条以外，还有《伤寒论》171 指出另一种少阳病不可攻下的情况。171 条说："太阳、少阳并病，心下硬、颈项强而眩者，当刺大椎、肺俞、肝俞，慎勿下之。"本条与 142 条同样是太阳少阳并病，可是本条没有说不可发汗，而是强调不可"攻下"，是因为本条证情进一步加重，上一条说"或眩冒"，本条则明确的见"眩"；上一条见"心下痞硬"，本条更没有"痞"而单见"心下硬"，实际上已演变为"结胸"，大陷胸汤证在 134 条是以"心中懊侬，阳气内陷，心下因硬，则为结胸"为特点，但是本条单见心下硬，却无胸痛、短气躁烦、心中懊侬等症，又尚未到大陷胸汤证的地步，而且本条仍有表邪，当然不可用结胸病的攻下之法，而治法仍以 142 条的针刺法为宜。

　　总而言之，"少阳不可发汗"，确实是针对各种少阳病而言，是指少阳病因为正气偏虚而有虚热上炎，即使兼有表证仍不可发汗解表。至于"不可吐下"，则是指某种特定的病情而言，少阳病的结胸证本当攻下，但是结胸病若兼有正虚而虚火上炎明显，则不可攻下，另外少阳病可因虚火上炎而见胸满，需要注意与结胸的鉴别，切勿妄下；少阳病的栀子豉汤证本当用吐法，但是若正气偏虚者亦不当用之，而多种少阳病均伴有"烦"一证，注意并非所有少阳病见"烦"即可使用吐法，需要与栀子豉汤证相鉴别。

5. 关于少阳病主脉为"弦细"

　　现在一般认为少阳病的主脉为"脉弦细"，但是少阳病并非如太阳病提纲证见"脉浮"那样，少阳病提纲并无"脉弦细"，那么为何现在一般认为少阳病当见"脉弦细"？这是由于在少阳病篇 265 条说："伤寒，脉弦细、头痛发热者，属少阳，少阳不可发汗。"这一条的解释在上文已有多次讨论，在此不再重复解释，本条目的是强调正虚而有邪气在表之时，不可发汗，而本条以"脉弦细"作为主要诊断，判断邪气入里、正气偏虚，不可发汗治之。故此脉弦细并非少阳病的主脉，而是在这一种具体病证上的凭脉辨证。

关于本条"脉弦细"的解释，"脉细"反映正气偏虚，如《伤寒论》第60条说："脉微细，所以然者，以内外俱虚故也。"少阴病提纲281条亦以"脉微细"为特点。进一步说，脉细是血虚的反映，如351条说："手足厥寒，脉细欲绝者，当归四逆汤主之。"脉细到极点"欲绝"，是血虚寒盛的反映，故此265条见脉弦细，是反映小柴胡汤证本有"血弱、气尽"的病机特点，继而邪气因入所致。脉弦反映邪气在下焦肝血，正邪交争，如《伤寒论》140条说："脉弦者，必两胁拘急。"又如《金匮要略》十篇5条说："寸口脉弦者，即胁下拘急而痛。"胁下属肝之部位，由此理解265条的"脉弦细"，即本有血虚而外感邪气，邪气入里在下焦肝血，正邪交争，因此出现此脉。

但是，纵使是小柴胡汤证，亦非以"脉弦细"为典型脉象，小柴胡汤证的脉象甚为多变。如在《伤寒论》37条说："脉浮细而嗜卧者，外已解也；设胸满胁痛者，与小柴胡汤。"本条的小柴胡汤证，当是在"脉浮细"的基础上见"胸满胁痛"；又如100条："阳脉涩，阴脉弦，法当腹中急痛，先与小建中汤；不瘥者，小柴胡汤主之。"小柴胡汤证可见"寸脉涩而尺脉弦"；148条的"阳微结"见"脉细而沉紧"；231条"脉续浮者，与小柴胡汤"；266条"脉沉紧者，与小柴胡汤"等等。由此可知，小柴胡汤证并无主脉，各种脉象反映病机的不同侧重、相兼，脉象的目的在于辨别邪气的部位、感邪的轻重、正气的强弱、邪正交争激烈与否等因素，需要四诊合参才能判断小柴胡汤证的病机。

由于少阳病有多种病证，少阳病并无"主脉"。如少阳病包括结胸，在《伤寒论》128条说结胸的典型脉象是："寸脉浮、关脉沉。"但是在135条的大陷胸汤证，亦即以另一种脉象"脉沉而紧"，以示结胸的另一种非典型病情；又如小陷胸汤证在138条见"脉浮滑"，此亦属于结胸的另一例。虽然少阳病是以"胃虚而虚热上炎"为病机特点，但由于各种病机的侧重有所不同，例如正虚的部位、轻重，虚热上炎的轻重程度，以及其他各种相兼病机等等，少阳病的病机十分多变，不可能简单说出少阳病的"主脉"为何。这则如阳明病的情况相约，阳明病提纲以"胃家实"为特点，并无揭示其"主脉"为何，是因"胃家实"此一病机可同时兼有多种不同病机，故此并无主脉可言，无必要要求每一种三阴三阳的病均要有一种代表脉象。

6. 关于少阳病治法属于"和解"

现在一般认为少阳病的治法是"和解"，以小柴胡汤为主方。首先需要指出，过往认为少阳病除了小柴胡汤与黄芩汤证之外别无他方，但是从本文的角度指出，小柴胡汤并非典型的少阳病，而是少阳病的某一种特定类型，少阳病当包括栀子豉汤证、大陷胸汤证、泻心汤证，如此则无法简单概括少阳病的治法为何。正如典型的太阳病当以发汗治之，但是太阳病有各种兼证变证，则其治法千变万化，又如阳明病并非单纯攻下，亦有清热、和胃等法，少阳病的治法并非单一全以"和解"所能概括。

实际上，后世对"和解"的理解与张仲景的有所不同。在《方剂学》教材中将和解剂分成三大类，包括和解少阳、调和肝脾与调和肠胃等，并指出："和解剂原为治疗伤寒邪气入少阳而设，少阳属胆，位于表里之间，既不宜发汗，又不宜吐下，惟有和解一法最为适当。然胆附于肝，与肝相表里，胆经发病可影响及肝，肝经发病也可影响及胆，且肝胆疾病又可累及脾胃，导致肝脾不和；若中气虚弱，寒热互结，又可导致肠胃不和。故和解剂除了和解少阳治少阳病证外，还包括调和肝脾以治肝郁脾虚、肝脾不和证；调和肠胃以治肠胃不和证。"现代对于"和解"的认识，一方面是认为少阳在"半表半里"，不可汗吐下，故此只能和解，但本文观点，"半表半里"并非仲景原意；现代对于"和解"的认识，是从"两者不和"的角度论述，包括表与里、肝与脾、肠与胃的不和，是由于两者不和才需要"和解"，但此亦非仲景原意。

张仲景对"和解"如何理解？"和解"一词本出自《伤寒论》，在387条说："当消息和解其外，宜桂枝汤小和之。"但"和解"一词除了见此一处以外，在仲景书中未有第二处，而本条"和解"的解释并非如上述的理解，而是指"以桂枝汤和之以解外"，由于仍有轻微表邪，需要以桂枝汤解表，桂枝汤属于"解表剂"，如《伤寒论》第10条说："表解而不了了者。"这里"和解"的"解"即指"解表"而言。

张仲景对"和"如何理解？张仲景在使用"和"一词时，均指"自身调和"，而不需要"两者调和"，"和"即"最佳点"，亦即《礼记·中庸》里"致中和"的思想，是指正常、最佳的状态。如《金匮要略》一篇2条说："若五脏元真通畅，人即安和。"这里的"安和"即恢复正常状态，又如十一篇18条说："上焦受中焦气，未和，不能消谷。"这里的"未和"即不在正常状态。"和"多用在解释病机上，如《伤寒论》49条说："须表里实，津液自和。"津液自和即津液恢复正常之意，只需要"津液"一者既可以自和。这一种"自身调和"的思想，有大量条文证据，如53条说："病常自汗出者，此为营气和，营气和者，外不谐，以卫气不共营气谐和故尔。以营行脉中，卫行脉外。复发其汗，营卫和则愈。"本条一开首说"营气和"，即"营气"自身的调和，而卫气自身不和，又如54条说："病人脏无他病，时发热、自汗出而不愈者，此卫气不和也。"此即强调单一卫气不和之证；又如93条说"汗出表和故也。里未和，然后复下之。"此处将"表和"与"里和"分开，又如《金匮要略》十五篇19条说："此为表和里实。"亦是此意。71条说："胃气和则愈。"而265条又说："胃和则愈；胃不和，烦而悸。"胃不和即胃不正常，胃和即胃恢复正常。"和"除了用在病机上，亦可用于描述脉与证的描述，如《伤寒论》105条说："脉调和者……脉当微厥，今反和者。"221条说："脉短者死，脉自和者不死。"而

《金匮要略》六篇 1 条又说："令脉和紧去则愈。"这些脉象的和均是指脉象恢复正常而言。又如《伤寒论》252 条说："目中不了了,睛不和。"此即目睛失去正常功能。304 条说："口中和。"即口中感觉正常。《金匮要略》一篇 11 条说："如身和。"又如三篇 1 条说："身形如和。"二十二篇 3 条又说："身凉和。"均是指身体感觉正常,而二篇 19 条更明确地说："腹中和无病,病在头中寒湿。""和"的另一层面意思即"无病"而正常之意。上述所有"和"的条文,均是指"自身调和",而不需要以"两者调和"的角度解释,可知张仲景对"和"的理解,即恢复正常的生理状态。

除了上述用在病机与脉证上的"和",张仲景亦有使用"和"在治法上,其概念较现在的"和法"为广泛。如在《伤寒论》29条说："若胃气不和谵语者,少与调胃承气汤。"70 条又说："当和胃气,与调胃承气汤。"胃气不和则用调胃承气汤治之,如此理解调胃承气汤可属张仲景的"和胃气"之法。除了调胃承气汤外,还有许多现在理解为"和解剂"以外的方剂,张仲景均认为是"和法",如《伤寒论》131 条说："下之则和,宜大陷胸丸。"又如 152 条说："此表解里未和也,十枣汤主之。"大陷胸丸与十枣汤当属于攻下之剂,但这里也写成治疗目的是"和"。又如 157条"胃中不和……生姜泻心汤主之",230 条"可与小柴胡汤,上焦得通,津液得下,胃气因和"等等,由于各种方剂的目的均是使"不正常"恢复"正常",使"不和"变为"和",因此从广义来说,所有方剂均属于"和"剂之列。

但是狭义而言,张仲景使用"和"一词在治法上,是专指"温和"、"平和"、"缓和"之意。此如《金匮要略》一篇 8 条说："……阳始生,天得温和。以未得甲子,天因温和。""和"的另一意思在于"温和",在治法上张仲景并非所有方剂均用"和"一词,如在《伤寒论》208 条说："可与小承气汤,微和胃气,勿令至大泄下。"又如 209 条说："必大便复硬而少也,以小承气汤和之;不转失气者,慎不可攻也。"250 条又说："大便因硬者，与小承气汤，和之愈。"张仲景在解释小承气汤的治法时，多以"和之"作解释，明确可知张仲景认为小承气汤的治法可称为"和法"，这是由于小承气汤证的病机兼有"胃虚"（参笔者在《伤寒治内方证原意·三承气汤证治再考》一文论述），因此不可单纯攻下，而需要用较为"缓和"的治法。小承气汤的"和"是相对于大承气汤而言，参《伤寒论》251条说："以小承气汤，少少与，微和之……屎定硬，乃可攻之，宜大承气汤。""和之"是相对于"攻之"，是"平和"与"猛烈"的治法之别。除了小承气汤外，其他明确的用"和之"的方剂，还有如《伤寒论》387条说："桂枝汤小和之。"桂枝汤可属于缓和发汗治法，是相对于麻黄汤、大青龙汤等较为峻猛之剂。另如《金匮要略》十二篇15条说："病痰饮者，当以温药和之。"由此理解以温药温化痰饮的诸方均可称为"和法"，而此一"和法"与后世的"和法"名同而实异。

由此观之，小柴胡汤证是否属于张仲景的"和法"？从上述论述可知，以广义"和"的角度而言，所有方剂均可属于和法，以此理解小柴胡汤的意义不大；但若以狭义"缓和"的角度而言，从张仲景的论述中，又没有找到相关例证直接说明"小柴胡汤和之"，而从小柴胡汤中柴胡剂量甚重用八两，而且其方又能治疗"胸满胁痛"、"热入血室"等重证，其方药功效并非"缓和"，当不属于张仲景的"和法"之列。从《伤寒论》231条的论述："可与小柴胡汤，上焦得通，津液得下，胃气因和，身濈然汗出而解。"小柴胡汤的功效，在于宣通上焦，通行津液下行，结果使胃气和解，由此理解小柴胡汤的功效，在于宣通上下气机，使"五脏元真通畅"，继而正气抗邪而解。如此理解，小柴胡汤实难以简单归入在现在方剂学的分类中，或许以"理气剂"较为接近。

另外，大柴胡汤在现代方剂学分类中亦属于"和解少阳"之剂，但是按《伤寒论》103条说："与大柴胡汤下之则愈。"《金匮要略》十篇12条说："按之心下满痛者，此为实也，当下之，宜大柴胡汤。"《辨可下病脉证并治》又说："伤寒后，脉沉。沉者，内实也，下解之，宜大柴胡汤。"可证大柴胡汤当属"攻下"之法，更为符合仲景原意（参笔者《伤寒解外方证原意·大柴胡汤证无邪在阳明》一文）。

六、结语

少阳病的病机特点以胃虚而虚热上炎，热在上焦为病机特点，此一病机论述较过去以"半表半里"、"枢机不利，胆火内郁"的论述更为具体。明确理解少阳病的概念范围，对于理解《伤寒论》中多种方证，如栀子豉汤证、大陷胸汤证、泻心汤证等病机特点，以及认识"六经"之间的关系均有重要意义。

太阴病概念：脾胃俱虚

现在一般对《伤寒论》"太阴病"的认识，主要是以"足太阴脾"的角度，认为太阴病是"中阳不足，寒湿内盛"之证，如此理解太阴病，主要是透过《黄帝内经》中对于"足太阴脾经"的经络学说引申而来，虽然"脾脏"在太阴病中确实起上重要作用，但却未能概括太阴病的全部内容。本文透过对张仲景的原文分析，探讨太阴病的概念范围。

一、"太阴之为病"的证候与病机分析

在《伤寒论》273 条说："太阴之为病，腹满而吐，食不下，自利益甚，时腹自痛。若下之，必胸下结硬。"本条分别出现了腹满、吐、食不下、自利、腹痛等五种证候，可简称为"太阴五证"。"之为病"条文目的在于揭示太阴病的最典型病机，以下对五证逐一分析。

1. 腹满而吐

"腹满"一证的病变部位在"腹中"，与中焦脾胃相应。在本书上篇《三焦与体表部位对应关系》一文中指出："脐旁、腹中、关上脉与中焦脾胃相应。"因此腹满之证亦必然病在中焦脾胃。

腹部病"满"的原因，是由于气机不通所致。以"胸满"作举例，如《伤寒论》36 条麻黄汤证见"胸满"，即是由于表气郁滞导致上焦不通所致；又如 21 条桂枝去芍药汤证见胸满，是由于上焦营气不通，此如《金匮要略》五篇 3 条所说："心气不足，邪气入中，则胸满而短气。"胸满的原因是由于上焦心气无营血可宣通，加上邪气内陷阻滞气机所致。又如《金匮要略》九篇 5 条说："胸痹心中痞，留气结在胸，胸满。"气结在胸而营卫不

通，是胸满的重要原因。由此理解腹满的原因，即是腹部的气机不通所致，进一步具体而言，中焦"脾"与"胃"有不同功能，胃主腐熟水谷，腐熟后所生成的精气，需要透过脾气散精向上焦宣发，因此若脾气受伤则精气郁滞中焦胃中而成腹满；另一方面，胃中腐熟水谷以后而成糟粕，假若成便硬或燥屎则亦可见腹满。这两种腹满的机理，即一虚一实的两大类腹满，如在《金匮要略》十篇 2 条说："病者腹满，按之不痛为虚，痛者为实，可下之。"因脾虚所引起的腹满属"虚"，因燥屎便硬所引起的属"实"。

更具体而言，脾与胃导致腹满的机理，需要从水谷腐熟化生精气的过程理解，可分为"胃实"、"胃虚"与"脾虚"三大类。第一类：饮食入胃以后，假若胃气充实、太过，腐熟的水谷积滞在胃肠，抑或由于津伤而出现便硬燥屎，这可导致中焦气滞腹满，此属"胃实"，主要在阳明病篇中已有论述，例如在《伤寒论》249 条说："伤寒吐后，腹胀满者，与调胃承气汤。"此一种运用调胃承气汤治疗的腹胀满，是由于单纯阳明胃热所致，而不涉及脾虚。第二类：若胃气偏虚，胃中所生的水谷之气停滞不降，亦可出现腹胀，这如 79 条栀子厚朴汤证出现之腹满，又如《伤寒论》208 条说："若腹大满不通者，可与小承气汤，微和胃气。"此证所见的"腹大满不通"，据笔者在《伤寒治内方证原意·三承气汤证治再考》一文中指出，是由于"胃热胃虚腑实"所致，亦即是胃实与胃虚并作，故此腹满甚重。第三类：若因脾气虚不能散精往上，则胃中所腐熟的水谷精气停滞在胃肠，亦可导致腹满，此属"脾虚"，但脾虚的腹满多是在胃虚的基础上出现，亦即脾胃俱虚，如 279 的桂枝加芍药汤证之腹满，方中虽然重用芍药以通降营气，本有胃虚一面，但方中仍用桂枝生姜等辛温药物以宣散中上焦阳气，可知属脾胃俱虚。又如《伤寒论》66 条说："发汗后，腹胀满者，厚朴生姜半夏甘草人参汤主之。"此证的腹满严重而成"腹胀满"，显然是脾胃俱虚，以胃虚为主而兼有脾虚，而不涉及胃实。各种腹满病证，就是在脾与胃的虚实病证基础上，兼有不同病机而成病。显然，太阴病的腹满，并非由于"胃实"所致，胃实（或兼胃虚）的腹满在阳明病篇已有深入讨论，太阴病的腹满当以"脾虚"与"脾胃俱虚"为主要病机。

至于"腹满而吐"的"吐"，吐即是"呕吐"的简称，但"吐"更强调有物吐出。呕与吐的区别，现在一般认为"有物有声谓之呕，有物无声谓之吐"，但显然有物吐出之时亦必然有声，以有无声音作为两者区别的实际价值不大。从仲景书中仔细考证，"吐"必然指有物吐出之状，如吐脓血、水入则吐、吐血、吐蚘、吐涎沫、吐浊、吐脓如米粥、吐浊涕等等，可是"呕"却没有这种"有物"吐出的固定词组，亦即说呕可无物吐出，是故可见呕逆、干呕、喜呕、欲呕、呕不能食（能食而不呕）等症。另外，在治法上只有"吐法"而不称之为"呕法"，则显然是指"吐法"是必须有物吐出来。由此理解，呕是强调其上逆之势，而吐则是言其吐出之物，若称为"呕吐"，则两者同时并见。另外，在仲景书中有时候单说"呕"一字，亦可包含了"吐"在内，如"痛"是"疼痛"的缩写一样，即"呕"亦可以是"呕吐"的缩写。

太阴病提纲强调"吐"而非"呕"，即是指有物吐出，强调病位在胃。呕吐之证虽然可有不同病因病位，太阴病所吐出之物必然是胃中之水谷，故此张仲景亦多次指出"吐"与胃直接相关，如在《伤寒论》122条说："病人脉数，数为热，当消谷引食。而反吐者，此以发汗，令阳气微，膈气虚，脉乃数也。数为客热，不能消谷，以胃中虚冷，故吐也"（本条在《金匮要略》十七篇3条亦有类似文字），本条见"吐"（而非呕），仲景自注说是由于胃虚冷不能消谷所致。又如173条说："伤寒，胸中有热，胃中有邪气，腹中痛，欲呕吐者，黄连汤主之。"本条的"欲呕吐"是由于"胃中邪气"所致。又如359条说："伤寒本自寒下，医复吐下之，寒格，更逆吐下，若食入口即吐，干姜黄芩黄连人参汤主之。"本条见"食入口即吐"，按笔者在《伤寒治内方证原意·痞证证治》一文中指出，这是由于胃虚寒而客气上逆所致。又如《金匮要略》十七篇 16 条说："胃反呕吐者，大半夏汤主之。"这条的呕吐明确指出其名为"胃反"，病位显然在胃，参十七篇 3 条说："……数为客热，不能消谷，胃中虚冷故也。脉弦者，虚也。胃气无余，朝食暮吐，变为胃反。"胃反之证先有胃虚冷的基础演变而成的，再参同篇 5 条说："趺阳脉浮而涩，浮则为虚，涩则伤脾。脾伤则不磨，朝食暮吐，暮食朝吐，宿谷不化，名曰胃反。"趺阳脉诊候胃气，趺阳脉当沉，脉浮则反映胃虚，而趺阳脉涩则反映脾气亦虚，故此胃反呕吐是脾胃俱虚之证。

　　太阴病提纲强调了"腹满"与"吐"同时并见，是强调太阴病同时脾胃俱虚。太阴病的腹满是由于"脾虚"所致，而"吐"则必然与"胃虚"有关，故两者俱见之时即反映脾胃俱虚。纵观仲景书中，腹满与吐同见的病证，实际上只有太阴病提纲一条，而未有其他条文再有出现（另在《伤寒论》386 条理中丸的方后注中，吐与腹满分别可见于两个加减法，说："吐多者，去术加生姜三两……腹满者，去术，加附子一枚。"），故此若出现"腹满而吐"之证，即可辨别为太阴病。

2. 食不下

　　"食不下"亦可称为"不能食"，其证多与呕吐并见。如在《伤寒论》185 条说："本太阳，初得病时，发其汗，汗先出不彻，因转属阳明也。伤寒发热、无汗、呕不能食、而反汗出濈濈然者，是转属阳明也。"又如 266 条说："本太阳病不解，转入少阳者，胁下硬满，干呕不能食，往来寒热，尚未吐下，脉沉紧者，与小柴胡汤。"小柴胡汤证在 96 条见"默默不欲饮食"，但是本条进一步见"干呕不能食"，亦是呕与不能食并见。太阴病提纲见"吐"而"食不下"，其中一种对于证候的认识，可理解为因吐而使食物不能下。

　　"食不下"的原因，在于胃中虚。如上文所说，"吐"的原因是胃虚冷所致，即使"吐"而"食不下"并不一起同见，若单见

"食不下"亦是反映胃虚，仔细言之胃虚程度相对较轻，未至于胃中寒冷。如《伤寒论》190条说："阳明病，若能食，名中风；不能食，名中寒。"阳明中寒之证以能食与否作为鉴别。191条又再一次强调："阳明病，若中寒者，不能食。"194条更说："阳明病，不能食，攻其热必哕。所以然者，胃中虚冷故也。以其人本虚，攻其热必哕。"本条所说的胃中虚冷，是指不能食以后再误用攻法所致，若在"攻其热"之前出现"不能食"，已经是"其人本虚"的反映，这"本虚"指阳明胃虚而言，而未至于"胃寒"，另在226条又说："若胃中虚冷，不能食者，饮水则哕。"胃虚且冷则当在不能食的基础上见哕。还如120条说："太阳病，当恶寒、发热，今自汗出，反不恶寒、发热、关上脉细数者，以医吐之过也。一二日吐之者，腹中饥、口不能食；三四日吐之者，不喜糜粥、欲食冷食、朝食暮吐，以医吐之所致也，此为小逆。"本条后段所形容的"朝食暮吐"之呕吐，即胃反呕吐，而在此前"一二日吐之者"所出现的"口不能食"，相对来说胃虚程度较轻。

3. 自利益甚

太阴病提纲见"自利益甚"，即是下利日益加重的意思。"自利"一词在《伤寒论》中虽然可指"小便自利"，但是小便自利是指小便正常，而这处显然是指病理上的"自下利"，如《伤寒论》32条葛根汤证与172条黄芩汤证见"自下利"，又如321条说："少阴病，自利清水，色纯青，心下必痛，口干燥者，可下之，宜大承气汤。"还如105条说："若自下利者，脉当微厥，今反和者，此为内实也，调胃承气汤主之。"这两条用承气汤之证，其下利显然是指大便下利，而非"小便自利"。

"下利"一证，与中下二焦均有关系。下利本属病在大肠，当属于下焦之证，多见于少阴病中，如在《伤寒论》91条说："伤寒，医下之，续得下利清谷不止，身疼痛者，急当救里。"这条的"下利清谷不止"而先救里，就是指下焦阳虚所致的下利。少阴病常见下利，如287条说："少阴病，脉紧，至七八日自下利。"288 条又说："少阴病，下利，若利自止，恶寒而蜷卧，手足温者，可治。"还如 366 条说："下利脉沉而迟，其人面少赤、身有微热、下利清谷者，必郁冒汗出而解，病人必微厥，所以然者，其面戴阳，下虚故也。"本条的下利清谷是由于"下虚"所致，又如 370 条说："下利清谷，里寒外热，汗出而厥者，通脉四逆汤主之。"本条明确的以四逆汤重剂通脉四逆汤治疗下利清谷之证。但另一方面，下利并非单纯下焦之证，中焦脾胃之病亦可见下利，如在本书中篇《脾约》一文中指出，葛根汤证所见之下利，即是由于"脾约"、脾气受到表气郁闭的约束而不能散精向上，因此津液逼迫下行而见下利；另如《伤寒论》159 条的甘草泻心汤证见"下利日数十行，谷不化。"其证即是由于"胃虚"所致，故此加用甘草以补胃气。还有，如 159 条说："伤寒服汤药，下利不止，心下痞硬，服泻心汤已，复以他药下之；利不止；医以理中与之，利益甚，理中者，理中焦，此利在下焦，赤石脂禹余粮汤主之。"本条明确指出了下利有中焦与下焦的两大类别，治法不同。

太阴病所见的"自利"虽然与胃虚有关，但其"利益甚"则是其病逐渐向少阴演变的反映。如上述甘草泻心汤证见下利甚重，是因胃虚所致，此符合前述太阴病提纲所见"吐"而"食不下"的胃虚病机，可是，为何下利会日益加重？这反映胃虚逐渐加重，从中焦演变为下焦之证。这一点尤其牵涉到太阴病篇 277 条的解释："自利、不渴者，属太阴，以其脏有寒故也，当温之，宜服四逆辈。"对于本条的解释，一直认为最后所说的"宜服四逆辈"有误，由于四逆汤等方属于少阴下焦阳虚之方，假若其病属太阴，则为何改用四逆汤？故此不少医家主张，当改为"宜服理中四逆辈"，或认为这里四逆辈的意思是包含了理中汤。对于这一条文的理解，当理解下利本属下焦之证，假若下利程度较轻则属于病在太阴，其治法仍可用四逆辈治之。本条是相对于少阴病篇的 282 条而言："自利而渴者，属少阴也，虚故引水自救。"自利而渴是属于"少阴"，这是由于下焦阳虚较重，水气不化津液不升而见渴。反观本条自利而不渴，反映下焦阳虚津亏较轻，故此其证属于太阴，病主要在胃虚。但是，下利毕竟是病在下焦，故张仲景说"其脏有寒故也"，这里的脏是专指下焦肝肾而言（参笔者《伤寒解外方证原意·小柴胡汤证重在邪结下焦》一文中对于"脏腑相连"一句的解释），故此虽然病情相对较轻，及早用四逆汤等方温之，实有"治未病"以防传变的思想。这如在《伤寒论》323 条说："少阴病，脉沉者，急温之，宜四逆汤。"少阴病未见各种证候而只见"脉沉"，即急用四逆汤，以防病情日益加重。

4. 时腹自痛

腹痛的疼痛部位在腹部，即如上述腹满之证反映病在中焦脾胃。如《伤寒论》173 条的黄连汤证说："胃中有邪气，腹中痛。"可知腹痛是由于邪在胃中所致。

腹痛的成因，是因胃中营气不通所致。腹满与腹痛的最大差异，在于腹满是一般的脾胃气机不通所致，而腹痛则必须与营气不通有关。典型如太阴病篇 279 条说："本太阳病，医反下之，因尔腹满时痛者，属太阴也，桂枝加芍药汤主之；大实痛者，桂枝加大黄汤主之。"本条在腹满的基础上见腹痛，运用桂枝加芍药汤或桂枝加大黄汤治疗，这两方均在桂枝汤的基础上加倍芍药而成，按笔者在《伤寒解外方证原意·桂枝汤方义在宣卫降营》一文中指出："本证因误下之后胃气受损，营气停滞胃中，营卫不通因而出现腹满痛。"这种因营气不通而导致的腹痛，在仲景书中还有不少例证，例如在《伤寒论》96 条小柴胡汤方后注说："若腹中痛者，去黄芩，加芍药三两。"亦是见腹痛而加用芍药通降营气。又如 316 条真武汤证见腹痛，而真武汤中亦用芍药。还如《伤寒论》100 条以小建中汤治疗"腹中急痛"，《金匮要略》六篇 13 条的小建中汤证见："虚劳里急，悸，衄，腹中痛。"二十二篇 18 条亦以小建中汤治疗"妇人腹中痛"，而小建中汤即是在桂枝加芍药汤的基础上加上饴糖，其目的亦在通降营气。故此，在《金匮要略》一篇 3 条说："鼻头色青，腹中痛。"色青即是营气不通的反映。

太阴病因营气不通而见腹痛，反映寒邪在中焦脾胃。腹痛属营气不通，符合张仲景"寒伤营"的理论，在《辨脉法》说："风则伤卫，寒则伤营。营卫俱病，骨节烦疼。"在《伤寒论》中，疼痛之证皆由寒邪所致，典型例子如太阳伤寒见骨节疼痛，即是由于寒邪束表、营气不通所致。《辨脉法》又说："营气不足，面色青；营为根，卫为叶；营卫俱微，则根叶枯槁。"可知前述鼻头之所以见色青，即是营气不通的反映。太阴病见腹痛，如上述 279 条的桂枝加芍药汤证之中，其方虽然加重芍药剂量，但是仍有桂枝汤中的桂枝与生姜以宣通卫气、驱散寒邪，甘草与大枣在补脾胃，可知太阴病提纲所指的腹痛，虽然重点在于营气不通，但同时亦因脾胃虚、寒邪在中所致。

5. 若下之，必胸下结硬

本句并非典型太阴病的特点，而是指太阴病的前提下"误下"所出现之证，由此可反推太阴病的病机特点。

"胸下结硬"类似于"结胸"，是由于客气上逆所致。本句说的"胸下"，在仲景书中只出现一次，但从部位理解，"胸下"当与"心下"位置相同，胸下"结硬"实质上即结胸的特点，如在《伤寒论》149 条说："若心下满而硬痛者，此为结胸也，大陷胸汤主之。"心下满硬痛是结胸之证，其原因如 134 条说："医反下之，动数变迟，膈内拒痛，胃中空虚，客气动膈，短气躁烦，心中懊憹，阳气内陷，心下因硬，则为结胸。"由于误下以后，使胃虚而客气动膈、阳气内陷而成心下硬的结胸证。但是，此一误下以后，只见"胸下结硬"而无胸痛，严格而言并非"结胸"（参笔者《伤寒治内方证原意·结胸属少阳病》一文论述），较为接近的当如《伤寒论》158 条的甘草泻心汤证，在伤寒中风的前提被误下以后出现"心下痞硬而满"，其中的"硬"是由于"胃中虚，客气上逆，故使硬也"。

因此，太阴病被误下以后出现"胸下结硬"，是由于中焦脾胃本虚，被误下以后则使胃气重伤而客气上逆，继而出现心下硬。由于邪气并非从表内陷上焦，故此无胸痛的结胸之证。

6. 太阴病提纲病机小结

从上述对于太阴病提纲各种证候的论述，除了"腹满"一证的病机在于"脾虚"以外，其余各证包括"吐"、"食不下"、"自利"、"腹痛"等，均是病位在胃为主，是因胃虚而出现的各种证候。当中的"自利益甚"强调了太阴病逐步从中焦胃虚发展成下焦阳虚的少阴病，而腹痛则是因脾胃虚以后出现的营气不通所致。

因此，太阴病的提纲证，其证是"脾"与"胃"两者俱病为特点，而以"脾虚"作为太阴病的独特病机。由于"胃虚冷"之证在阳明病篇亦可出现，单纯胃虚而无脾虚之证，当属于阳明病的范围，假若在胃虚的基础上再加上脾虚，则属太阴病的范畴。再者，从"若下之，则胸下结硬"一句分析，若太阴病误下以后可出现客气上逆，此即如甘草泻心汤证相近，类似于少阳病的特点，由此观之，太阴病的特点并无"客气上逆"，而是单纯脾胃俱虚，并无热象。

现代一般认为太阴病只属于脾虚的观点，未能概括太阴病提纲的证候特点，太阴病显然必须包含"胃虚"在内。这如在《伤寒论》280 条说："太阴为病，脉弱，其人续自便利，设当行大黄、芍药者，宜减之，以其人胃气弱，易动故也。"这条在桂枝加芍药汤与桂枝加大黄汤证之后，指出若大便通利，则当减轻两药剂量，如前所述，芍药能通降胃中所生之营气，假若胃虚则其味苦通降之力亦能伤胃。张仲景清晰的自注说"以其人胃气弱，易动故也"，即是强调了太阴病本有胃虚的病机特点，而非单纯脾气偏虚。

从太阴病提纲的写作方式，可知提纲并非一种真实存在的"病证"，而是透过证候描述以揭示最典型的病机特点。当中如"自利益甚"一句，是指病情"日益加重"，显然并非"一种"病情，而是指不同程度的下利，揭示了病机的演化过程。又如整句提纲证中，同时出现了腹满、腹痛、呕吐、食不下、下利等五证，如前文所述，单是"腹满而吐"两证同时出现，已经在整个仲景书中只此一处，而未见于其他条文，假若五证同时并见，则此病可说是十分严重，在《伤寒论》与《金匮要略》之中未有一方能治之。还有，文后仍有一句"若下之"的假设误治情况，若提纲证是一种具体病证，则这误下以后的病情，是否仍然属于太阴病？因此，太阴病的提纲，本身并非展示具体的病证证治，而是如其他"之为病"的特点一样，在于揭示最典型的病机特点，目的在于"知常达变"，在文首先指出最典型的病机特点，则可明白后文各种演变证之间的关系。

二、太阴病的概念范围

太阴病提纲的目的在于揭示"典型"的病机，可是太阴病仍有不少"非典型"病证，提纲并不能概括所有太阴病。下文继续讨论太阴病的概念范围。

太阴病的提纲证，目的在于揭示"脾胃俱虚"的病机，其中以"脾虚"为太阴病最典型的病机特点。至于"非典型"的太阴病，张仲景在太阴病篇明确的自注了两大类，第一类称为"属太阴"，第二类称为"系在太阴"，另外如"太阴五证"以及四肢病证与水气病，均要考虑与太阴的联系。

1. "属太阴"

关于"属太阴"的理解，是指该证属于太阴病的概念范围，但是并非典型的太阴病。这里先解释张仲景对于"属"的用法，如阳明病的典型外证是《伤寒论》182条的"身热、汗自出、不恶寒反恶热"，但到了185条则说："伤寒发热、无汗、呕不能食、而反汗出濈濈然者，是转属阳明也。"这里说的"属阳明"，主要是以"无汗"变成"汗出濈濈然"作为判断，而未见身热、不恶寒反恶热，却见呕不能食的"太阴病"特征，实际上此证并非典型的阳明病。类此"属阳明"的例证不少，如在240条说："病人烦热，汗出则解；又如疟状，日晡所发热者，属阳明也。"243条说："食谷欲呕，属阳明也。"244条又说："如其不下者，病人不恶寒而渴者，此转属阳明也。"这三条"属阳明"的文字，其判断属于阳明的证候，分别是"如疟状，日晡所发热"、"食谷欲呕"、"不下，不恶寒而渴"，这些证候均非典型的阳明证，只是张仲景透过其他证候描述，补充各种符合阳明病的证候范围。除了阳明病以外，少阳病亦有类似情况，如少阳病的典型证候是"口苦、咽干、目眩"，可是在265条说："伤寒，脉弦细、头痛发热者，属少阳。"这一条的辨证完全没有少阳病的证候，且"头痛发热"属于太阳证，这里只是以"脉弦细"作为判断属于少阳病的特点，并非"常法"，而是指这种证候虽然并非典型少阳病，但是亦属于少阳病的范围。

如此理解"属太阴"的条文，在太阴病篇共有两条，分别是《伤寒论》277条说："自利、不渴者，属太阴，以其脏有寒故也，当温之，宜服四逆辈。"这一条在上文"自利益甚"一节中已有所论，指本条虽然属于太阴，但实际上"下利"属于下焦之证，故此说"脏有寒"而用四逆汤一类方剂治之，因此，假若单见"下利"（不渴并非证候），并不能诊断为太阴病，而只能说此证属于太阴病的范围。另一条"属太阴"的条文是279条，说："本太阳病，医反下之，因尔腹满时痛者，属太阴也，桂枝加芍药汤主之；大实痛者，桂枝加大黄汤主之。"本条的病情来路，是从太阳误下以后，出现了腹满腹痛的证候，但此证并未见提纲证所说的吐、食不下与自利，亦即说未有见胃虚的表现而侧重在脾虚、营气郁滞，因此本证并非典型太阴病的脾胃俱虚，可是其脾虚的特点，亦符合"太阴病"的范围，故说"属太阴"。另外，从太阴病篇的条文写作手法来看，前四条条文均以"太阴病"或"太阴"作为开首，到了277条即不说"太阴病"而改为"属太阴"，279条更以"本太阳病"作为开首，可知张仲景的写作手法，亦是先述其常、后言其变，首四条表述了太阴病的典型特点，其后则说太阴病的其他非典型类型。

2. "系在太阴"

关于"系在太阴"的理解，相比"属太阴"的概念距离太阴病范围较远，只是与太阴有"联系"的意思。这里需要先解释张仲景对于"系"的用法，在仲景书中"系"一词只见三处，其中两处均是说"系在太阴"（后文再论），而另一处是在《伤寒论》188 条说："伤寒转系阳明者，其人濈然微汗出也。"这一条所说的"转系阳明"，是因"太阳伤寒"本身当无汗，假若演变成"濈然微汗出"，即是反映病情传变到阳明。这一条实际上是对上述引文 185 条的补充，"伤寒发热、无汗、呕不能食、而反汗出濈濈然者，是转属阳明也"。这两条看似内容相同，均是指出从"伤寒"演变为"阳明"，是从无汗到有汗的演变，为何一者说"转系阳明"而一者说"转属阳明"？这需要在细微字眼上作区别，转"属"阳明的证候是"汗出濈濈然"，转"系"阳明的证候是"濈然微汗出"，前者是一般汗出，后者是"微"汗出，可知张仲景在这两条的区分上，在于揭示细微的证候与病机演变，假若从无汗到"微汗出"，则是伤寒逐渐传变到阳明，与阳明有"联系"，可是仍未全入阳明，若到了"汗出"则可说"属于"阳明。

　　在《伤寒论》中有两条"系在太阴"的条文，一者在阳明病篇的 187 条说："伤寒脉浮而缓，手足自温者，是为系在太阴。太阴者，身当发黄；若小便自利者，不能发黄；至七八日，大便硬者，为阳明病也。"而另外在太阴病篇的 278 条亦有类似条文，前半段文字相同，只在有后半段的差异："……太阴当发身黄；若小便自利者，不能发黄；至七八日，虽暴烦下利，日十余行，必自止，以脾家实，腐秽当去故也。"这两条条文，均是以"伤寒脉浮而缓"作为开头，伤寒当见紧或浮紧之脉，若伤寒而见脉浮缓，则并非正常，本文以此脉作开首，提示此证并非典型伤寒。实际上，两条条文均是先讨论"发黄"与否的问题，所谓"系在太阴"，参笔者在《发黄证治》一文中所指，太阴即是指"脾"而言，由于《金匮要略》十五篇 1 条说："脾色必黄，瘀热以行。"发黄与否的关键与"脾"有密切关系，故此两段文字中以"系在太阴"作为发黄的解释。当然，所谓"系在太阴"并非指这条属于"太阴病"，如在187条中全无太阴病提纲的各种证候，即使是278条的内容，虽然后文说"暴烦下利，日十余行"，似乎是属于太阴病的下利，可是张仲景亦自注说"必自止，以脾家实，腐秽当去故也"，这里的下利并非因为"脾虚"引起，而是因为"脾气充实"，使"腐秽"得去，故此下利以后能够自止，这与太阴病提纲的"自利益甚"完全相反。这两条条文不属于典型的"太阴病"，"系在太阴"一句，目的在于说明发黄与"脾"的病机有所联系。

3. 太阴证候

太阴病提纲的五证，分别为腹满、吐、食不下、下利、腹痛，如前文所述，在仲景书中并无另一五种证候同时出现的条文，可是若此五证分别出现，则当考虑与太阴病有关。例如腹满之证中，《伤寒论》66条的厚朴生姜半夏甘草人参汤证显然由于脾虚气滞所致，属太阴病范围，又如79条的栀子厚朴汤证见腹满，亦与脾有关，还有如小承气汤证的腹满，亦需要考虑与太阴的关系。另如下利一证，若因胃虚所引起的下利，应当考虑与太阴的关系，若一般单纯的阳明胃虚冷则不当见下利，这如生姜泻心汤证、甘草泻心汤证均见不同程度的下利，又如165条大柴胡汤证见下利，当考虑与太阴有所联系，还如理中汤（丸）所治疗的下利，显然属于太阴病。

由于各种病证之间，是一种疾病的演变过程，实际临床上是"变"多于"常"，因此许多证候的病机横跨了多经的病变，而难以单纯归属于某一经病，必须从其病机特点上直接理解，而不必执著于该证属何经之病。

4. 脾主四肢与水气

除了"太阴五证"以外，尚有两大类病证，当考虑与太阴病的联系，包括"四肢"病证以及"水气病"。

脾主四肢的思想，张仲景亦有所强调，如在《伤寒论》274条说："太阴中风，四肢烦疼，阳微阴涩而长者，为欲愈。"本条指出了在太阴病的前提下感受风邪，则出现此"四肢烦疼"的病证，这是由于"脾主四肢"的关系，参本书上篇《手足四肢与三焦表里对应关系》一文中指出："四肢的证候反映中焦脾气的状态……四肢与脾关系密切，是由于'脾气散精'的作用，在中焦胃腐熟水谷之后，必须透过脾气散精于外，故此说'脾'与'四肢'是直接的表里对应关系，脾病即显露于四肢。"因此，各种出现在四肢的病证，亦当考虑其与太阴的关系。

脾主水的思想，张仲景亦有所重视，例如在《金匮要略》二十篇 11 条说"妇人伤胎，怀身腹满，不得小便，从腰以下重，如有水气状，怀身七月，太阴当养不养，此心气实，当刺泻劳宫及关元，小便微利则愈"（本条在《金匮玉函经》中又有出现，但前半段文字有所不同，说："妇人伤寒，怀娠，腹满不得大便……"），本条所说的"太阴"，参前述"系在太阴"的说法，当是指"脾"而言，即是指由于脾虚而导致的水气病，使腰以下重，继而出现因下焦水停，水气不能宣散，故使上焦"心气实"。由于脾气散精同时亦宣散水气，故此各种水气病当考虑与太阴的关系，如《伤寒论》中的茯苓桂枝白术甘草汤、茯苓甘草汤、茯苓桂枝甘草大枣汤等汤证，均当考虑与太阴病的联系。

5. 太阴病篇内容短小的问题

透过上述太阴病概念范围的讨论，对于各种"非典型"的太阴病作出了论述，由此则能完满解释两个问题：为何太阴病篇的内容如此短小？（只有 8 条原文）为何太阴病篇中只有"桂枝加芍药汤"与"桂枝加大黄汤"两方，而其他病篇均有多种不同方证？实际上太阴病并非只有两方，而是包括了前述多种方证，只是其大量内容已经散在于太阳病与阳明病篇，作为鉴别诊断时并列讨论。此与少阳病篇内容短小的情况相约（只有 10 条原文），只是因为大部分少阳病的内容已经在前文中详细讨论。张仲景仍然特别专列一篇为"太阴病"，目的在于解释"太阴病"的典型病机特点，用以阐述"六经"的传变规律，疾病从表入里逐步深入的过程。

三、太阴病的意义

明确了"太阴病"的病机特点与范围后，本节讨论"太阴病"在六经中的意义。

太阴病是邪气入"三阴"的第一步。在《伤寒论》少阳病篇270条说："伤寒三日，三阳为尽，三阴当受邪。其人反能食而不呕，此为三阴不受邪也。"本条最后一句，假若反过来说，则是"不能食而呕"是为三阴受邪。太阴病见"吐"而"不能食"，由此理解，所谓"三阴受邪"实际上是指"太阴受邪"，太阴是三阴之首，太阴受邪是三阴之始。

太阴病的概念，反映张仲景重视"胃气"的理论思想。在上述270条中的"不能食而呕"，两证均是胃虚的反映（而非脾虚），而呕吐的胃虚相对更重，因此，三阴与三阳的界线，可理解为胃气虚与不虚的区别，胃气不虚则病未入阴，胃气已虚则病已入阴。当然，在阳明病中亦有胃虚冷之证，而少阳病亦见胃虚而虚热上炎，可是到了太阴病则胃虚更重，且无热象，邪正交争并不激烈，最明显的特点是脾气亦虚，换句话说即中焦的脾与胃俱虚，邪气完全进入中焦。

太阴病是病入三阴正气虚衰的第一步，类似于三阳之中的太阳病。太阳病是邪气侵袭，正气不虚、正气能抗邪于表，正邪交争的第一步；太阴病则是正气虚衰较重的第一步，正气不能抗邪出外，邪气在中，假若太阴病中焦虚衰，此一重要关卡失守，则邪气能进一步入下焦，演变为少阴与厥阴之证。因此，所谓"病在三阴"，实际上是指正气虚衰，其中三阳"转入三阴"的界限，即是"胃虚"较重、"脾胃俱虚"的太阴病特点，假若单纯胃虚而脾气不虚，仍未算病入三阴。

四、进深讨论

本文所提出对太阴病的概念，与当前主流对于太阴病的理解有所不同，本节对于两个关于太阴病治法的问题进深讨论，以期促进互相沟通，明白本文概念与现代理论的异同。

1. 太阴病可发汗

在《伤寒论》276 条说："太阴病，脉浮者，可发汗，宜桂枝汤。"本条指出在太阴病的前提下见"脉浮"即可发汗用桂枝汤，对于这一条的理解，一般认为有两种争论："一者认为是太阴病兼太阳表证……二者认为是太阴病本身的表证（经证）。"而目前教材主要支持前者的观点，以太阴兼表证作为本条的解释。

对于太阴病见"脉浮"为何可发汗？回答这一问题，首先必须先回答为何少阳病不可发汗？按笔者在《少阳病概念》一文中指出，少阳病不可发汗的原因："一方面是由于少阳病正气偏虚，不可发虚人之汗；另一方面因少阳虚热上炎的病机特点，发汗则使虚热加重。"到了太阴病，一方面没有虚热上炎的病机，并无治法上的矛盾，另外，太阴病虽然已是正气偏虚，本身不当发汗，但假若见"脉浮"即反映正气能够抗邪出表，正气不虚，故此可发汗。此即如在少阴病篇 302 条以麻黄附子甘草汤"微发汗"的机理一样，少阴病本身并不可发汗，但假若在少阴病的初始阶段、正气不虚之时则仍可用发汗治之。因此 276 条的目的，在于指出太阴与少阳在发汗禁忌上的差异。

若从本文的角度理解，276 条已经是病从"太阴"转出"太阳"。参《伤寒论》234 条说："阳明病，脉迟、汗出多、微恶寒者，表未解也，可发汗，宜桂枝汤。"本条同样是说"可发汗，宜桂枝汤"，但是辨证方法却与 276 条截然不同，在阳明病的过程中见脉迟、汗出多，均非太阳之象，唯独以"微恶寒"一证作为邪气仍在太阳的特点，故说"表未解也"，这一条当称作"阳明兼表"证。但是反观 276 条，文中以"太阴病"作为开首，但却无任何"太阴证候"，可知太阴病的证情尚浅，可是脉象却见浮象，脉浮是太阳病的典型脉象，反映太阴病正气相对不虚，能够正气抗邪于外。虽然以"太阴兼表"的角度解释亦似乎合理，但是从"平脉辨证"的角度而言，脉浮反映邪气已经在太阳表，既然正气能够抗邪于外，则不属于"太阴病"，并不在三阴，只是文首冠以"太阴病"说明病情来路而已。276 条的另一目的，在于说明太阴病正气恢复之时，邪气能出表的预后特点。

需要明确指出，这种太阴病转变出表的发汗，只能够用桂枝汤发汗，而不可能直接演变为"太阳伤寒"。由于桂枝汤在治疗太阳中风之时，方药本身已在于补脾胃以宣降营卫，方义上已经从太阴上作考虑，故此即使病从太阴出表，其方治仍用桂枝汤。由于太阴病脾胃俱虚，不可能突然演变成正气充实、正邪交争激烈的太阳表实证，故此若太阴病见脉浮，即使无"汗出与否"、"脉缓与紧"的其他证候鉴别，亦当先考虑以桂枝汤治疗。

2. 太阴治疗大法是否"当温之"

现代一般认为"太阴病以'当温之'为治疗大法，当温中散寒，健脾燥湿，用理中丸、四逆汤一类方剂"。太阴病的病机特点是脾胃俱虚，因此以"温药"治之本为适合，可是从原文含义来说，张仲景所说的"当温之"与现代所理解的并不相同。

"当温之"出自《伤寒论》277 条："自利、不渴者，属太阴，以其脏有寒故也，当温之，宜服四逆辈。"对于本条的解释，上文已有多次论述，实际上本条所说的"当温之"并非指向一般"太阴病"而言，而是指向这一种因为下焦阳虚有寒较轻的下利，可急用温法治之，当中"四逆辈"是少阴病的主方而非太阴病。尤其是"温之"这一治法，在《伤寒论》中多是专指"四逆汤"之法，如在 323 条说："少阴病，脉沉者，急温之，宜四逆汤。"324 条又说："若膈上有寒饮，干呕者，不可吐也，当温之，宜四逆汤。"因此，277 条本身所说的"当温之"并非指向所有"太阴病"的治疗大法而言，不能因为这句话出现"属太阴"则说所有太阴病均需要使用温法。

由于"非典型"的太阴病范围甚广，整个太阴病难以有一种"治疗大法"能够通用于所有类型。例如太阴病篇中的治疗腹满痛的桂枝加芍药汤、桂枝加大黄汤，又如治疗腹满的厚朴生姜半夏甘草人参汤，其方中并非专一使用"温药"，似乎未必能够称为典型的"温法"。因此，太阴病使用何种治法，仍需要视乎具体病证而定。

五、结语

太阴病的病机特点是脾胃俱虚，而以脾虚为太阴病的典型病机，当中尤其对于"胃气亦虚"的论述，与现代一般对于太阴病的理解有所不同。明确了太阴病概念范围，对于理解"六经"之间的关系有重要意义。

少阴病与厥阴病概念：共为下焦气血皆虚，厥阴更见虚热上炎、热在上焦

目前，对少阴病并无多大争议，一般认为是"心肾虚衰、水火不交"之证，具有少阴"寒化"或"热化"两大类；而对于厥阴病则争议甚大，现在一般认为厥阴是与足厥阴肝经和手厥阴心包经有关，是因"肝失条达，气机不利，易致阴阳失调，又因厥阴具有阴尽阳生，极而复返的特性，故厥阴病常以上热下寒，寒热错杂为主"。陈亦人指出："厥阴病篇是《伤寒论》中争议最多的一篇。"这是由于厥阴病的特点似乎与"心包"无关，原文中又未有指出与"肝"的直接联系，况且假若是"阴尽阳生"的话，《伤寒论》的厥阴病到最后显然不能突然跳回"太阳病"，而厥阴病篇又只有四条以"厥阴病"冠首的条文，使厥阴病疑点重重。

无论如何，目前主流对于少阴病与厥阴病的认识，主要是从经络学说的角度，对于"少阴"与"厥阴"的名词随文释义，可是张仲景对于六经的理解与《黄帝内经》截然不同，欲理解少阴病与厥阴病的实质含义，必须从《伤寒论》自身的内容寻找答案。由于少阴病与厥阴病两者互有关联，故此本文一并讨论。

一、"少阴之为病"的证候与病机分析

《伤寒论》281 条说："少阴之为病，脉微细，但欲寐也。"少阴病的提纲内容简洁，只以一脉一证揭示少阴病的最典型病机特点，以下逐一分析其病机含义。

1. 脉微细

脉微与脉细是两种不同脉象，以下分析两种脉象的意义。

　　先说"脉细",主下焦血虚。细脉在《伤寒论》中较少出现,但均主血虚,典型者如《伤寒论》351条:"手足厥寒,脉细欲绝者,当归四逆汤主之。"当归四逆汤是公认治疗血虚寒厥之方,而此条是诸条"手足厥冷"之证中,唯一明确由"血虚"所导致的,其辨别方法是单凭"脉细欲绝"来判断,脉细欲绝即是比脉细的程度更为严重,反映血虚甚重。假若是一般的脉细,除了脉细主血虚外,其血虚更专指下焦的血虚,如在《伤寒论》148条说:"伤寒五六日,头汗出、微恶寒、手足冷、心下满、口不欲食、大便硬、脉细者,此为阳微结,必有表,复有里也。脉沉,亦在里也……可与小柴胡汤。"本条在笔者《伤寒解外方证原意·小柴胡汤证重在邪结下焦》一文中曾多次论述,小柴胡汤证本有下焦营血偏虚的基础,从本条的论述来看,唯独脉细明确反映血虚,其证同时见"手足冷",是相比上述351条的"手足厥寒"为轻,故此本证的脉象并非"脉细欲绝"而是单纯"脉细",再按文中说"必有表,复有里也",本条的"里"是专指"下焦"而言,从其证候中并无一证直接反映"下焦",而只能从"脉细"作为判断依据。另参《平脉法》说:"若里有病者,脉当沉而细。"脉沉主里、主病在下焦,是一般的看法,实际上脉细亦主里,为何脉细能主"下焦"之证?在本书上篇《三焦营卫理论》一文中指出,下焦是"藏营血"之所,假若血虚明显,则反映其病位在下焦,而中医理论中认为"肝藏血",假若属于下焦的血虚,则亦可称为"肝血虚"。

　　再说"脉微",脉微比脉细的虚衰程度更重。关于"微脉"的脉形,张仲景没有作出说明,参《脉经》说:"极细而软或欲绝,若有若无。"比较《脉经》对细脉的说法:"小大于微,常有,但细耳。"可知脉微是在脉细的基础上进一步而成,脉微是一种复合的脉象,脉细只是脉管细小,而脉微除了脉管细、脉细欲绝以外,其搏动力量甚弱,故说"若有若无",这反映了在血虚的前提下、阳气亦虚,相对而言假若单纯见脉细,则只是血虚而阳气相对不虚。

　　脉微主阴阳气血俱虚，其中尤重阳气虚甚。参《伤寒论》23条说："脉微而恶寒者，此阴阳俱虚，不可更发汗、更下、更吐也。"这里明确地说脉微主"阴阳俱虚"，阴即指营血，即是阳气与营血俱虚。最明确指出脉微所主的一条，看286条说："少阴病，脉微，不可发汗，亡阳故也。"这条在少阴病的前提下见"脉微"，并不包含"脉细"以及其他证候，即说"亡阳故也"，又如在27条亦再一次说："脉微弱者，此无阳也。"可知在张仲景而言，脉微最主要反映的是阳气亏虚。脉微主阳虚的条文甚多，在《辨脉法》说："假令寸口脉微，名曰阳不足，阴气上入阳中，则洒淅恶寒也。"而在《平脉法》更说："寸口脉微而涩，微者卫气不行，涩者营气不逮……寸口脉微而涩，微者卫气衰……寸口脉微而缓，微者卫气疎……寸口诸微亡阳"。参笔者在《人以阳气为本的阴阳观》①一文中指出，张仲景认为阳气为生命的根本，在阴阳两虚证中首重阳气，因此"脉微"虽然亦主血虚，但是其阳气衰亡的意义更为重要。

　　故此，在阴阳俱虚的病证上，见脉微即当先急复阳气。如在385条说："恶寒、脉微而复利，利止，亡血也，四逆加人参汤主之。"本条在脉微基础上见"下利"而后来利止，这是"亡血"的反映，亡血则津液亦亏故无物可下，但其治疗仍是在四逆汤的基础上加上人参，依然是以阳气为本；又如315条说："少阴病，下利，脉微者，与白通汤；利不止，厥逆无脉，干呕，烦者，白通加猪胆汁汤主之。"本条先是下利，这种少阴病见下利当反映营血亦偏虚，在此时见脉微仍当先急救阳气为主，假若后来见"利不止"而且"无脉"，无脉即是比"脉细欲绝"更重，反映血虚与阳气虚衰，故此需要加用猪胆汁益其阴气；还看317条说："少阴病，下利清谷，里寒外热，手足厥逆，脉微欲绝……通脉四逆汤主之。"本条同样见"手足厥逆"，与"脉微欲绝"，

① 李宇铭. 人以阳气为本的阴阳观［J］. 光明中医，2008，23（12）：1898 – 1899.

从此两证本可考虑使用当归四逆汤，属于血虚寒厥，但是由于同时见"下利清谷"与"里寒外热"，可知阳气虚衰甚重，当先急救阳气，治血虚则为次要。

　　脉微可主血虚。虽然张仲景十分强调脉微主阳衰，但是不可因此而忘记脉微亦有血虚之本。如在《金匮要略》五篇 1 条的中风病，以"脉微而数"为主脉，是因中风有血虚之本，而在十七篇 4 条更说："寸口脉微而数，微则无气，无气则营虚，营虚则血不足，血不足则胸中冷。"脉微主"无气"、"营血虚"；又如六篇 2 条的血痹病，脉象见"阴阳俱微，寸口关上微，尺中小紧"，是由于血虚而感受风邪所致。还如《金匮要略》二十一篇 2 条的产后病用小柴胡汤亦见"其脉微弱"，是由于"亡阴血虚"所致。脉微是在血虚的基础上出现阳气衰亡，这反映了营血与阳气互相依存的关系，如在《平脉法》说："寸口脉微而涩，微者卫气衰，涩者营气不足。卫气衰，面色黄；营气不足，面色青。营为根，卫为叶，营卫俱微，则根叶枯槁。"本条指出了营卫二气的相互关系，是"营为根，卫为叶"，假若营血不足，则阳气无所依存，卫阳之气亦不能通行，故说"营卫俱微，则根叶枯槁"。

　　少阴病提纲脉细与脉微同见，强调内外阴阳俱虚的病机特点。脉细主血虚，脉微主阴阳俱虚，虽然脉微似乎已经包括了"脉细"在内，如此说"脉微细"则有所重复，并无必要将两者放在一起。实际上，由于在仲景学说中，脉微多次强调为"亡阳"，则犹恐后学因脉微主亡阳，而忘记了血虚之本，故此在少阴病的提纲中，特别强调"脉细"，以提示别忘少阴病同有下焦血虚。在本书上篇《太阴病概念》中指出："提纲并非一种真实存在的'病证'，而是透过证候描述以揭示最典型的病机特点。"可知张仲景在少阴病提纲中，并非指"脉微细"是一种真实的临床脉象，而是强调其病机特点，以脉象来说明病机，是张仲景十分常用的写作手法。

　　纵观仲景书中，"脉微细"的条文均非用在描述具体证治之中，目的均是用在阐述病机上。脉微与细同见的条文，除了少阴病的提纲外尚有三条，还如《伤寒论》60条说："下之后，复发汗，必振寒，脉微细，所以然者，以内外俱虚故也。"本条见脉微细而强调病机属于"内外俱虚"，这是由于下焦的营血与阳气俱虚之时，则营卫之气难以宣散出表，抗邪无力，故说内外俱虚。在300条说："少阴病，脉微细沉、但欲卧、汗出不烦、自欲吐，至五六日自利，复烦躁不得卧寐者，死。"本条亦是脉沉细同见，目的在于指出死证的病机特点。还如《金匮要略》六篇9条说："男子平人，脉虚弱细微者，善盗汗也。"这一条的脉微细，属于内伤杂病之中的下焦气血亏虚，而非外感病从表入里的过程，本条以"善盗汗"与此脉表示下焦亏虚、气血虚的病机。

2. 但欲寐（附：不得卧、不得眠）

少阴病提纲只有"但欲寐"一个证候，参《说文解字》说："寐，卧也。"《说文解字注》又说："俗所谓睡着也。""但欲寐"即是指"只欲睡觉"、"昏睡"的意思。在仲景书中除了"寐"表示睡觉以外，还有"卧"、"眠"、"瞑"、"睡"等类似表示睡眠的字，仔细而言各自的概念稍有差别，"卧"是表示躺卧在床，但不一定睡着，例如在《伤寒论》289条说"蜷卧"，《平脉法》说"病人向壁卧"，可知卧是指躺卧在床上而可有不同姿势，而不一定睡着。"眠"在《康熙字典》说："本作瞑。从目冥，会意。"而谷衍奎《汉字源流字典》中指"眠"在"篆文从目，冥声，冥也兼表昏暗之意。隶变后楷书写作瞑，俗作眠，改为民声……《说文·目部》'瞑，翕（合）目也'……本义为闭眼，引申指睡觉"。至于"睡"在《说文解字》中说："坐寐也，从目垂。"即是坐着入睡的意思。当然粗略而言，四字均指睡眠休息。

"但欲寐"的成因，是由于血虚而使心气不足所致。"但欲寐"一词除了在少阴病提纲出现以外，另有一处出现在282条，即："少阴病，欲吐不吐，心烦但欲寐，五六日自利而渴者，属少阴也。虚故引水自救；若小便色白者，少阴病形悉具；小便白者，以下焦虚有寒，不能制水，故令色白也。"这一条同样是少阴病而见"但欲寐"，其后更出现了"自利而渴"，后文张仲景自注说"下焦虚有寒"，这里说"下焦虚"而不说283条的"亡阳"，可知下焦阳虚程度不甚重，而且"下焦虚"包括了下焦的营血与阳气虚等两方面。为何少阴病出现"欲寐"？参《金匮要略》十一篇12条说："邪哭使魂魄不安者，血气少也。血气少者，属于心，心气虚者，其人则畏，合目欲眠。"本条指出"欲眠"的原因，与"心气虚"有关系，而心气虚的原因则与"血气少"有关，条文中说的"血气少，属于心"，要理解"属"的概念，参笔者在《太阴病概念》一文中对于"属太阴"的讨论，张仲景所说的"属"是指该证属于"心"的范围，但是并非典型的"心脏"病。这需要从张仲景的三焦营卫理论理解，由于下焦是藏营血之所，而上焦则是宣散营卫出表之处，假若下焦的营血不足则上焦心无血可宣，故此说"心气虚"。

因此，少阴病所见的"但欲寐"，是由于下焦的营血不足，继而导致上焦心气虚，因而心失所养而导致欲寐。这种欲寐的证情还有其他例证，如在《金匮要略》六篇5条说："男子脉虚沉弦，无寒热，短气里急，小便不利，面色白，时目瞑兼衄，少腹满，此为劳使之然。"本条的虚劳病本属下焦气血亏虚，因此出现"时目瞑"即欲眠睡的证情。又如《伤寒论》37条说："太阳病，十日以去，脉浮细而嗜卧者，外已解也。"本条相对证情较轻，并非下焦营血亏虚，但是由于外感病影响上焦营卫宣散，外解后心气相对偏虚，因而出现"嗜卧"，其程度相对"欲寐"较轻。还如《伤寒论》第6条的"风温"病，是由于温病误汗之后耗伤津液，是上焦营气不足，因此亦可见"多眠睡"。这种由于"心气虚"而导致"欲寐"的理论，符合《灵枢·天年》的理论，说："六十岁，心气始衰，善忧悲，血气懈惰，故好卧。"此条所说虽然解释为"心气衰"，但是后文说"气血懈惰"，显然与下焦的气血之本有关，人年到六十以后，下焦之气虚弱，而导致上焦心气亦虚。

　　少阴病多见"不得眠"，其原因是由于热扰上焦心气所致。虽然"不得眠"并非少阴病提纲证，但不得眠即是但欲寐的反面，少阴病中亦多次出现此一证候，故在此一并讨论。在少阴病篇中，并非所有证情可见但欲寐，亦有相反情况，如在《伤寒论》300条说："少阴病，脉微细沉、但欲卧、汗出不烦、自欲吐，至五六日自利，复烦躁不得卧寐者，死。"本条见"烦躁不得卧寐"，更属于"死证"，可知不得眠是少阴病的严重证情，其他如303条的黄连阿胶汤证以及319条的猪苓汤证均见不得眠。究竟不得眠的成因为何？从理论上推论，既然"但欲寐"的成因是由于"心气虚"，即是上焦心血宣通不足所致，那么"不得眠"则是其相反，是由于上焦营卫的宣散太过所致。由此理解，假若各种原因导致上焦营卫宣散太过，或可称为"心火上炎"更甚，则可出现不得眠。这种理论在仲景书中的例证不少，例如《伤寒论》76条的栀子豉汤证见"虚烦不得眠"、"反复颠倒，心中懊恼"，参笔者在《伤寒治内方证原意·栀子豉汤证属少阳病》一文，其证是由于胃虚而客气上逆，客热使上焦心气宣散太过，因而出现失眠。又如《金匮要略》第三篇的狐惑病用甘草泻心汤治疗，亦是因为胃虚而客气上逆，故出现"默默欲眠，目不得闭，卧起不安"。《金匮要略》六篇17条的酸枣仁汤证，其方中有"知母"，可知其"虚烦不得眠"与虚热上炎有关，如此例证尚有不少，恕不逐一列举。

　　因此，在少阴病篇所见的"不得眠"，亦是由于下焦的营血亏虚所产生的虚热上炎、热扰心神，使营血宣散太过，故此出现不得眠，由于热在上焦，故此这种不得眠多伴有"心烦"。除了上述因热扰上焦所引起的不得眠，还有如痰饮阻滞而使上焦营卫宣散太过，亦可导致不得眠，如《金匮要略》七篇7条"咳逆上气，时时吐浊，但坐不得眠，皂荚丸主之"；十二篇2条"咳逆倚息，气短不得卧，其形如肿，谓之支饮"；十二篇35条"咳逆倚息不得卧，小青龙汤主之"；十四篇13条"心水者，其身重而少气不得卧"等等。

3. 附：《黄帝内经》对于睡眠的理论讨论

张仲景对于睡眠的理论，符合《黄帝内经》的思想。在《内经》之中有不少"不得眠"的理论记载，例如在《素问·五脏生成》篇说："故人卧，血归于肝。"假若下焦肝血充足则人能正常睡眠，若血虚或血行太过则多寐或不寐，又如在《素问·逆调论》篇说："夫不得卧、卧则喘者，是水气之客也，夫水者循津液而流也，肾者水脏，主津液，主卧与喘也。"气喘而不得卧之证，是由于水气引起的，而这水气又与下焦的肾气有关。因此，人的卧寐与下焦肝肾均有关系，这与少阴病下焦肝肾营血与阳气亏虚的特点相符合。

《内经》中亦有"但欲寐"的类似病机论述，在《灵枢·大惑论》篇说："人之多卧者，何气使然？岐伯曰：此人肠胃大而皮肤湿而分肉不解焉。肠胃大则卫气留久，皮肤湿则分肉不解，其行迟。夫卫气者，昼日常行于阳，夜行于阴，故阳气尽则卧，阴气尽则寤。故肠胃大，则卫气行留久，皮肤湿，分肉不解，则行迟，留于阴也久，其气不清，则欲瞑，故多卧矣。其肠胃小，皮肤滑以缓，分肉解利，卫气之留于阳也久，故少瞑焉。"总而言之，假若卫气不能宣散出表，则可出现多寐，相反若卫气容易宣散出表，则出现少寐，而在《大惑论》还紧接着说："其非常经也，卒然多卧者，何气使然？岐伯曰：邪气留于上焦，上焦闭而不通，已食若饮汤，卫气留久于阴而不行，故卒然多卧焉。"假如是短暂出现的多寐，这是由于邪气在上焦而使上焦不通所致，这与张仲景指出因"心气虚"而导致"欲寐"的病机基本相同。

关于"不得眠"的理论，其中较为著名的是"胃不和则卧不安"，在《素问·逆调论》篇说："阳明者，胃脉也，胃者六腑之海，其气亦下行，阳明逆不得从其道，故不得卧也。下经曰：胃不和则卧不安，此之谓也。"从张仲景的三焦营卫理论而言，胃腐熟水谷以后所生成的营血精气，当下行而藏于下焦，若其气不得下行而上行太过，即上焦之气宣发太过，则可出现不得卧。

《内经》中还有一首名方治疗不寐，即后世习称的"半夏秫米汤"（原文称为"半夏汤"），该方所出的《灵枢·邪客》篇，对于睡眠的理论有深入的讨论，说："黄帝问于伯高曰：夫邪气之客人也，或令人目不瞑不卧出者，何气使然。伯高曰：五谷入于胃也，其糟粕津液宗气，分为三隧，故宗气积于胸中，出于喉咙，以贯心脉，而行呼吸焉；营气者，泌其津液，注之于脉，化以为血，以营四末，内注五脏六腑，以应刻数焉。卫气者，出其悍气之慓疾，而先行于四末分肉皮肤之间，而不休者也，昼日行于阳，夜行于阴，常从足少阴之分间，行于五脏六腑。今厥气客于五脏六腑，则卫气独卫其外，行于阳，不得入于阴，行于阳则阳气盛，阳气盛则阳跷陷，不得入于阴，阴虚，故目不瞑。"这里对于水谷入胃以后，仔细分成了三种不同的路径，可理解为对于"胃不和则卧不安"的理论的进一步补充。三种路径之中，其一宗气上输胸中心脉、其二营气化血而出表入里、其三卫气行于表，当中半夏汤尤其治疗第三路径，使"阳气入于阴"则能治疗不寐之证。

"不寐"的所谓"阳不入阴"，从张仲景的角度理解，是指卫气宣散出表太过，亦即上焦心气宣散太过所致的不得眠，阳气不宣散出表太过则是阳气能藏于阴。因此，以半夏汤宣通上焦之邪气阻滞，使卫气宣散恢复正常，则可使不寐得愈，故此《邪客》篇对于半夏汤的功效，称为"以通其道，而去其邪……阴阳已通，其卧立至……此所谓决渎壅塞，经络大通，阴阳和得者也"。即是此意。

从上述讨论，可知张仲景对于睡眠的理论，继承了《黄帝内经》的理论而有所发挥，对于"欲寐"的病证更精练总结其病位在上焦的"心"，"不寐"则是上焦心气太过所致，相比《内经》中所用"阳不入阴"或"胃不和"的理论，则显得张仲景的理论更为具体，且张仲景更将不得眠的病情分为许多种不同病机相关，提出了各种证治方药，对于不寐的证治作了一大步的发展。

4. 少阴病提纲病机小结

少阴病的提纲中只有"脉微细"与"但欲寐"，其中脉细主血虚、脉微主阴阳气血俱虚而重于阳气亏虚，但欲寐则反映下焦的营血不足而使心气亦虚。

由此可知，少阴病提纲所揭示的重点，是以下焦营血亏虚作为发病基础，而以下焦阳衰寒盛为病机重点，并且强调因下焦的营血与阳气不足可影响上焦营卫宣通，继而影响周身。

从提纲中先说脉、后说证，类似于太阳病提纲中一开首先说"脉浮"，脉浮主表是太阳病的病位，少阴病则是以下焦阴阳俱虚作为其特点，由于此一病机继而引申出各种病证，是少阴病提纲所欲揭示的最典型病机。

二、"厥阴之为病"的证候与病机分析

厥阴病提纲在《伤寒论》326 条："厥阴之为病，消渴，气上撞心，心中疼热，饥而不欲食，食则吐蛔，下之利不止。"这一条条文在《金匮要略》十三篇 1 条亦有类似文字，说："厥阴之为病，消渴，气上冲心，心中疼热，饥而不欲食，食即吐，下之不肯止。"除此以外，本条在不同版本中亦有不同，可知此条文字内容本身已有不少争议。以下对于提纲证的证候逐一分析。

1. 消渴

"消渴"一证，是因下焦津液亏虚所致。"消渴"之证，在《金匮要略》中相关的例证不少，而在《伤寒论》中则只有一处，即是在 71 条的五苓散证，说："若脉浮、小便不利、微热、消渴者，五苓散主之。"关于五苓散证的病机特点，据笔者在《伤寒治内方证原意·五苓散证属水停热郁在胃》一文中指出，消渴是专指下焦津液不足、且下焦水停而津液不升所致的口渴，而 71 条所见的消渴，是由于"水热郁滞在胃中，以致水气郁滞在中而不能上下，因此上见'消渴'，下见'小便不利'，实际上是由于中焦热郁水停，津液不能上下输布所致"。由此理解，"消渴"虽然属于一种"口渴"而病在上部，可是其称为"消渴"的原因，

即是"饮入即消"，不能解渴，这是由于所饮之水并不能解决津液亏虚的问题，反映消渴病位在下焦。

"消渴"属于病名，是口渴的一种，属下焦证。如在《金匮要略》七篇1条说："热在上焦者，因咳为肺痿。肺痿之病，从何得之？师曰：或从汗出，或从呕吐，或从消渴，小便利数，或从便难，又被快药下利，重亡津液，故得之。"肺痿虽然是热在上焦之证，但张仲景仍然在这里提示，其病本并非单纯在上焦，而有其他原因，其中一个原因包括"消渴"，各种原因到最后的结果均是"重亡津液"，按张仲景的三焦营卫理论，由于下焦是藏津液之所，假若"亡津液"则必然病在下焦，这在其后的七篇5条亦有所说明："肺痿吐涎沫而不咳者，其人不渴，必遗尿，小便数。所以然者，以上虚不能制下故也，此为肺中冷，必眩、多涎唾，甘草干姜汤以温之。若服汤已渴者，属消渴。"这条本在说明肺痿而不渴的证情，属于上焦肺中虚冷，不能制下所致，但是若服用甘草干姜汤温补上焦之后，却出现"口渴"，即表示上焦虚弱已除，本当能够制下，仍出现口渴的原因，是其病除了"肺中冷"以外同有下焦的津液亏虚，因此在上焦寒饮得除以后，反映下焦津伤之本。从本条所说"若服汤已渴者，属消渴"，可知"消渴"是一种病名，其表现亦是一种"口渴"而已，"消渴"一词是专门用作下焦津亏的病证。

"消渴"的典型证情，当属肾气丸证。在《金匮要略》十三篇3条说："男子消渴，小便反多，以饮一斗，小便一斗，肾气丸主之。"本条当属于"消渴"病情的最典型描述，后面所说的"小便反多，以饮一斗，小便一斗"，反映饮入即消，饮水后所成之津液，即从小便排出，并无法藏于下焦，饮水不能解渴，故名"消渴"。本条用肾气丸治疗，显然指消渴是由于下焦的肾气虚所导致。

仔细地说，消渴当有两大类病机特点，与下焦的气血亏虚以及中焦胃热有关。在上述肾气丸条文的前一条，《金匮要略》十三篇2条，对消渴的机理有了两大类不同的类型解释："寸口脉浮而迟，浮即为虚，迟即为劳，虚则卫气不足，劳则营气竭。趺阳脉浮而数，浮即为气，数即消谷而大坚，气盛则溲数，溲数即坚，坚数相搏，即为消渴。"本条前段以寸口脉解释"消渴"的成因，寸口脉诊候周身之气，张仲景明确指是由于"卫气不足"与"营气竭"所致，这当属于"肾气丸"证的进一步解释，由于下焦的气血亏虚，营血与阳气亏虚，因而导致营卫之气宣散不足，故此在下出现小便失守，在上出现口渴。本条后段以趺阳脉诊候脾胃之气，参《金匮要略》十四篇6条与7条说："趺阳脉当伏。"这里却说趺阳脉浮反映胃热，如十四篇8条说："寸口脉浮而迟，浮脉则热。"因胃热出现"消谷"而大便硬，尤其文中所说的"大坚"，参十一篇15条麻子仁丸证"趺阳脉浮而涩，浮则胃气强，涩则小便数，浮涩相搏，大便则坚"，"大坚"当指大便坚硬，因大便硬则小便数，最后成下焦津液亏虚之证，因此麻子仁丸证亦可有"口渴"一证，另如前述的"五苓散"证亦可属于这一胃热的消渴类别。虽然消渴可有这两大类不同的差异，但是即使是由于胃热所致的消渴，亦与大肠津亏便结有关，其消渴的原因必然牵涉下焦，故此可证消渴病位在下焦。

顺带指出，张仲景对于"消渴"的认识，与《黄帝内经》的思想基本一致。在《内经》中只有一处"消渴"的记载，在《素问·奇病论》记载："帝曰：有病口甘者，病名为何？何以得之？岐伯曰：此五气之溢也，名曰脾瘅。夫五味入口，藏于胃，脾为之行其精气，津液在脾，故令人口甘也；此肥美之所发也，此人必数食甘美而多肥也，肥者令人内热，甘者令人中满，故其气上溢，转为消渴。治之以兰，除陈气也。"这段文字的目的，本在指出内伤杂病中的"口甘"原因为何，是由于饮食肥甘厚味太过，使胃腐熟水谷过多而生内热，脾将溢满的精气津液宣散向上，故此出现口甘。注意本文所说的"转为消渴"，是由于内热中满而"其气上溢"以后，继而产生消渴病，这是由于津液因内热而上宣太过，故此下焦的津液不足而成消渴病。虽然《内经》这一种口甘病而导致的消渴，在《伤寒杂病论》中并无记载，但是其消渴的病因在于下焦津亏的机理，两者的理论思想是一致的。

2. 气上撞心，心中疼热

本句在不同版本中文字略有不同，"气上撞"当做"气上冲"更为合适。如在《唐本伤寒论》（即《千金翼方》本）与《脉经》本则写成："气上撞，心中疼热。"而在《邓珍本金匮要略方论》中更写成："气上冲心。"而不是"撞心"。按文献依据，在整部《伤寒论》与《金匮要略》之中，"撞"一字只出现过一次，并未有其他例证，而"冲"一词则颇为常见，且"气上冲"是张仲景常用的一个证候词组，两字写法亦相近（"冲"的原文作"衝"，字型与"撞"相近），若属抄传过程中的笔误亦不足为奇。另外，即使不属抄传错误，"气上撞"与"气上冲"的意义亦基本相同，在《说文解字》中说"撞，卂捣也"。亦即是敲打、碰击的意思，而在气上冲的病证之中，"奔豚"病即有此一特征，如在《伤寒论》386 条的理中丸方后注说："若脐上筑者，肾气动也。"即是一种"撞"的表现。在《说文》又说："冲，涌摇也。"冲本义是形容水流的激荡，引申亦有冲击的意思，与撞的意义相同，故此现今"冲撞"亦常为一词。因此，厥阴病提纲所说的"气上撞"，实际上当理解为"气上冲"的病证。

"气上冲"一证，与上焦有关。在笔者《伤寒治内方证原意·气上冲证治》一文之中，已经对《伤寒论》与《金匮要略》中所有气上冲的病证详细分析，指出气上冲证与三焦有密切关系，可分为两大类，一类"上焦不虚"（郁滞）的气上冲证，而另一类是"上焦阳虚"的气上冲，两种证情均与上焦有关。详细内容请参阅该文。

厥阴病提纲的这一句，究竟当为"气上冲"抑或"气上冲心"？两者基本意义相同，而以后者义胜。在仲景书中，有个别条文只是单纯说"气上冲"，如《伤寒论》15 条说"其气上冲者，可与桂枝汤"，又如《辨不可发汗病脉证并治》说："动气在上，不可发汗，发汗则气上冲，正在心端。"但是，大部分"气上冲"的情况，均有明确说明气上冲的"终点"部位，如苓桂术甘汤、葛根汤、奔豚汤证均说"气上冲胸"，《伤寒论》160条与166条说"气上冲咽喉"，而在《伤寒论》117条与《金匮要略》八篇3条的桂枝加桂汤，明确地说"必发奔豚，气从少腹上至心"，可知张仲景亦有"气上冲心"的例证，从文献依据上当以"气上冲心"更为明确。退一步而言，由于气上冲的"终点"部位全都是在"上焦"，无论是"心"、"胸"抑或"咽喉"，均属于上焦的反映部位，作为提纲证的目的在于揭示最典型的病机特点，因此"气上冲"与"气上冲心"差别不大。只是由于后文"心中疼热"一句，似乎与气上冲是因果关系，因此仍以"气上冲心"文义较胜。

厥阴病提纲的"气上冲心"，当属于"上焦阳虚"的气上冲证。厥阴病是六经病证的最后一经，正气亏虚、邪气入里，已经不可能出现上焦不虚的郁滞病情，只可能出现上焦阳虚的气上冲证。按笔者在《伤寒治内方证原意·气上冲证治》一文指出，上焦阳虚的气上冲，中下二焦阳气相对偏盛而上逆所致，各种证情均涉及下焦。结合上一节"消渴"的证候分析来说，厥阴病提纲既然有下焦津液亏虚的特点，而"气上冲心"又属于上焦之证，则必然其气上冲是与下焦有关，气从下焦上冲上焦。相关气上冲的具体证治，请参阅该文。而从提纲证的角度而言，提纲并非讨论具体病证的证治，只需要明白其证所揭示的典型病机即可。

至于"心中疼热"，属于上焦热郁之证。仔细而言"心中疼热"可分为"心中疼"与"心中热"两类。先说"心中疼"一证，心中疼亦即"心痛"，是在仲景书中颇为常见的病证，寒热之证皆可见，如在《伤寒论》78条的栀子豉汤证可见"心中结痛"，是因客气上逆，上焦热郁较重所引起。在《金匮要略》十一篇9条说："心中寒者，其人苦病心如啖蒜状，剧者心痛彻背，背痛彻心。""心中寒"亦可出现心痛，又如《金匮要略》的胸痹心痛病篇，九篇一条所说的"夫脉当取太过不及，阳微阴弦，即胸痹而痛，所以然者，责其极虚也。今阳虚知在上焦，所以胸痹心痛者，以其阴弦故也"，上焦阳虚寒盛可导致心痛。因此，只要是心脏所伤，无论寒热均可引起心痛之证，如在《金匮要略》十一篇 10 条说："心伤者，其人劳倦，即头面赤而下重，心中痛而自烦，发热，当脐跳，其脉弦，此为心脏伤所致也。"心脏伤则可出现"心中痛"。再看"心中热"一证，只在《金匮要略》中出现过三次，均属于"酒黄疸"之证，包括十五篇 4 条说的："夫病酒黄疸，必小便不利。其候心中热，足下热，是其证也。"心中热是酒黄疸的典型证候，而其后在同篇的 6 条又说："酒疸，心中热，欲呕者，吐之愈。"参笔者在《发黄证治》一文指出，心中热是由于热扰胸膈、热在胸中的反映，而在同篇 15 条更说："酒黄疸，心中懊憹，或热痛，栀子大黄汤主之。"这条酒黄疸证或可见心中痛与热并见，且见"心中懊憹"，是上焦热郁较重的反映，这一条是除了厥阴病提纲以外，唯一一条是心中"疼热"两者并作，由于心中热必然是上焦有热的反映，故此厥阴病"心中疼热"，是虚热上炎在上焦心脏，导致心血不通的证候。

　　若将"气上撞心，心中疼热"两者一起讨论，则属于下焦亏虚而上焦阳虚，继而导致气上冲与虚热上炎、热在上焦并见。

3. 饥而不欲食

　　此证可分开两方面，一是"饥"、二是"不欲食"，而厥阴病则是两者并见。若单说"不欲食"一证，在笔者《伤寒解外方证原意·小柴胡汤证重在邪结下焦》一文中，曾对小柴胡汤证在《伤寒论》96 条的"默默不欲饮食"一句，作出深入分析，指出："不欲饮食的原因，一方面是由于'胃虚'所致，另外亦与下焦虚而邪气在里有关。"另一方面，"不欲食"又需要与"不能食"作鉴别，在太阴病提纲出现了"食不下"一句，在前文《太阴病概念》中指出，食不下亦是由于胃虚所致。"不欲食"与"不能食"两者相对而言，显然不欲食的胃虚较轻，不能食则较重。

　　为何出现"饥"？饥饿的感觉，是由于消谷所引起，与热在胃有关。如在《伤寒论》257 条说："病人无表里证，发热七八日，虽脉浮数者，可下之。假令已下，脉数不解，合热则消谷喜饥。"最后说"合热则消谷喜饥"，就是说因为热邪能助胃阳以腐熟水谷，因消谷太过，故容易有饥饿感觉。邪热能加速消谷，又如 122 条说："病人脉数，数为热，当消谷引食……数为客热，不能消谷，以胃中虚冷，故吐也。"脉数主热，理当能助胃腐熟水谷而见消谷"引食"，此即等同"喜饥"的意思，但此条的脉数并非真正邪热，而是因胃虚所生的客热，并不能助消谷，这如《伤寒论》398 条说："……脾胃气尚弱，不能消谷，故令微烦。"这是由于脾胃虚弱，故不能消谷。需要补充一点，虽然客热不能消谷，不会导致"喜饥"与"引食"的证候，不能消谷的直接证候当是"不欲食"与"不能食"，可是客热仍能够产生"饥饿"的感觉，而非邪热的专利，这一点在下一段论述。

　　"饥而不欲食"的证候，反映胃虚而内生客热，又与下焦有关。在《伤寒论》120 条说："太阳病，当恶寒、发热，今自汗出，反不恶寒、发热、关上脉细数者，以医吐之过也。一二日吐之者，腹中饥、口不能食。"这条文中说的"腹中饥、口不能食"，即是"饥而不欲食"的详细描述，本条解释出现此证的原因，是由于误用吐法所致，其脉见"关上脉细数"，"关上脉"诊候中焦脾胃之气，脉细数反映正气偏虚而有热，此热显然并非实热，而是因误用吐法以后胃气受伤，因胃虚所生的客热，故此因胃虚而不能食，又因客热而出现饥饿感。又如《伤寒论》228 条说："阳明病，下之，其外有热，手足温，不结胸，心中懊恼，饥不能食，但头汗出者，栀子豉汤主之。"本条栀子豉汤证同样见"饥不能食"，按笔者在《伤寒治内方证原意·栀子豉汤证属少阳病》一文指出，栀子豉汤证是由于胃虚而客气上逆所致。再参《平脉法》说："寸口脉弱而迟，弱者卫气微，迟者营中寒。营为血，血寒则发热；卫为气，气微者，心内饥，饥而虚满不能食也。"本条并非典型的"饥而不欲食"，当中更兼夹了"虚满"，而且有"心内饥"，文中"卫气微"、"营中寒"的营卫理论，是张仲景对于三焦营卫理论的进一步解释，由于下焦是藏营血之所，假若营血中寒则使营卫不通，如《金匮要略》五篇9条说："营气不通，卫不独行，营卫俱微，三焦无所御，四属断绝。"下焦营气不通则中焦脾胃无法宣散营卫之气，因此中焦脾胃俱虚则出现"虚满不能食"，且上焦心无气可宣而出现"心内饥"，但这仍未解释为何出现"饥饿"感觉，这是由于下焦营血不通、营卫与胃气俱虚以后，能产生客热上逆，故出现此证。是故如上文120条所见的"关上脉细数"，其中的"脉细"按笔者在前文少阴病提纲的讨论，脉细反映下焦血虚，是因在误用吐法以后，使下焦营血亦伤。因此，胃虚所生客热是"饥而不欲食"的直接成因，而其胃虚的原因亦与下焦的气血有关。

4. 食则吐蚘（食即吐）

本句在不同版本中文字略有不同，有三种不同可能。在《唐本伤寒论》写成"甚者则欲吐蚘"，《金匮玉函经》则写成"甚者食则吐蚘"，从这两句的写作方式而言，均是"甚者"为前提，而非必然吐出蛔虫，在《脉经》更写成"甚者则欲吐"而没有"蚘"字，另在《邓珍本金匮要略方论》与《康治本伤寒论》中本句均写成"食即吐"而无"蚘"字，可知本句的理解，或作"食即吐"而非吐蛔，又或者是严重的呕吐则能吐出蛔虫，又或者是食后即能吐出蛔虫等三种情况。

究竟本句当是有吐出蛔虫还是没有？在没有更多文献依据前，似乎难以下定论，而从文献上理解，当只有一种情况为合理，其他或为后世抄传过程中被修改所致。在厥阴病篇之中，由于有"蚘厥"一证，其证即可见"吐蛔"。而从《金匮要略》的第十九篇亦有数条条文专门记载蛔虫病的辨别，其中第一条即说："病腹痛有虫，其脉何以别之？师曰：腹中痛，其脉当沉，若弦反洪大，故有蛔虫。"由此可知，有无蛔虫，是可以从脉与证上作出辨别的，而非要在"吐蛔"之后才能够发现。但是，又从《伤寒论》89条的记载："病人有寒，复发汗，胃中冷，必吐蛔。"本条在诸种版本上内容一致，均是因病人素有寒邪，再因胃虚而发汗以后则可出现"吐蛔"的现象，可知或许在《伤寒论》所载的外感病过程中，张仲景是已经假设了病人必定有"蛔虫"在体内，只是因某种原因，则可诱发"吐蛔"或"蛔厥"等证。

假若果真如此，《伤寒论》的六经辨证到了"厥阴病"的阶段，必然是腹中有蛔虫的话，亦可符合了张仲景的时代背景，其原《序》中说其家族中"死亡者三分有二，伤寒十居其七"，若按照此一数据算法，即死亡者之中而又属于"伤寒"的人数，当是 $2 \div 3 \times 7 \div 10 = 46.7\%$，而在《人体寄生虫学》中指"蛔虫是人体内最常见的寄生虫之一……人群感染较普遍。蛔虫的感染率，农村高于城市，儿童高于成人。据 1988 – 1992 年全国寄生虫病调查结果：全国共调查 658934 人，蛔虫平均感染率为 44.91%，最高可达 71.12%，而在一些环境卫生极差的农村地区感染率更高"[①]，由此理解，一般认为张仲景的时代战祸连年、社会动荡，是造成外感病者普遍体内存有蛔虫的合理原因，符合现代对于蛔虫病的认识。

吐蛔的原因，是由于下焦有寒而上焦有热，再因饮食扰动蛔虫则吐。当然，即使是体内有蛔虫的病证，若能够从口中吐出蛔虫，这必然有其特殊的病机特点，而非单纯因为蛔虫甚多所致。

在《伤寒论》338 条中，对于吐蛔的原因解释颇细，说："伤寒脉微而厥，至七八日肤冷，其人躁，无暂安时者，此为脏厥，非蛔厥也。蛔厥者，其人当吐蛔。今病者静，而复时烦者，此为脏寒。蛔上入其膈，故烦，须臾复止；得食而呕，又烦者，蛔闻食臭出，其人常自吐蛔。"这条指出了"脏厥"、"脏寒"与"蛔厥"三者的区别，"脏厥"是病者皮肤冷、躁动而不得安的，这是由于"脉微而厥"，前一条 337 条说"阴阳气不相顺接，便为厥"，脉微反映"阴阳俱虚"，故使阴阳气、营卫气血不通，故

---

① 詹希美. 人体寄生虫学（第五版）［M］. 北京：人民卫生出版社，1979：194 – 197.

此出现"厥"，因此见"肤冷"，而其人"躁"则是由于虚热上炎，如少阴病 300 条所说"烦躁不得卧寐"的病证，这属于"脏厥"，这里的"脏"即指下焦的肝肾气血而言。假若是"脏寒"而非"脏厥"，则不会出现"躁"而是"静"，只是"复时烦"，相对来说其虚热上炎较轻，并未见"厥"。假若是蛔厥，其"厥"的阴阳气不通，则是由于蛔虫的阻滞所致，蛔厥与"脏寒"相近亦可出现烦，其烦是由于"蚘上入其膈"，蛔虫每于闻食嗅之时则上行，故此"得食而呕，又烦"而吐蛔。需要指出，"蛔厥"与"脏厥"、"脏寒"并列作比较，是由于三者有共同的病机特点，蛔厥当有"脏寒"、即下焦阴阳气血虚而有寒的基础，蛔虫"上入其膈"而出现"烦"，这亦与"脏寒"出现"烦"的机理相同，即与虚热上炎的病机有关，因此可理解为蛔虫因为不喜下焦之寒，而喜上焦之热，故此蛔虫从下而上行，再加上闻食物之香味而吐出。这一种对于吐蛔的解释，在《伤寒论》89 条亦可助证："病人有寒，复发汗，胃中冷，必吐蛔。"这条一开首所说的"病人有寒"，这里的"有寒"即如 139 条说："脉微弱者，此本有寒分也。"又如 277 条"以其脏有寒故"，还如 282 条"以下焦虚有寒"，有寒显然指下焦阳虚寒盛而言，是蛔厥的发病基础，假若再经过误汗，一方面误汗使胃气受伤而胃中冷，胃虚后可出现客气上逆，且误汗之辛温亦引动卫气上行，造成了吐蛔的结果，故说"必吐蛔"。

假若本条的原文是"食即吐"而非必然吐出蛔虫，则其食入即吐的原因，亦为胃虚而客气上逆。"食入即吐"之证，最典型者莫如《金匮要略》十七篇 17 条："食已即吐者，大黄甘草汤主之。"此属胃热所致的呕吐，但是厥阴病提纲中本有"不欲食"，必然有胃虚的基础，故此这种呕吐当属另一种情况，如在厥阴病篇 359 条说："伤寒本自寒下，医复吐下之，寒格，更逆吐下；若食入口即吐，干姜黄芩黄连人参汤主之。"这条当属于典型的厥阴病"食入口即吐"之证，按笔者在《伤寒治内方证原意·痞证证治》一文中指出："本条见'食入口即吐'的原因，是由于误用吐下之后，胃阳受伤，继而出现客气上逆，因此出现饮食入口不能消谷而且即吐的表现。"因此，厥阴病"食即吐"即是胃虚而客气上逆的反映。

上述两种有无蛔虫而"吐"的讨论，两者机理基本相同。"吐蛔"的病机是下焦有寒而上焦有热，其中的上焦有热，实际上亦是由于下焦亏虚所导致的客气上逆、虚热上炎，只是"食即吐"的机理更集中在胃虚而虚热上炎而已。其实，"吐蛔"按《伤寒论》89 条的解释亦有"胃中冷"的基础，这与"食即吐"的"胃虚"病因相同。另外，厥阴病的提纲证见"消渴"，本身反映下焦亏虚，在此基础上兼有"食即吐"，即等同于"吐蛔"下焦有寒的病机。故此，两证的病机特点基本一致，厥阴病提纲无论是以"食则吐蛔"抑或"食即吐"作为原文，实际上意义相同。补充一点，即使如"乌梅丸"所治疗的"蛔厥"，条文最后亦写"又主久利"，可知即使是专治疗"蛔厥"的方药，并非"蛔厥"亦可使用，由此助证厥阴病的提纲中，有无吐出蛔虫亦可成立。

5. 下之利不止

本句在不同版本中文字略有不同，但含义相同。在《邓珍本金匮要略方论》、《金匮玉函经》、《唐本伤寒论》与《脉经》均作"下之不肯止"，"不肯止"与"利不止"的意义相同，均是指下利不止而言。"不肯止"在仲景书中无其他例证，而"利不止"则例证甚多，故此仍以原文"利不止"义胜。

"利不止"是危重证候，反映中下二焦阳衰寒盛。在笔者《太阴病概念》一文中，已经对"自利益甚"一证作深入讨论，指出"下利"一证与中下二焦均有关系，"自利"虽然与胃虚有关，但其"利益甚"则是其病逐渐向少阴演变的反映。从"利益甚"演变到"下利不止"，可知病情已经到了最为严重的程度，其病包含了中下二焦的阳虚。利不止可属死证，如《金匮要略》二篇 17 条说："湿家，下之，额上汗出，微喘，小便利者，死；若下利不止者，亦死。"另，十篇 4 条又说："病者痿黄，躁而不渴，胸中寒实而利不止者，死。"这两条辨别为"死证"，均是以"下利不止"作为判断。事实上，下利不止即使非死证，亦属于难治或严重的病情，如《伤寒论》159条说："伤寒服汤药，下利不止，心下痞硬，服泻心汤已，复以他药下之；利不止；医以理中与之，利益甚，理中者，理中焦，此利在下焦，赤石脂禹余粮汤主之。复不止者，当利其小便。"本条对于下利不止，运用了四种不同治法，可知利不止的辨证与治疗本身并不容易，甚至即使利在下焦，用了相应的治法，亦可出现"复不止"的情况。另如150条说："太阳、少阳并病，而反下之，成结胸，心下硬，下利不止，水浆不下，其人心烦。"这条除了出现结胸心下硬以外，亦有"下利不止"，类似于"脏结"出现"时时下利"的证情，笔者在《伤寒治内方证原意·结胸属少阳病》一文指出，脏结是下焦阳虚而客气上逆所致。除此以外，还有三条条文的证治，同样见"利不止"，均是出现在少阴病篇与厥阴病篇，分别在307条的桃花汤证、315条的白通加猪胆汁汤，以及357条麻黄升麻汤证，除了桃花汤证证情相对较轻以外，白通加猪胆汁汤证后文说："服汤，脉暴出者死。"可知此证甚为危重，麻黄升麻汤证亦说："泄利不止者，为难治。"难治的原因主要是"泄利不止"，这反映了中下二焦阳气虚甚，难以挽救。

　　本句并非典型厥阴病的特点，而是指厥阴病的前提下"误下"所出现之证，由此可反推厥阴病的病机特点。这一句类似于太阴病提纲最后一句说："若下之，则胸下结硬。"这一句则是"下之，利不止"，同样是误下，其所见的结果则是厥阴病的利不止较重。为何厥阴病会误用下法？或许如上述因"食入即吐"，误以为胃热所致而用"大黄甘草汤"，该方大黄剂量甚重用四两，与大承气汤相同，当属下法之列。本条最后说误下以后出现利不止，当反映厥阴病本有中下二焦的亏虚，本可出现下利，但若一再误下则可出现"利不止"的危重病情。

6. 厥阴病提纲病机小结

厥阴病的提纲共有五证，各证所主的病机分别为："消渴"反映下焦津液亏虚；"气上撞心"反映下焦亏虚而上焦阳虚；"心中疼热"反映虚热上炎、热在上焦；"饥而不欲食"是胃虚而客气上逆，又与下焦有关；"食则吐蛔"则是反映下焦有寒而上焦有热，其上焦之热是因下焦亏虚而客气上逆所致。除了以上五证以外，厥阴病提纲最后一句说的"下之利不止"，反映厥阴病本身可见"下利"，是由于中下二焦阳虚引起，若被误下则其证更重。

综合提纲各证，其病机共通点包括下焦亏虚，亦即下焦的阴阳、津液亏虚；中焦胃虚；上焦的阳虚有热，而上焦之热是因中下焦亏虚而生的客气上逆所致，虚热上炎是厥阴病的病机重点。因此，厥阴病提纲证所反映的病情复杂，是三焦同病，反映正气亏虚，病情甚重。这与现代一般对于厥阴病的认识差距甚远。

厥阴病提纲所揭示的，并非一种真实存在的"病证"，而是透过证候描述以揭示最典型的病机特点。如太阴病提纲证一样，假若太阴病提纲的"五证"俱见，此一种疾病该是十分严重，在《伤寒论》中没有一方能治，厥阴病提纲亦是相同。各种证候若是分开出现，或许仍可辨证处方，例如"吐蛔"一证只有乌梅丸一方能治，但假若吐蛔与其他提纲证并见则为难治。

需要注意一点，并非必然见"吐蛔"才可称为厥阴病。过去不少医家认为厥阴病提纲说"食则吐蛔"，认为厥阴病主要讨论的是"蛔厥"，但如太阴病提纲列出了五证，实际上并非五证俱在才可以称为太阴病。厥阴病亦是一样，临床上不可能出现厥阴病提纲的五证并见，对于厥阴病的"定义"并非在于五证俱在，提纲的目的是为了揭示最典型的病机，而非在于讨论某一种病情的证治。再者，如前文对于"食则吐蛔"一节的讨论，实际上有无蛔虫吐出，对于病机上的认识并无差异，故此厥阴病是否有蛔虫吐出并非最重要的考虑因素，而是假若有蛔虫吐出，则可更为明确的考虑病在厥阴。

三、从三阳病看三阴病的关系

从阳明病和少阳病的关系作比较，与少阴病和厥阴病的关系
十分类似。阳明病的典型病机特点是"胃实热"，胃气充实、正
邪交争激烈；另，单纯"胃虚"之证亦可包含在阳明病的范围，
相较少阳病则是以"胃虚而虚热上炎，热在上焦"为特点。两者
比较，虽然阳明病与少阳病两者均可病在中焦胃，可是少阳却独
有上焦有热的病机。再从这一个角度比较少阴病与厥阴病的关
系，如前文所述，少阴病提纲是以下焦营血亏虚作为发病基础，
在此基础上可出现阳气衰亡之证，而厥阴病的提纲，则同样有下
焦的亏虚，而厥阴病的特点在于虚热上炎、热在上焦。因此反过
来说，假若是下焦亏虚而无虚热上炎、热在上焦之证，则属于少
阴病的范围，假若是下焦亏虚而有虚热上炎、热在上焦，则当属
于厥阴病的范围。

少阳病与厥阴病，两者均是以虚热上炎、热在上焦为特点，
两者的不同之处，在于少阳病的客气上逆是从中焦胃而来，其病
无下焦的亏虚，厥阴病的客气上逆则是从中下二焦而来，其病
较重。

三阳病与三阴病作一综合讨论。三阳病之中，太阳主表，是
外感病的第一道防线；而在三阴病之中，太阴病是正气虚衰的第
一道关卡，因此三阴病之中太阴是相对于三阳病的太阳。再从阳
明与少阳的关系而言理解，假若少阳是相对于厥阴，则少阴是相
对于阳明，阳明是正气不虚，正邪交争最为激烈的阶段，而少阴
则是正气亏虚，正气难以抗邪，两者是一实一虚相对。至于少阳
与厥阴，两者均有正虚而虚热上炎的特点，只是两者虚衰程度不
同，一者在中焦、一者在中下二焦，一者在阳、一者在阴，病情
有轻重之别。

四、厥阴病概念范围

只要清楚厥阴病的概念范围，则少阴病的概念范围自然知

晓，因此本文先讨论厥阴病的概念范围。由于《伤寒论》的厥阴病篇中，只有四条条文以"厥阴病"冠首，其余的内容按照钱超尘在《伤寒论文献通考》的考证，认为"厥利呕哕当独立成篇"，主要观点是由于"厥利呕哕"均非在厥阴病提纲中所出现，且从文献上考证，在宋本《伤寒论》卷六的《辨厥阴病脉证并治第十二》标题下有"厥利呕哕附"五个小字，而另外在《金匮玉函经》中亦有《辨厥利呕哕病形证治第十》一篇，故此理由依据充分可信。因此，厥阴病篇四条条文以后的内容，并非能直接等同于"厥阴病"的范围，厥阴病的内容"甚少"，是造成厥阴病争议的主要原因之一。

厥阴病的范围，实与少阳病篇的情况相约，厥阴病篇内容短小的原因，是由于其内容已经在少阴病篇中一并讨论。如上一节所言，厥阴病是相对于少阳病，而在《伤寒论》少阳病篇之中，内容亦十分短小，以"少阳"冠首的条文亦只有三条，少阳病篇的十条条文之中，起码有三条并非讨论少阳病，268 条是讨论"三阳合病"，269 条与 270 条均是讨论邪气是否入阴的辨别，因此，少阳病篇与厥阴病篇的情况实在相近。按笔者在《少阳病概念》一文中指出，少阳病内容并非如此短小，而是由于少阳病大部分的内容，在太阳病篇与阳明病篇中已一并讨论，目的为了便于鉴别诊断，因此，不需要在少阳病篇中再次重复，只需要补充少阳病的主要病机特点即可。厥阴病亦是如此，厥阴病篇的内容，实际上已经散见在于少阴病篇以及太阳与阳明病篇之中，由于厥阴病与少阴病均有下焦亏虚的病机特点，故此有必要作出鉴别诊断，在论述时一并讨论。由于厥阴病的证治均在其他病篇中全部讨论，故此在厥阴病篇中，只需要补充相关病机特点的论述即可。由此可知，厥阴病篇的内容短小并非由于错简，而是与少阳病、太阴病的内容短小情况相同。

厥阴病的特点是由于中下二焦亏虚，导致客气上逆、热在上焦，由此则可发现少阴病篇中许多内容当属于厥阴病篇的范围。如《伤寒论》293 条说："少阴病，八九日，一身手足尽热者，以热在膀胱，必便血也。"这条虽然是热在膀胱，但是却出现"一身手足尽热"，这当属于"客热在皮肤"所致。又如少阴病296条见"躁烦"、298条见"不烦而躁者"，300条见"复烦躁不得卧寐"，这些均属于虚热上炎之证。而在具体证治之中，如303条的黄连阿胶汤证见"心中烦，不得卧"，又如319条猪苓汤证亦见"心烦不得眠"，均属于虚热上炎、热在上焦，与厥阴病提纲"心中疼热"的病机相近。还如309条吴茱萸汤证见"烦躁欲死"，310条猪肤汤证见"咽痛"与"心烦"，还有如少阴病篇的四条"咽痛"证，均当属于热在上焦。另外，即使在四逆汤证之中，如315条白通加猪胆汁汤证见"烦"，均是在下焦亏虚的前提下见虚热上炎之象。还有如少阴"三急下"之中，320条见"口燥咽干"，321条见"心下必痛，口干燥"，是虚热上炎的较重情况，亦当属厥阴病范围。虽然上述内容在少阴病篇之中，不少条文均是以"少阴病"作为开首，但不代表此即是"少阴病"，正如太阳病篇之中，不少以"太阳病"开首的内容却并非太阳病一样，条文开首写成"少阴病"，目的是为了揭示病情来路而已。

　　除了少阴病篇中有厥阴病的内容外，在太阳病篇与阳明病篇亦有厥阴病的内容。如太阳病篇61条的干姜附子汤证，见"昼日烦躁不得眠"，又如69条茯苓四逆汤证见"烦躁"，即是虚热上炎的厥阴病特点；71-74条的五苓散证，证见"微热、消渴"、"烦渴"、"渴欲饮水，水入则吐"，其中的"渴"尤其符合厥阴病提纲的证候特点，但五苓散证重点在水停热郁在胃，故此距离厥阴病较远；89条的发汗则"必吐蚘"，显然属于厥阴病内容；117条的桂枝加桂汤证见"气从少腹上冲心"，符合少阴病提纲"气上撞心"的证候；150条太阳少阳并病，误下以后出现"下利不止，水浆不下，其人心烦"，当属病在厥阴。除了太阳病篇的内容外，阳明病篇中亦有厥阴病的内容，如205条说："阳明病，心下硬满者，不可攻之。攻之，利遂不止者死；利止者愈。"这里说的"攻之，利遂不止者死"，这即是等同于厥阴病提纲的"下之利不止"的病情。210条说："夫实则谵语，虚则郑声。郑声者，重语也；直视、谵语、喘满者死，下利者亦死。"而211条又说："发汗多，若重发汗者，亡其阳，谵语，脉短者死。"亡阳而出现谵语，即是邪热上扰心神，亦属厥阴特点，所以说"下利者亦死"、"脉短者死"。

需要强调一点，以上所说在其他病篇属于厥阴的内容，并非指这些内容均是单纯"厥阴病"，而是其病与厥阴有关，或者可称为"非典型"的厥阴病。张仲景这一种写作手法，将各种六经的疾病混合在一起讨论，就是因为各经的疾病之间，很多是难以截然区分的，如少阴与厥阴病两者均有下焦的亏虚，但是假若有虚热上炎则属更近于厥阴，但实际上，假若虚热上炎较轻，是否亦可称作接近少阴？由此可知，尤其是厥阴病与少阴病，两者之间实在难以区分，故此张仲景没有采取截然区分两者的做法，而是将两大类疾病一并在少阴病篇讨论，以示人疾病的演变过程。

五、少阴病的概念范围

上文对于少阴病篇之中的厥阴病内容作出区分以后，对于真正少阴病的范围则容易分析。少阴病提纲所揭示的最典型少阴病病机，是下焦的阴阳俱虚，而以阳虚为主，继而影响营卫二气的宣散而影响周身，假若单纯是下焦虚衰而没有虚热上炎，则当属于少阴病之列。

先说"属少阴"的理解。在少阴病篇有两条条文专门指"属少阴"的，如笔者在《太阴病概念》一文中的讨论，"属少阴"当是指该证属于少阴病的概念范围，但是并非典型的少阴病。如在少阴病提纲的后一条，《伤寒论》282条说："少阴病，欲吐不吐，心烦但欲寐，五六日自利而渴者，属少阴也。"本条在少阴病"但欲寐"的基础上，继而出现了"自利而渴"，这反映了下焦阳虚较重，属于少阴病的范围。又如283条说："病人脉阴阳俱紧，反汗出者，亡阳也，此属少阴。"一般脉紧当属太阳伤寒而见无汗，但这一条却见脉紧而汗出，则属于"亡阳"之证，此条的下焦阳虚更重一层，故属于少阴病的范围。还如《金匮要略》十四篇 26 条说："水之为病，其脉沉小，属少阴。浮者为风，无水，虚胀者为气。水，发其汗即已。脉沉者，宜麻黄附子汤；浮者，宜杏子汤。"本条说的水气病而见"脉沉小"，小脉亦即等同与少阴病提纲的脉细，属于少阴病的范围，故此所用的麻黄附子汤，当属为麻黄细辛附子汤的类方。

关于"少阴证"的理解。在《伤寒论》39 条特别提出了"少阴证"一词，说："伤寒，脉浮缓，身不疼，但重，乍有轻时，无少阴证者，大青龙汤发之。"这条中所说的"少阴证"，究竟是什么？首先，在 38 条的大青龙汤条文之中说："若脉微弱，汗出恶风者，不可服之，服之则厥逆、筋惕肉𥆧，此为逆也。"假若脉微弱，脉微弱当属于少阴病之脉，而且汗出恶风，当属于阳气虚衰之证，故在此时的"汗出恶风"亦可属于"少阴证"的范围。除此以外，各种能够反映少阴病病机的证候，均可称为"少阴证"，其中典型的如《伤寒论》282 条说："少阴病，欲吐不吐，心烦但欲寐，五六日自利而渴者，属少阴也。虚故引水自救；若小便色白者，少阴病形悉具；小便白者，以下焦虚有寒，不能制水，故令色白也。"本条所说的"少阴病形悉具"，即是指各种少阴病的证候俱在，故此文中所见的各种见证，均可属于"少阴证"。

关于"阴不得有汗"的理解。在《伤寒论》148 条说："脉虽沉紧，不得为少阴病，所以然者，阴不得有汗，今头汗出，故知非少阴也。"本条指出了"非少阴"的一种鉴别，脉沉紧可为水饮内停的脉象，但脉沉可属病在下焦，亦可为少阴病的脉象，故此单凭脉象并未足以诊断为少阴病，本条强调少阴病不可见"头汗出"，从"阴不得有汗"一句而言，实际上当指少阴病并无"汗出"见证，这是由于其证本有下焦的阴阳俱虚，这如《伤寒论》196 条说："阳明病，法多汗，反无汗，其身如虫行皮中状者，此以久虚故也。"这里所说的"久虚"，实则可理解为少阴病的阴阳俱虚，故此见"无汗"，因此，"无汗"亦当属于一般少阴病的特点，只是"无汗"并非一种"证候"，难以作为辨证参考，假若在少阴病见汗出，如上述引文283条所说的脉紧而汗出，则属于亡阳的重证。少阴病由于本身下焦阴阳亏虚而无汗，在治法上则不可"发汗"，故此在284条说："少阴病，咳而下利、谵语者，被火气劫故也，小便必难，以强责少阴，汗也。"285条更明确地说："少阴病，脉细沉数，病为在里，不可发汗。"一再强调少阴病不可发汗。

在少阴病篇之中，有各种不同类型的少阴病。在具体证治而言，麻黄细辛附子汤与麻黄附子甘草汤属于少阴病最初始的阶段，下焦气血亏虚较轻，参笔者在《伤寒解外方证原意·麻黄细辛附子汤证并非太少两感》一文指出，由于下焦是藏津液之所，若下焦阳虚则同时见水饮内停，故需要温化寒水，假若是阳虚较轻的麻黄附子甘草汤证，则仍可用微发汗以宣散寒水，若阳虚较重则当以麻黄细辛附子汤温化寒水之法，假若阳虚而水停更重，则当用真武汤治之；若是阳虚而寒盛为主，则当以附子汤治之，其证亦有两种不同的轻重程度，其轻者如304条只见背恶寒，则可用灸法温之；由于下焦亦是藏营血之所，假若下焦营血亏虚而营气不通，则可成下利脓血之证，其证亦有两种不同轻重程度，参《伤寒论》306条与307条均可用桃花汤治疗；下焦阳虚较重而出现下利，则当用白通汤治之，其证亦有两种不同程度，可参314条与315条的证治；实际上在少阴病篇之中，四逆汤是用在少阴病初起的病情上，在《伤寒论》323条说："少阴病，脉沉者，急温之，宜四逆汤。"这条当理解是在少阴病提纲证的前提下，只见脉沉而未有其他见证，反映病在少阴但病情较轻，当急用四逆汤温之以防传变恶化；在本书上篇《手足四肢与三焦表里对应关系》一文中指出，四逆汤并非治疗"四逆"的方剂，而在少阴病篇只有一条条文明确出现"四逆"，是在318条的四逆散证，其证出现四逆，必然与中焦脾胃有关，而非单纯病在下焦。

除了在少阴病篇之外，在其他病篇之中亦有少阴病的内容。较多的仍是在太阳病篇中，如27条说的"脉微弱者，此无阳也"，30条的"因加附子参其间，增桂令汗出，附子温经，亡阳故也"，58 条"凡病，若发汗，若吐，若下，若亡血，亡津液，阴阳自和者，必自愈"，60 条"凡病，若发汗，若吐，若下，若亡血，亡津液，阴阳自和者，必自愈"，这些条文说的无阳、亡阳、亡血、亡津液，均是少阴病的病机特点；又如 68 条说的"发汗病不解，反恶寒者，虚故也，芍药甘草附子汤主之"，这条的芍药甘草附子汤证，是因下焦亏虚所致；130 条的脏结说"无阳证"，而且出现"时时下利"，当属病在少阴；在各篇中多次出现使用四逆汤，如 29 条、91 条、92 条、225 条、353 条、354等、372 条、377 条、388 条、389 条等，均当考虑少阴病的范围。

六、三阴病的"中间类型"——"厥利呕哕"

如上文厥阴病与少阴病的概念范围所论，厥阴病与少阴病之间，实在难以截然分开，而在厥阴病篇后所附带的"厥利呕哕"篇，则是为了补充此一问题而设。由于张仲景在"厥利呕哕"之前，已经对六经的基本理论讨论完毕，可是对于三阴病的一些特殊病证，尚有未尽之处，这些病证又未能简单纳于某种三阴病之中，故此另行分篇讨论。"厥利呕哕"篇所讨论的内容手法，则如《金匮要略》的写作手法相约，是以"病"为纲，比较各种不同类型的病证，其中尤其与《金匮要略·呕吐哕下利病脉证治第十七》的写作风格最为相近，而在"厥利呕哕"篇中则专门讨论"厥"一证。

关于"厥"，其成因是下焦阴阳俱虚、阴阳营卫不通所致。按《伤寒论》337 条说："凡厥者，阴阳气不相顺接，便为厥。厥者，手足逆冷者是也。"厥的证候特点是"手足逆冷"，按本书上篇《手足四肢与三焦表里对应关系》一文中指出，"手足"的证候反映下焦之气，张仲景亦自注说"阴阳气不相顺接，便为厥"，这里所说的"阴阳气"，即是指下焦的营血与阳气，这与营卫之气的宣发有直接关系，假若下焦的阴阳俱虚而营卫不通则可出现厥。"厥利呕哕"篇尤其重点讨论了"厥热胜复"的问题，即是"厥冷"与"发热"反复出现之证，这里的"厥"即是由于下焦阴阳俱虚、营卫不通所致，假若阴阳气虚稍减、营卫得通，则可正邪交争而出现发热（参《伤寒治内方证原意·厥热胜复机理》一文论述）。"厥"当主要属于病在少阴，但是"厥"亦可伴有客气上逆，例如332条的"除中"见"食以索饼"，属厥阴之证；又如334条见"咽中痛、喉痹"，属于虚热上炎之象；338条的蛔厥显然是厥阴病的特征；339条在厥的基础上见"胸胁烦满"，343条在厥的基础上见"烦躁"而且说"灸厥阴"，亦显然更为接近厥阴病。因此"厥"可属于少阴与厥阴两者的共有病证，难以截然分开。

关于"利"，属中下二焦亏虚之证。"下利"是太阴病与厥阴病提纲证均有提及的证候，中焦胃虚以及下焦阳虚均可出现下利，因此说"下利"之证均当考虑三阴病的关系。在"厥利呕哕"篇之中所提到的下利，不少更是"厥"与"下利"并见，这种下利则是病在少阴抑或厥阴，而重点不在太阴，其中的典型者如357条的麻黄升麻汤证，在"手足厥逆"的基础上见"泄利不止者"，反映下焦阳虚，本身已经属危重之证，同时见"喉咽不利，唾脓血"，属于虚热上炎、病在厥阴，面对这种"上热下寒"的病证，清热则伤阳，温阳则加重其热，故说"为难治"；下利证中如366条见"面少赤、身有微热"，又如367条见"脉数而渴"、"清脓血"，张仲景更自注说"以有热故也"，属于厥阴的虚热上炎。

关于"呕"与"哕"，呕主要属于中焦之证，但亦与下焦有关。呕吐是太阴病提纲的证候，如"厥利呕哕"篇的吴茱萸汤证当属于"胃寒"所致，但是呕吐亦多与下焦有关，如下焦亏虚而营卫气不通，则影响胃气而出现呕，故此如379条说："呕而发热者，小柴胡汤主之。"小柴胡汤证本有下焦营血虚而邪气因入的病机。又如377条的"呕而脉弱"而用四逆汤治之，均是考虑到呕吐与下焦的关系。至于"哕"，此证显然是胃虚之证，如阳明病篇194条说："阳明病，不能食，攻其热必哕。所以然者，胃中虚冷故也。以其人本虚，攻其热必哕。"226条又说："若胃中虚冷，不能食者，饮水则哕。"但是与呕吐相约，若下焦阴阳亏虚而导致营卫不通，则胃气亦受影响而见胃虚冷，如"厥利呕哕"篇的380条，因"大吐、大下之，极虚，复极汗者"，误治以后出现"极虚"，即是强调下焦阴阳之气受伤，故此即使哕是由于"胃中寒冷"所致，亦必须要考虑下焦的关系。又如381条说"伤寒哕而腹满，视其前后，知何部不利，利之即愈"，"哕而腹满"显然是中焦脾胃虚弱之证，可说是病在太阴，但是此条强调"视其前后，知何部不利"，通利大小便以治"哕"，即是强调治"哕"亦需要考虑与下焦的关系。

综合而言，"厥利呕哕"篇所讨论的内容，由于牵涉到三阴病，各种病证难以截然分别属于三阴病的哪一种，为了便于鉴别诊断，则以病为纲目，对此四类疾病另列专篇讨论。这一种写作方式是张仲景的常用手法，由于疾病变化万千，透过各种疾病的脉证辨别，"见病知源"是《伤寒杂病论》的写作目的。

七、少阴病与厥阴病的意义

少阴病与厥阴病，均属于危重的病证，是外感病的最后阶段。由于下焦的营血与阳气是人生命的根本，若病到此一地步，反映邪气深入，正气无力抗邪，这一阶段的治疗主要在于扶正为主、祛邪为次。

在少阴病后特别设立了厥阴病，反映了张仲景对于"见病知源"的重视。少阴病本当属于外感病的最后阶段，即是到了正气衰亡的时候，但是张仲景在少阴病后仍再设立一厥阴病，显然别有用意。厥阴病以中下二焦亏虚而虚热上炎为特点，这与少阳病的思想相约，两者均是提出对于"热在上焦"之证的辨别，需要了解"热"有"邪热"与"客热"的两种不同，并非见"热"即需要考虑清热，而是需要考虑热的本源，与中下二焦的虚衰有关。再者，厥阴病即使属于下焦的亏虚，亦可出现虚热上炎、客气上逆，可知客气并非单独胃虚的专利。

进一步而言，厥阴病反映了张仲景对于"内生客气"的重视，亦即张仲景重视阳气、胃气的思想。在本书中篇《客气》一文中，指出："'客气'并非张仲景理解的'邪气'，而是指一种特殊的致病因素，由于胃虚而虚阳上逆所生的阳热之邪。"实际上因胃虚可生"客气"，当理解为胃虚以后，胃中的阳气上浮则成客气，因此下焦所生的"客气"，亦即是因下焦的阳虚以后，阳气上浮所致。如此理解，重视"客气"实即等同于重视"阳气"，阳气上浮可成为致病的客气。厥阴病一方面在于下焦的阳虚，亦重视阳气的上浮，而厥阴病更有中焦胃虚所生的客气，因此其客气是从中下二焦而来，反映了张仲景重视阳气、胃气的思想。

客气上逆是病情危重的反映，厥阴病较少阴病更容易出现死证，故此厥阴病是六经的最后阶段。厥阴病出现客气上逆，反映阳虚较少阴病更重，因此才出现"客气上逆"，细考《伤寒论》中多条"死证"条文，大部分均是有"客气上逆"的出现，如296 条说："少阴病，吐、利、躁烦、四逆者，死。""烦躁"即是客气上逆之象。297 条说："少阴病，下利止而头眩，时时自冒者，死。"这条见"头眩"与"自冒"，亦即如"少阳病"提纲的客气上逆表现。298 条说："少阴病，四逆、恶寒而身蜷、脉不至、不烦而躁者，死。"此条虽然同样见不烦但仍见"躁"，如《伤寒论》114 条说："太阳病，以火熏之，不得汗，其人必躁。"手足"躁"动属于热证。300 条说："少阴病，脉微细沉、但欲卧、汗出不烦、自欲吐，至五六日自利，复烦躁不得卧寐者，死。"这条属死证，显然是以"烦躁不得卧寐"作为判断，可知客气上逆是死证的重要提示。还如 333 条误用黄芩汤彻热而成"除中"，除中之所以"反能食"即是由于客气上逆所致。类似客气上逆的死证条文仍有不少，如 132、133、205、210、211、212、343、344、369 条等均属此例。

虽然还有一些死证条文并未见客气上逆，如 167、299、345、346、362 条等，可知少阴病本身亦可出现死证，只是若病入厥阴则死亡机会更大。客气上逆的证候反映正气重虚，即是俗谓"阴盛格阳"、"虚阳上浮"之证需要极度重视，不可因热象而误以为正气充足，甚至误用清热之法，必须了解"客气"的成因。张仲景设立厥阴病的目的，即是外感病发展到最后阶段见寒热错杂时，对于危重疾病之本作出深刻的提醒，再一次强调"见病知源"的重要性。

八、进深讨论

由于本文所提出对少阴病与厥阴病的概念，与当前主流的理解截然不同，本节对相关差异逐一讨论，以期促进互相沟通，明白本文概念与过去理论的异同。

1. 少阴病属"心肾不交"吗

现代一般认为少阴病的病机特点"是以心肾虚衰、水火不交为主要病理变化的疾病"，这一种观点的基础，主要由于"少阴病"的"少阴"一词，与《黄帝内经》中的"手少阴心经"与"足少阴肾经"相近，以此推论张仲景的少阴包含了这两脏的内容。

张仲景的理论，虽然是继承了《黄帝内经》的理论，但是其六经的思想显然与《内经》并不相同。《内经》中有许多种"六经"的理论，但是没有一种与《伤寒论》的相同，各种"六经"均有不同的理论，即使是《内经》之中的各种六经亦未能互相沟通，以《内经》的思想来解释《伤寒论》的六经，容易出现偏差。从《伤寒论》的其他五经分析，显然并非每一经病均是与其同名的经络相合，例如太阳病主表，勉强可说与"足太阳膀胱经"有关，但不涉及"手太阳小肠经"，又如太阴病亦无涉及手太阴肺经，若按笔者在《少阳病概念》一文中指出，少阳病亦无涉及"足少阳胆经"，而"手少阳三焦经"又非少阳病的专利。实际上，经络学说更重视体表的经络循行而较少讨论脏腑，若论脏腑则当属于"五脏学说"而非"经络学说"，观《伤寒论》中甚少讨论经络的内容，可知以经络学说的角度解释《伤寒论》并不合理。欲理解张仲景对于六经的本义，必须透过原文的证候分析，以准确解释张仲景在六经提纲中所揭示的病机特点。

按本文的角度理解，少阴病确实与心肾有关，但单纯说"心肾不交"尚未能充分体现少阴病的病机特点。从少阴病提纲的分析可知，少阴病是以下焦的阴阳俱虚而重于阳气虚，由于血虚而使上焦的心气不足，若简言之，少阴病因"下焦阳气为肾所主而兼有心气不足"，从粗略的病机而言可称为"心肾不交"。但是，一般所说的"心肾不交"，并未能说明"心"与"肾"两者主次的关系，只是说明两者同病，而从本文的角度而言，少阴病显然是先病在下焦，其后影响上焦不通，是以下焦亏虚继而影响周身，这符合了张仲景的三焦营卫理论。

若从五脏的角度而言，少阴病亦包括了"肝"在内。在本书上篇《肝与三焦关系》一文中指出："肝属于下焦，与下焦藏血之功相合，又与下焦肾有密切关系。"由于少阴病是下焦的阴阳气血亏虚，由于"肝在下焦而藏血"，少阴病中的"阴血虚"部分当等同于"肝血虚"，"阳虚"的部分则属于"肾阳虚"，这一种理论符合了《素问·金匮真言论》篇所说的"腹为阴，阴中之阴，肾也；腹为阴，阴中之阳，肝也"，肝肾同在下焦故为"阴"，肝在下焦宣通营血上行，故为"阴中之阳"，而肾在下焦藏精，故为"阴中之阴"。

因此，少阴病从脏腑的角度而言，实际上是下焦的肝肾同病，因肝血虚而影响上焦心气亦虚。更进一步而言，由于下焦肝肾之气亏虚，可导致五脏皆虚，由于下焦气血亏虚而导致营卫不通，则中焦脾胃无营卫可宣发，上焦肺气亦难以宣散卫气，故说五脏皆虚。

张仲景在《伤寒论》之中，甚少以脏腑与经络的角度来说明六经的本质，这是由于五脏之间难以截然分开，而在外感病的过程之中，是以邪气与营卫气血更为密切关系，由于营卫气血在三焦各部的功能，实即等同于五脏，因此言三焦营卫的理论，已经足以概括五脏在内。少阴病即是一个典型例子，少阴病主要病在下焦肝肾，涉及中上二焦的脏腑，假若需要以脏腑而言则颇为复杂，因此在整个少阴病篇之中，均无任何五脏的字眼，只是在一开首的 282 条清楚指出"少阴病形悉具，小便白者，以下焦虚有寒，不能制水"，以三焦营卫的理论理解六经则更为清晰明了。

2. 少阴病具有"寒化"与"热化"两大类吗

对于少阴病的病证分类，现代一般认为："由于体质因素与外邪性质之不同，少阴病可出现从阴化寒的寒化证和从阳化热的热化证。"从少阴病篇的内容来看，确实有"寒证"与"热证"两大类的条文，但这是否称为"化"则值得商榷。

"化"指"变化"，在张仲景亦有使用此词代表变化，如在原《序》中说："玄冥幽微，变化难极。"又如在《平脉法》说："变化相乘，阴阳相干。"均是以"变化"为一固定词组，而在病证上亦用"谷不化"、"不消化"、"宿食不化"等词，是指食物到胃中腐熟变化的过程。假若以"变化"的角度理解少阴病的病证为"寒化"与"热化"，虽然亦为合理，但是在《伤寒论》的各篇之中，不少病证亦是演变为或寒或热的病证，例如阳明病篇亦有"中寒"，为何不称为阳明"寒化"证？太阳病篇亦有"太阳温病"，是否当把太阳病表证分为"寒化"与"热化"两大类？实际上，将少阴病的病证称为"化"的意义不大，而且亦未有说明何种"体质"或"外邪"因素才是导致转化的原因，在《伤寒论》中只能透过"平脉辨证"的方法来辨别寒热的结果。

少阴病的特点是以"阳虚"为其核心，而所谓"热化"证则当属"厥阴病"。从本文的角度而言，少阴病的特点虽然是以下焦阴阳俱虚为病机，但是从"脉微"的解释上看，更着重于阳气虚，少阴病的特点是以下焦阳虚寒盛为主，故此一般所谓的"寒化"证，当属于少阴病的内容。至于所谓的"热化"证，例如黄连阿胶汤证、猪苓汤证、大承气汤证等，其"热化"的原因，是中下焦亏虚而客气上逆，由此角度而言，则俗谓"热化"之证实际上并非"少阴病热化"，而是本身即属于厥阴病。故此，少阴病并非有两大类寒热之证，少阴病篇中的热证内容，当属于厥阴病的范围。

3. 少阴病有"兼表证"吗

一般认为少阴病有两个"兼表证",分别是麻黄细辛附子汤证与麻黄附子甘草汤证。按笔者在《伤寒解外方证原意·麻黄细辛附子汤证并非太少两感》一文中指出,此两方均非兼有表证,其原意在于"温化下焦寒水,以防传变,麻黄附子甘草汤的发汗之力比麻黄细辛附子汤更强,属微发汗之剂",而麻黄细辛附子汤则"并非"属于发汗之剂。由此可知,该条少阴病并非兼有表证,而从典型的少阴病特点来看,少阴病的治法一般不可发汗,如上文指出"少阴不得有汗",少阴病本属下焦亏虚,即使邪气在表亦不可发汗。

虽然少阴病篇的两方不算兼有表证,但是在《伤寒论》确有病在少阴而兼有邪气在表的证情。在笔者《伤寒解外方证原意·表郁轻证并非病情较轻》一文中指出,《伤寒论》27 条所见的"脉微弱"代表病已在少阴,其条文中更说"此无阳也",可证病本当属在少阴,而只是仍有轻微邪气在表不得去,故此需要用桂枝二越婢一汤治之,可是值得注意,此方并非属于"小发汗"之剂,而是可理解为"宣通"之剂。除此以外,实际上表郁轻证的三方,均可理解为与"少阴"有关,其邪气轻微在表而不能去的原因,是由于正气虚而无力抗邪所致。因此,表郁轻证三方,均需要考虑与少阴的关系。三方之中,桂枝二麻黄一汤与桂麻各半汤可理解为小发汗之剂,这与麻黄附子甘草汤的治法基本相同,但麻黄附子甘草汤的"微发汗"则不在于去表邪,而是在于温化寒水。

4. "厥阴病"与"心包"和"肝"有关吗

现在一般认为厥阴病与"心包"和"肝"有关,这是由于"厥阴病"的"厥阴"与《黄帝内经》中的"手厥阴心包经"与"足厥阴肝经"的"厥阴"一词相近。如上文所述,《伤寒论》的六经不可以单纯以经络学说解释,而且在整个厥阴病篇的内容之中(包括"厥利呕哕"),亦未见得有任何"心包"与"肝"的字眼,在整部仲景书中亦未见"心包"一词,假若厥阴病包括

"心包"的话，则"心"与"心包"的理论本质上无法区分，只是名称上的不同而已。

　　按本文的观点，厥阴病所牵涉的脏腑，与少阴病基本相同。由于厥阴病同时亦有下焦的阴阳俱虚，主要病在下焦的肝肾，亦牵涉其他脏腑。但是厥阴病的病机特点在于虚热上炎、热在上焦，故此厥阴病的证候特点，多出现在上焦胸膈之证，亦即包括上焦心肺，是故在厥阴病提纲中见"气上撞心，心中疼热"，而且厥阴病多见"心烦"之证。

5. 厥阴病的特点是"寒热错杂"吗

　　现代一般认为厥阴病因"肝失条达，木郁化火，乘脾犯胃，则出现上热下寒，寒热错杂证"，是以寒热错杂为厥阴病的特点，其中代表方如乌梅丸、干姜黄芩黄连人参汤与麻黄升麻汤等汤证。

　　事实上，"上热下寒"的寒热错杂观点，确实为厥阴病的证情特点，只是这种说法未能指出厥阴病的本质。由于厥阴病同样有少阴病的下焦阴阳俱虚，少阴病的下焦亏虚更侧重在阳气虚衰上，故此可称为"下寒"，而厥阴病更着重于客气上逆、热在上焦，故此可称为"上热"。只是，若单纯"上热下寒"的观点来说明厥阴病，未能说清为何会出现"上热"与"下寒"，假若用"肝失条达"的角度作解释，又未能说明与"上热下寒"的逻辑关系，为何并非出现"下热上寒"？为何少阳病所出现的"寒热错杂"亦非"肝"所引起？

　　从"寒热错杂"的观点，更进一步可体现出厥阴病与少阳病的关系。"寒热错杂"虽然未能概括厥阴病的本质，但可算是对于厥阴病的证候现象特点作一粗略描述。少阳病亦具有"寒热错杂"的特点，典型如小柴胡汤亦属于寒温并用、寒热错杂之证，其他如半夏泻心汤、栀子豉汤等方均属于寒热错杂的方证，少阳病的病机特点在于胃虚而虚热上炎、热在上焦，亦属于一种"上热下寒"，其上下分别指上焦热而中焦寒；厥阴病的上热下寒，具体是指上焦热而中下二焦寒，两者均具有"寒热错杂"的病机特点，可证两者病机的相似性。

6. 厥阴病的特点是"阴尽阳生"吗

现在一般认为厥阴病"具有阴尽阳生、极而复反的特性，故其病每多阴阳争胜，出现厥热胜复，即厥与热交替出现"，这一种对于"厥阴"的解释，主要目的是为了解释手足逆冷的"厥"的成因，除了"厥热胜复"此一类病证以外则无更多意义。以此角度解释"厥"，未有明确解释"厥热胜复"的真正原因，为何会出现"阴阳争胜"？为何"阴尽"则"阳生"？为何会出现"阴尽"？这些问题都没有正面回答，只是用另外一个名词来解释"厥热胜复"而已，使问题复杂化，对后学的理解造成更多困扰。而且，这一种说法造成了更多争议，尤其是"阴尽阳生、极而复反"的提法，厥阴病当属于六经的最后阶段，难道就能够"物极必反"的返回太阳病？显然，六经并非一个"循环"，这一种说法并非一种合理的理论，不能解释实际情况。

对于厥阴病篇有手足厥冷的"厥"此一问题，并不需要强加解释，只是因为"厥利呕哕"当另为一篇，而不属于"厥阴病篇"的范围。如前文所述，"厥"一证与少阴病和厥阴病均有关系，故此不能单纯纳入其中一篇之中讨论，而另立专篇"厥利呕哕"作讨论。

九、结语

本文对于少阴病与厥阴病提纲所揭示的典型病机特点，以及两者的概念范围内作出深入的分析，对于少阴病与厥阴病之间的关系，以及两者在六经之中的意义作出详细的论述。本文的观点对于《伤寒论》六经的理论有重要意义，较过去多种对于六经的解释更为完满，使三阴三阳之间的关系对偶并举，符合仲景原意。

六经纵论——"三焦营卫伤寒说"

《伤寒论》的六经本质问题，自古以来争议不断，到目前为止仍未有一种学说，能够解释清楚六经为何。透过对仲景学说的大量理论进行正本清源之后，本文提出张仲景的六经本源理论，是以"三焦营卫"与"邪气"之间相互作用的六个过程，当称为"三焦营卫伤寒说"。在详细讨论六经的具体理论之前，先对"六经"的争议作一简述。

一、"六经"的争议

对于"六经"的解释，百家争鸣，莫衷一是。据《中医药学高级丛书——伤寒论》中的论述，前人对于六经的认识可概括为九种主要说法，分别为：经络说、脏腑说、标本中气说、经界说、形层说、八纲说、治法说、正邪相争说、病程阶段说等，假若加上现代研究六经的进展，则另再有十多种新说。各种学说之间，未能互相沟通，争论不休，而多种新学说的涌现，说明了旧有的理论未能完满解释《伤寒论》六经的本质，故此至今仍争论不断。

至于目前主流的观点，在一般教材上主要以"经络"、"脏腑"与"八纲"说的综合理解，可理解为另一套新的学说。《伤寒学》指"六经之每一经又分为手足二经，因而总领十二经及其所属脏腑的生理功能……六经辨证与八纲辨证有着十分密切的关系"，《伤寒论讲义》亦持相同观点，主要认为"六经辨证"与"八纲辨证"和"脏腑经络辨证"有密切关系。这一种"经络脏腑八纲说"有别于过去的各种学说，应当理解为一种"新说"，由于这一种学说一直作为主流教材形式推广，以致当前中医界对于"六经"的认识影响深远，甚至临床各科对于《伤寒论》内容的解释均取此一观点。

本书的研究角度，并非尝试以某一种固有学说来解释六经理论，而是以仲景原意的角度寻找自身的规律。本书研究与过去多种"学说"的不同之处，在于研究的角度并非选择某一种固有的理论"套用"在六经之上，以看能否符合六经理论本身。过去普遍的做法，是以《黄帝内经》中某一种（或多种）理论套用解释六经，例如"经络说"与"脏腑说"等。虽然张仲景确实有继承了《内经》的部分思想，但是其所说的"勤求古训，博采众方"，所指的显然并非单纯是专门研究《内经》，而且是有所创造发挥，六经的概念并非能直接等同于经络脏腑理论。假若直接"套用"在六经上则容易产生谬误。举例如叶天士的"卫气营血"理论，并不能直接以《内经》的"营卫"理论理解，又如吴鞠通的"三焦辨证"理论，并不能完全以《内经》的"三焦"理论作理解，虽然两者有着相同的名词术语，但不代表两者概念相同，必须要以原创者本身的理论思维以解释自己。

二、六经原意

"六经"的核心是寒邪从表入里的六个阶段。"六经"的核心概念，主要体现在六条习称"提纲"的"之为病"条文中，在本书《"之为病"条文意义》一文中指出："'之为病'的条文，目的在揭示最典型的病机特点，而非对某病作'定义'。'之为病'在于揭示疾病的'常'，以知常达变，展示典型病机与非典型病机的演化关系。""六经"的提纲，就像在一条"线"上所出现的六个"点"，只要将六个点清晰的点出来，则能够画上一条连续的线，而这一条线更能起到"提网之纲"的作用，六点之间互有关联而织成"立体"的网。只要明白感受寒邪以后从表入里的六个重要阶段，则能明白各种变化万千的病证关系。

六经提纲是以揭示该经最典型的病机为目的，以下欲对本书所研究的六经病机作一综述，每一经的病机又按"病位、病性、病势"等三方面进行分析："病位"即核心的病变部位，具体指病在表里三焦的各部位，而三焦亦可包括五脏在内，心肺属上焦、肝肾属下焦，而脾胃在中，是对三焦功能的进一步细分；"病性"即疾病的属性，包括邪气属性、正邪关系，其中的正气即指"营卫气血"；"病势"即疾病的趋势，指疾病发展的程度与阶段。

按"病位、病性、病势"的三种病机分类角度，由于"三焦"概括了"病位"，"营卫"概括了"正气"，"伤寒"概括了"邪气"，而"六经"本身就有"阶段"的含义，故此张仲景的六经理论，可命名为："三焦营卫伤寒说。"此名尤其反映了张仲景的独有"三焦营卫"理论，三焦又并非单纯"病位"的概念，而是三焦各部的功能与营卫气血有密切关系，详细理论可参阅本书开首《三焦营卫理论》一文。

1. "六经"之"常"

以下分别讨论"六经"之"常"，即六经的最典型病机特点：

先说"太阳病"。《伤寒论》第1条说："太阳之为病，脉浮、头项强痛而恶寒"，太阳病一开首说"脉浮、头项强痛"，反映病位在表；正气充足能够抗邪于外，其中"恶寒"一证尤其代表以"寒邪"侵袭是六经提纲的典型病性特点；太阳病是伤寒的最初浅阶段、病情最轻，假若获得适当治疗则效果迅速，如服桂枝汤可"一服汗出病瘥"，假若没有经过失治、误治，即使没有治疗一般亦能够在六七天自愈，而到了其他经之病变则不一定能自愈，且无法预测自愈天数。因邪气袭表导致营卫不和、病情轻浅，是太阳病的病机特点。

关于"阳明病"。《伤寒论》180条说："阳明之为病，胃家实是也。"阳明病提纲明确指出其病机特点，病位在中焦胃；因正气充实、邪气入胃，正邪交争激烈而成胃实热证；阳明病是正邪交争最为激烈的阶段，病情急重，是邪气深入的第一步，因正气充实，若能在早期适当治疗，预后良好。因邪气在胃导致正邪交争激烈、病情急重，是阳明病的病机特点。

关于"少阳病"。《伤寒论》263 条说："少阳之为病，口苦、咽干、目眩。"少阳病的病位在中上二焦，而主要病位在胃；因胃气偏虚、邪气入胃，正邪交争并不激烈，再因胃虚而导致虚热上炎；少阳病由于正气偏虚，邪气内入而正气未能抗邪，且出现内生客气，证情相较复杂，若在这一阶段未能病解，则能邪入三阴，是三阳病的最后一个阶段。因邪气在胃而邪正交争较弱、病情复杂，是少阳病的病机特点。

关于"太阴病"。《伤寒论》273 条说："太阴之为病，腹满而吐，食不下，自利益甚，时腹自痛。若下之，必胸下结硬。"太阴病的病位在中焦脾与胃，而以脾虚为太阴的特点；因脾胃俱虚，正气难以抗邪，以虚寒证为主，故说病已入阴；太阴是三阴病的第一个阶段，正气虽然已虚但不甚虚，此一阶段病情仍不算危重，但若未能把握此一阶段治愈则病情急转直下。因邪气在中焦脾胃而正气难以抗邪、正气虚衰，是太阴病的病机特点。

关于"少阴病"。《伤寒论》281 条说："少阴之为病，脉微细，但欲寐也。"少阴病的病位重点在下焦，但同时亦影响中上二焦以及表里周身；因下焦气血亏虚，而以阳气亏衰为重，故此邪气无力抗邪，以下焦阳虚寒盛为少阴病的主要见证，由于下焦气血不足，继而营卫气血不足以宣散出表，因而影响周身；少阴病是外感伤寒的最后阶段，假若此一阶段未能治愈则可出现死证。因邪气在下（里）而正气无力抗邪、正气亏虚，是少阴病的病机特点。

至于"厥阴病"。《伤寒论》326 条说："厥阴之为病，消渴，气上撞心，心中疼热，饥而不欲食，食则吐蛔，下之利不止。"厥阴病病位与少阴病基本相同，重点在下焦，亦同时影响中上二焦与表里周身，但厥阴病更着重"上焦"之证；因中下二焦亏虚而出现虚热上炎、热在上焦，证情甚为复杂，其热虽然像正邪交争的结果，但实际上是内生客气所致；厥阴病亦是外感伤寒的最后阶段，此一阶段极容易出现死证，且多因寒热错杂而出现难治之证。因邪气在下（里）而正气无力抗邪、客气上逆，病情复杂，是厥阴病的病机特点。

以下将上述六经之"常"总结为一简表：

表 1　　　　　　　　六经之典型病机特点归纳简表

六经	病位	病性	病势
太阳病	表	正气充足能够抗邪于外	最初浅阶段、病情最轻
阳明病	中焦胃	正气充实、邪气入胃，正邪交争激烈而成胃实热证	邪气深入的第一步，病情急重但预后良好
少阳病	中上二焦，而重在胃	正气未能抗邪，胃虚而导致虚热上炎寒热错杂	正气偏虚，容易进入三阴，证情较为复杂
太阴病	中焦脾与胃，而重在脾	脾胃俱虚，正气难以抗邪，以虚寒证为主	正气已虚但不甚虚，病情较重但不算危重
少阴病	下焦（里），但涉及表里周身	下焦气血亏虚，而以阳气亏衰为重，邪气无力抗邪，以下焦阳虚寒盛为主	正气亏虚，最后阶段，病情危重，可出现死证
厥阴病	下焦（里），但涉及表里周身，亦重在上焦	中下二焦亏虚而出现虚热上炎、热在上焦，寒热错杂	正气亏虚，最后阶段，病情危重，容易出现死证，多见难治之证，证情复杂

值得指出，"六经"之间"中焦"病变占了其中"三经"，反映了张仲景重视"胃气"的思想。实际上，整个"六经"亦与胃气强弱息息相关，太阳表证能够抗邪于外，反映胃气充足，而太阳病在治疗的过程，亦每每考虑脾胃的营卫之气；阳明病直接病变在胃，胃气充实是阳明病正邪交争激烈的原因；少阳病虽然

有虚热上炎，但是其本在于胃气始虚；太阴病似乎重点是脾虚，但亦必须有胃虚的基础；实际上，少阴病与厥阴病虽然病重在下焦，但是亦必然先经过太阴，先因中焦胃虚而继续演变成下焦亏虚之证。可以说，邪气深入的原因是"正气"亏虚，而"正气"的概念中"胃气"占据了大部分内容，由于营卫之气生于中焦，能否抗邪于外，抑或说邪气是否入内，重点在于胃气的强弱与否。故此，在"六经"之中有"三经"专门论述胃气从盛到衰的演变，反映了张仲景对于胃气在外感病过程中的重视。

2. "六经"之"变"

上文总结了《伤寒论》六经提纲证所揭示的六经之"常"，但是六经的概念并非局限在此，以下对于六经之"变"作进深探讨。由于"变"则为变化万千，并无规律可依，故此"变"的讨论并不可能万全，不能列出所有"变"的内容，而只能举例讨论其核心的部分。由于少阳病、太阴病、少阴病与厥阴病的"概念范围"均在各经的《概念》一文中有所深入讨论，以下主要补充太阳病与阳明病的概念范围。

先说"太阳病"，太阳病的病位除了主"表"之外，亦包括了"上焦"之证。其中较为接近典型太阳者，如在邪气在表的基础上，兼有邪气内陷上焦，如桂枝加厚朴杏子汤证见咳喘，反映影响上焦肺气宣降，邪气从表进一步深入，另如桂枝去芍药汤证见胸满，小青龙汤证因"心下有水气"而见咳等，亦属于邪气内陷上焦。除此以外，太阳病的概念范围，亦可包括了单纯病在上焦，而不在中下二焦之证，如桂枝甘草汤证属于上焦的心阳虚，此证并不能归类在其他各经的病证之中，可算较为接近太阳的概念范围。但是，太阳病的病在上焦，必须与少阳病与厥阴病有所区分，两者均可有热在上焦，但是少阳病与厥阴病则同时有中下二焦的虚衰，而太阳的病在上焦，则无兼有中下二焦之证。

由于太阳病主表，所有邪气在表的证情，均需考虑与太阳的关系。笔者在《伤寒解外方证原意·太阳病篇"非发汗"解表方》一文中指出，并非所有解表的方剂均是"发汗"解表，如桂枝加附子汤、桂枝去芍药汤、桂枝去芍药加附子汤、小青龙汤和桂枝新加汤等五方，当属于"非发汗"而解表的方法，这是由于这些方证均有不同程度的正气偏虚，故此不可发汗。但"不可发汗"不等于没有邪气在表，只是其距离典型太阳表证较远而已。除此以外，还有表郁轻证三方、小柴胡汤证、柴胡桂枝汤证、柴胡桂枝干姜汤证、柴胡加龙骨牡蛎汤证、黄芩汤证等均属此例。还有《伤寒论》中不少讨论表里治则的条文，例如91条说："伤寒，医下之，续得下利清谷不止，身疼痛者，急当救里；后身疼痛，清便自调者，急当救表。救里宜四逆汤，救表宜桂枝汤。"此条表里同病而分清先后缓急之证，显然需要考虑与太阳的关系，类似的条文有不少，如234条阳明病脉迟而用桂枝汤；240条阳明病见"日晡所发热"，见脉浮虚则可用桂枝汤发汗；又如276条太阴病见脉浮可发汗，这些条文的目的，在于不同六经的阶段，辨别邪气在表的治法准则。

关于"阳明病"的概念范围，在笔者《阳明病概念》一文中有所略论，指出阳明病包含了多种胃病，如太阳阳明、少阳阳明已属一种非典型的阳明病，又如阳明中寒的胃虚寒证，还如胃中干燥的便结燥屎证，亦属于阳明病的概念范围。

在此进一步讨论，阳明病与"下焦"的关系，究竟阳明病是否包含了下焦的"大肠"在内？现代对于"阳明病"的理解，由于考虑"阳明"包括了"手阳明大肠经"与"足阳明胃经"两方面，而阳明病篇又多有便结燥屎之证，因此则认为阳明包括了"胃"与"大肠"。实际上，虽然阳明病是与"大肠"有关，但是阳明病的概念范围本身并不包括"大肠"而主要在胃。这如太阴病的提纲证见"自利益甚"，本身下利亦当属于大肠之证，但是却不会说太阴病病在"大肠"。现代在解释阳明包括了大肠的理论，本于《灵枢·本输》的一句话，即"大肠、小肠皆属于胃"，细心分析这句话之中还有"小肠"在内，可是却甚少有学者将"小肠"包括在阳明病的范围之内，可知并非因为"胃"这一词包含了"大肠"的含义，即说阳明病是包括了大肠。《本输》

这句话的原意，实际上指"胃"与"大、小肠"本身是紧密联系，由于下焦大、小肠之病证，必须要考虑到与中焦胃的关系，若胃热炽盛则可出现便结，若胃虚则可出现大肠下利，两者的核心均在于胃，只是病情表现在大肠而已。故此，阳明病的病位重点在胃，而非病在大肠，只是由于胃病可表现在大、小肠而已。

六经的病证之间可以互相兼夹，在《伤寒论》中大部分条文均是"两经同病"或"多经同病"，在这些情况之下，则难以说病在何经。这就是张仲景订立"六经"的高明之处，由于临床实践之中，疾病变化万千，在面对如此复杂的情况，张仲景先列出了外感病发展过程中的六个主要关键点，让人明白疾病发展的大规律、大道，如此则能明白各种"不典型"病证与"典型"病证之间的关系，能知常达变、举一反三。

三、何谓"传变"

《伤寒论》中的"传变"规律，一直以来是研究的热点之一，本节讨论张仲景所说"传变"的原意。

"传"是指邪气的病位演变，邪气的传变与正气强弱有密切关系。张仲景指出疾病的病位演变，多以"传"或"转"一词，典型如《金匮要略》一篇 1 条说："夫治未病者，见肝之病，知肝传脾，当先实脾。四季脾旺不受邪，即勿补之。中工不晓相传，见肝之病，不解实脾，惟治肝也。"又如其后 2 条说："若人能养慎，不令邪风干忤经络，适中经络，未流传腑脏，即医治之。"文中所说的"相传"、"流传"，是指"邪气"从一个地方"传"到另一个地方，而且还指出了一个"不传变"的重要因素，假若脾气旺盛、脾气不虚则"不受邪"，故此邪气是否传变，其中最为决定的因素，是被传病位之正气强弱与否。

1. "六经"本身无"传变规律"

"伤寒"的大规律是按六经的顺序从浅到深，但"六经"本身并非"传变规律"。在《伤寒论》中六经的排列顺序，太阳阳明少阳太阴少阴厥阴，这一个六经的顺序，主要是从正气的强到弱、病位从浅到深的排列顺序，反映邪气从表入里的过程。但是，需要强调一点，张仲景所列的"六经"并非一种真实存在的病证，而是一种"概念"，这六个"点"是张仲景设立的对于六个最典型病机概念的描述，而非一种真实存在的病情，能够按照这六个阶段逐一传变。过往曾有不少人质疑六经这一种传变规律在临床上并不存在，实际上，这确实并非一种可存在"病证"，而是张仲景对于病机特点的描述。换言之，六经之间的关系，并非一种"传变"规律，而是对于外感病从外到内逐步深入的六个病机特点。

　　从一般而言，六经之间的具体传变，并无规律可言。在《伤寒论》中，基本上并没有条文明确说明某经必然传至某经的规律，例如《伤寒论》48、181、185、188、244条等明确指出从太阳转变为阳明病，但是266条亦是明确地说太阳可直接传变为少阳病，可知六经的传变并非如六经的顺序般。过去主流观点认为太阳当先传变阳明，再传变少阳，这是对于《伤寒论》第8条的误读，该条说："太阳病，头痛至七日以上自愈者，以行其经尽故也。若欲作再经者，针足阳明，使经不传则愈。"这条所说的"欲作再经"，是指欲传变到他经，但并非专指"阳明病"，这里说针"足阳明"，是强调补胃气，除了阳明病以外，少阳病与太阴病，甚至少阴、厥阴均强调有胃虚的基础，因此"针足阳明"实际上是为了预防传变他经，等同于上述"四季脾旺不受邪"之意相约。进一步说，太阳病可传变为六经的各种病证，并无任何规律可循，尤其是因各种误治、失治，病情演变难以预计，例如《伤寒论》66条误汗后成腹胀满之证，又如279条误下以后成桂枝加芍药汤证，均是于太阳传变太阴；68条发汗后"反恶寒"而用芍药甘草附子汤，还如82条发汗后成真武汤证，当属于太阳传变少阴；61条下之后出现"昼日烦躁不得眠"而用干姜附子汤，以及69条发汗后出现"烦躁"而用茯苓四逆汤等，当属于太阳传为厥阴。由此理解，太阳病除了可传变阳明、少阳以外，亦可传入三阴，或者说各经之间可以互相传变，并无特定规律。如上一节所言，各经的传变，主要视乎正气的强弱而定。

2. 阳明不会返传太阳

六经的传变之中，张仲景只提示了一个重要传变规律，即阳明病不会传变回太阳病。在《伤寒论》184 条说："问曰：恶寒何故自罢？答曰：阳明居中，主土也。万物所归，无所复传。始虽恶寒，二日自止，此为阳明病也。"对于本条的解释多有争议，不少人认为病入阳明以后则不再传变，但是，从《伤寒论》中确实可找到阳明病以后可以演变为他经的论据，例如阳明病篇 225 条即是演变为四逆汤证，229 条演变为小柴胡汤证，显然并非病在阳明则不会传变。

实际上，这是对于本条文中"无所复传"一句的解释问题，"无所复传"并非指不会传变为他经，而是指不会返回传变太阳。这是"复"的用法问题，《说文解字》说："复，往来也。""复"指"恢复"、"又再"、"返回"、"还原"的意思，例如《伤寒论》116 条"焦骨伤筋，血难复也"、178 条"脉按之来缓，时一止复来者，名曰结"。这两条均是"恢复原来"的意思。又如209 条说："阳明病，潮热、大便微硬者，可与大承气汤……此但初头硬，后必溏，不可攻之，攻之必胀满，不能食也。欲饮水者，与水则哕，其后发热者，必大便复硬而少也。"这里说的"大便复硬而少"，这条首先见"大便微硬"，但后来成了大便"初硬后溏"，最后大便又变回"硬而少"，故此称为"复"。

由此观之，阳明病的"无所复传"，是指病情从太阳病转变为阳明病以后，不再传回太阳。184 条中尤其用了"恶寒"此一太阳病重要见证，说明恶寒自罢以后，则显然病已不在太阳而在阳明，这如在《伤寒论》244 条说："太阳病，寸缓、关浮、尺弱，其人发热，汗出，复恶寒，不呕，但心下痞者，此以医下之也。如其不下者，病人不恶寒而渴者，此转属阳明也。"这条所说的"复恶寒"，即是病情仍在表，而后来又以"不恶寒"作为传变阳明的辨别方法。

传变为阳明则不会返回太阳的原因，是由于阳明病是正气充实、正邪交争激烈，阳明病的正邪交争比太阳更重，假若在阳明病阶段正气能胜邪，则无需要再演变回太阳病才能病解，而是能够直接在阳明病愈，但是假若阳明病阶段未能胜邪，则仍可进一步传变他经。故此，在霍乱病篇的384条中，指出了病情能从三阴转出少阳再转出阳明，但在阳明病则能病愈，而不需要再转出太阳，这是由于正气逐渐恢复，正邪交争激烈，则在阳明阶段能胜邪而愈，而不需要再回到太阳。

3."传变"与否必须依靠"脉证"

张仲景提出了"传"，目的在于强调"平脉辨证"的重要性。如在《伤寒论》第4条说："伤寒一日，太阳受之。脉若静者，为不传；颇欲吐，若躁烦，脉数急者，为传也。"这一条指出如何判断传变与否，主要是从脉与证两者作判断，由于如何传变并不能预测，故此需要从脉证的结果作判断；还有后一条第5条说："伤寒二三日，阳明、少阳证不见者，为不传也。"本条更从反面指出，如何判断"不传"，就是没有见阳明与少阳的"证候"，换言之，传变与否并非透过理论的预测，而是透过临床实践的观察作判断；还有更有名的一条条文，在《伤寒论》16条说的："太阳病三日，已发汗，若吐、若下、若温针，仍不解者，此为坏病，桂枝不中与之也。观其脉证，知犯何逆，随证治之。"在本书中篇《坏病》一文中曾有深入讨论，指出本条所说的"坏病"并非一般所认识的"变证"，条文中说的"仍不解者"，即是指病仍在"太阳"，可是却被误治，这属于坏病。这是由于病在太阳之时，假若没有经过误治，则能判断其预后，但若经过误治则病证不按常规演变，故此需要观察证候变化，来判断疾病的演变。故此，"观其脉证，知犯何逆，随证治之"一句，是对于"传变"判断的重要法则。

四、六经欲解时的理论解释

在《伤寒论》中有六条"欲解时"的条文，若从本文对于"六经"的病机特点角度，可发现与欲解时的理论解释相吻合，进一步助证上文所述的"六经"理论符合仲景原意。了解欲解时的机理，有助从另一侧面认识张仲景的六经概念。

　　现代对于"欲解时"的观点之中，有两种极端的态度。一种认为"疾病是复杂的，影响病证缓解的因素也有多个方面，了解六经病欲解时辰，深刻理解自然界阴阳盛衰对病证的预后有不可忽略的影响是重要的。但掌握得太死，或生搬硬套，不仅有泥古不化之嫌，且于实际也无裨益"，这属一般教材的观点，多认为"欲解时"的条文实际价值不大，虽然教材略有所论但是内容篇幅甚短，每次讨论欲解时的内容时，最后均会有所保留的作出负面评价；另一类观点则将"欲解时"在《伤寒论》中的价值放在一个非常重要的位置，透过"欲解时"的时间理论，将"气化"、"运气"学说的内容与《伤寒论》的"六经"相合，从而对六经的传变产生出一系列新理论。

　　由于本书对于仲景学说做了大量重新考证，对于"六经"的概念提出了新的"三焦营卫伤寒说"，故此下文对六经"欲解时"的理论作一重新解释，或许上述两种矛盾的态度将会迎刃而解，对于欲解时的价值有一新的认识。

1. "欲解"与"自愈"、"欲愈"的关系

　　首先需要指出，"欲解"并非等于"自愈"，而是指疾病有向愈的趋势。过往对于"欲解时"的不够重视，主要由于误解了"欲解时"即是指不需要治疗，可以等候自愈，虽然"欲解时"确实有这样一种自愈的可能，例如在《伤寒论》287 条说："少阴病，脉紧，至七八日自下利，脉暴微，手足反温，脉紧反去者，为欲解也，虽烦、下利，必自愈。"本条虽然在少阴病，因见"手足温、脉紧去"因而说"欲解"且"必自愈"，但是，在大部分条文之中，"欲解"是仍当继续治疗的。这里尤其需要区分"欲解"与"自愈"的区别，"自愈"所强调的是不需要治疗即能痊愈，如在《伤寒论》59 条说："大下之后，复发汗，小便不利者，亡津液也。勿治之，得小便利，必自愈。"这里除了说"必"自愈的肯定语气外，更强调"勿治之"。又如 145 条说：

"无犯胃气，及上二焦，必自愈。" 336 条："厥终不过五日，以热五日，故知自愈。" 还有 376 条："呕家有痈脓者，不可治呕；脓尽自愈。" 这几条自愈，均是强调疾病有向愈的趋势，并不需要强加治疗，以防干扰患者的自身正气恢复。

"欲解" 等同于 "欲愈"，在欲愈的过程中，仍可继续治疗以助痊愈。参《伤寒论》23 条说："太阳病，得之八九日，如疟状，发热恶寒，热多寒少，其人不呕，清便欲自可，一日二三度发。脉微缓者，为欲愈也；脉微而恶寒者，此阴阳俱虚，不可更发汗、更下、更吐也；面色反有热色者，未欲解也，以其不能得小汗出，身必痒，宜桂枝麻黄各半汤。" 本条中段见 "脉微缓" 属于 "欲愈"，相对于后文 "面色反有热色" 则为 "未解"，可知 "欲愈" 等同于 "欲解"，但实际上，即使其病 "欲愈"，治疗仍当以 "桂枝麻黄各半汤"，只是 "欲愈" 者较容易自愈而已。又如《伤寒论》41 条说："伤寒，心下有水气，咳而微喘、发热不渴。服汤已，渴者，此寒去欲解也。小青龙汤主之。" 本条后文说服用小青龙汤之后，若出现渴，是 "寒去欲解"，但是小青龙汤证在 40 条本身亦可出现 "渴" 的 "或然证"，"渴" 并非病已经得解，假如服用小青龙汤后见渴，属于疾病向愈的佳兆，但论治法仍当继续使用小青龙汤。又如 109 条说："……其病欲解，此肝乘肺也，名曰横，刺期门。" 虽然说 "病欲解"，但仍继续与 "刺期门" 治疗。又如 208 条说："此外欲解，可攻里也。" 外证将愈，可准备下一步攻里的治法。因此，可知张仲景所谓的 "欲解"，并非盲目等候自愈，而是知道疾病向愈的趋势，但仍可继续治疗。

2. 六经 "欲解时" 解释

六经的 "欲解时" 条文，分别出自《伤寒论》第 9、193、272、275、291、328 条，归纳为下表：

表 2	六经"欲解时"时间表	
六经	欲解时	现代时间
太阳病	从巳至未上	上午 9 时 – 下午 3 时
阳明病	从申至戌上	下午 3 时 – 下午 9 时
少阳病	从寅至辰上	上午 3 时 – 上午 9 时
太阴病	从亥至丑上	下午 9 时 – 上午 3 时
少阴病	从子至寅上	下午 11 时 – 上午 5 时
厥阴病	从丑至卯上	上午 1 时 – 上午 7 时

先说从太阳到太阴的"四经",其"欲解时"包括了一天时间而没有重复,各主 6 个小时。这四个时段,若从《黄帝内经》的理论理解,接近于《素问·金匮真言论》篇所说的:"阴中有阴,阳中有阳。平旦至日中,天之阳,阳中之阳也;日中至黄昏,天之阳,阳中之阴也;合夜至鸡鸣,天之阴,阴中之阴也;鸡鸣至平旦,天之阴,阴中之阳也。故人亦应之。"

这一种将一天分割成四段时间的方法,与首"四经"欲解时的概念相近,但《内经》的时段分割方法与"欲解时"的时间理论略有不同,例如"阳中之阳"是以"日中"为分割点,但是太阳病的欲解时则以"日中"为中间点,可理解《伤寒论》与《内经》的时间分割差距 3 小时。若以这种"阴中有阴,阳中有阳"的分类方法来理解"欲解时",亦当为合适。

太阳病的欲解时属"阳中之阳"。在上午 9 时到下午 3 时,经过一天的正午时间,是一天之中阳气最为隆盛的时间。由于太阳病的正邪交争病位在表,是外感病的最初浅阶段,在自然界阳气最盛之时,人亦应之,人之阳气亦在表,最能抗邪而自愈。

阳明病的欲解时属"阳中之阴"。在下午 3 时到下午 9 时,经过了一天之中阳气最隆盛的时间之后,阳气逐渐衰减。由于阳明病是以胃实热证为特点,病位在胃而不在表,假若正午之时则正气在外而未能助中焦抗邪。因此,阳明病的最佳病愈时间,当在自然界阳气稍减而人体阳气在中在胃之时，即下午至黄昏的时间，助胃中正气抗邪，且由于阳气逐渐减弱而不助邪热。

少阳病的欲解时属"阴中之阳"。在上午3时到上午9时，经过了一天之中阴气最隆盛的时间之后，阳气逐渐增长。由于少阳病是以胃虚而虚热上炎为特点，正邪交争较弱，假若在正午之时则阳气在外而使虚热上炎加重，假若在下午则如阳明病的欲解时，但因阳气逐渐消减而不能助正气恢复，假若在夜半更因阴气隆盛而未助胃虚抗邪。因此少阳病的最佳病愈时间，当在自然界阳气逐渐逐渐生长，而又未到达阳气隆盛之时，即凌晨至上午的时间，此时相对于下午的阳明病欲解时，阳气在中在胃、而不在表在里（下焦），则能助胃虚恢复而又不助虚热上炎。

太阴病的欲解时属"阴中之阴"。在下午9时到上午3时，经过一天的午夜时间，当属一天之中阴气最为隆盛的时间，亦即阳气最为潜藏之时，阳气在里在下焦。由于太阴病是以脾胃俱虚的中焦虚寒证为特点，正气难以抗邪，在午夜则阳气潜藏于下焦，则能有助中焦脾胃正气抗邪。

接着讨论三阴病的欲解时。其中少阴病与厥阴病的欲解时与少阳病有所重复，反映了自阳明以后，少阳病到三阴病的"四经"均是以正气偏虚为特点，故此其病愈时间，皆在夜半以后至上午阳气初生之时。

少阴病的欲解时接近于"阴中之阳"而阳气始生。在下午11时到上午5时，相较太阴病的欲解时延后2小时（一时辰），在《金匮要略》一篇8条说："甲子夜半少阳起，少阴之时阳始生，天得温和。"在《伤寒论》30条又说："言夜半手足当温……夜半阳气还。"在午夜子时（晚上11时至凌晨1时）开始，属于少阴病的欲解时，这时候阳气始生。由于少阴病是以下焦的气血亏虚为病机特点，其阳气虚衰较太阴病为重，太阴病并非下焦亏虚，阳气偏虚为轻，因此太阴病能够在午夜阳气"未生"时开始欲解，而少阴病的正气亏虚，同样需要在夜半阳气潜藏在下焦，但必须在阳气"始生"之时才能抗邪而愈。

厥阴病的欲解时亦接近于"阴中之阳"而阴气仍重。在上午1时到上午7时，相较少阴病的欲解时延后2小时（一时辰），又相较太阴病的欲解时延后4小时（二时辰），上午1时开始，即是夜半子时过后，阳气较少阴病欲解时稍增。由于厥阴病同样以下焦的气血亏虚为病机特点，而厥阴病的下焦亏虚较少阴病更重，因此厥阴病的欲解时，需要较少阴病的欲解时阳气更多的时间；另一方面，厥阴病有虚热上炎、热在上焦的病机，此一病机特点与少阳病相约，但是假若到了少阳病的欲解时（上午3时到上午9时），即厥阴病的欲解时再延后2小时，则阳气已逐渐从下焦升发到中焦，一方面并不能助厥阴病的下焦阳气恢复而抗邪，另一方面又怕阳气上升而使厥阴病的虚热上炎加重，又或诱发厥阴病的"气上冲"。因此厥阴病的欲解时最为复杂而特殊，必须在夜间凌晨时分，阳气仍在里，且阳气渐生的时间。

三阴病的"欲解时"，与三阴病的"中风"条文相符合。在三阴病中，各经病均有一条"中风"条文，其写作体例特殊，均是以"为欲愈"作结，与三阴病的欲解时条文相对偶。三条条文分别是：274条："太阴中风，四肢烦疼，阳微阴涩而长者，为欲愈。"290条："少阴中风，脉阳微阴浮者，为欲愈。"以及327条："厥阴中风，脉微浮为欲愈；不浮为未愈"。这三条条文，是指在三阴病的基础上感受风邪，假若要正气胜邪而自愈，则可从脉象作判断，若将三条文综合分析，则能发现其规律。太阴病中风的欲愈脉象是"阳微阴涩"，即是寸脉微而尺脉涩，单就这种脉象，或许难以理解为何如此气血亏虚之脉仍能抗邪自愈，但再参少阴病的脉象，则是"脉阳微阴浮"，与太阴同样是"寸微"，但是少阴的特点则是"尺浮"才能够欲愈，再看厥阴更需要"寸尺皆微浮"，最后还强调一句"不浮为未愈"，可知三阴病的欲愈特点，与欲解时所强调的一致，是由于太阴病正气偏虚而不甚虚，因此脉象"微涩"正是如太阴病欲解时在夜半的特点；少阴病正气亏虚，则欲愈则需要阳气始生，故尺脉见浮；厥阴病正气虚甚，若欲愈则需要阳气渐生，故脉象整体见浮，才能反映正气抗邪自愈。

3."欲解时"理论反映人体阳气在"表里三焦"的时间规律

从上一节所讨论的"欲解时"规律，其理论实际上是以自然界的阳气盛衰，与人体的阳气在表在里的规律相应。若以人体的阳气理论而言，在日间正午之时则阳气在表在上焦，相反夜半午夜之时则阳气在里在下焦，若在下午或上午之时则阳气在中在胃。

"阳气"三焦表里不同部位理论，在《伤寒论》中可找到不少例证。如在46条的麻黄汤证说"所以然者，阳气重故也"，又如48条说："设面色缘缘正赤者，阳气怫郁在表，当解之熏之。"这两条属于太阳病邪气郁滞在表较重，张仲景则称之为"阳气重"、"阳气怫郁在表"，显然太阳病的特点是以阳气在表、正邪交争为特点。另在《伤寒论》112条说："病人脉数。数为热，当消谷引食。而反吐者，此以发汗，令阳气微，膈气虚，脉乃数也。"这一条所说的"阳气微，膈气虚"，实际上是指胃虚而客气上逆之证，亦即少阳病的病机特点，而张仲景直接将"胃虚"写成"阳气微"，可知两者概念相同。还看《伤寒论》337条说的"凡厥者，阴阳气不相顺接"，而在342条更说："伤寒厥四日，热反三日，复厥五日，其病为进。寒多热少，阳气退，故为进也。""厥"属于下焦阴阳俱虚之证，而假如出现发热日数较少，反映下焦的阳气不足，张仲景称之为"阳气退"。由此观之，"阳气"的理论贯穿在表里三焦，阳气在各部位具有不同功能，符合张仲景的三焦营卫理论，认为三焦有通行阳气的功能。

人体的阳气能够随着自然界的阳气变化，出入表里三焦。参《辨脉法》说："问曰：凡病欲知何时得？何时愈？答曰：假令夜半得病，明日日中愈；日中得病，夜半愈。何以言之？日中得病，夜半愈者，以阳得阴则解也；夜半得病，明日日中愈者，以阴得阳则解也。"本条指出了两种得病与病愈的情况，而若从"欲解时"的机理反过来解释，"日中愈"的病相当于"太阳病"的欲解时，其病之所以在"夜半得病"，是由于太阳病本身正气未虚，日中之时阳气在外抗邪并不能得病，而相对而言夜半阳气入里而不在表，故此太阳病多在夜半始得，这里说的"阴得阳则解"，即是指正气在里（阴）、表气偏虚而感受邪气，假若在人体表气旺盛的时间（阳），则能抗邪而解，是故在日中愈。另一种情况，"夜半愈"则相当于"太阴病"的欲解时，其病之所以"日中得病"，是由于太阴病正气偏虚但不甚虚，正气在里之下焦，因此在夜半之时阳气亦在内，故此能抗邪而不得病，假若在日中之时人体阳气在外，则里气相对偏虚而能得病，这里说的"阳得阴则解"，是指正气在外（阳）、里气偏虚而感受邪气，假若在人体里气充足之时（阴），则能抗邪而解，是故在夜半愈。

在《辨脉法》中还有另外一条讨论到阳气出入表里三焦的条文，说："夏月盛热，欲着覆衣；冬月盛寒，欲裸其身。所以然者，阳微则恶寒，阴弱则发热。此医发其汗，令阳气微，又大下之，令阴气弱。五月之时，阳气在表，胃中虚冷，以阳气内微，不能胜冷，故欲着覆衣；十一月之时，阳气在里，胃中烦热，以阴气内弱，不能胜热，故欲裸其身。"本条亦讨论了两种病情，一种为"夏月盛热，欲着覆衣"，原因是夏季的时候，阳气在表，故此使"胃中虚冷"，下焦阳气内微，五月的时候则相对于"太阳病"的欲解时，由于阳气在表，则相对在内的阳气不足；相反见"冬月盛寒，欲裸其身"的原因，是由于冬季的时候，阳气在下焦，因而胃中生热，十一月的时候则相对于"太阴病"的欲解时，由于阳气在下焦，故此能助中焦脾胃抗邪而自愈。

从上文《辨脉法》的文字可知，"欲解时"除了可理解为一天的不同时间外，亦与一年中四季的时间相应。故在一年的某个季节之中，例如春季得少阳病较容易痊愈，夏三月得太阳病较容易痊愈，秋季得阳明病较易痊愈，冬季得太阴病较容易痊愈。当然，从《伤寒论》的写作体例来看，由于外感病疾病发展迅速，而且在《伤寒论》原文中多有"夜半"、"日中"、"旦日"等的术语，可知"欲解时"是指一天的时间，而四季的"欲解时"观点则是在张仲景的理论基础上有所发挥。

总而言之，六经"欲解时"的理论，实际上是张仲景"三焦营卫"理论的延伸，将三焦的阳气与自然界的阳气相结合，是在《内经》天人相应的基础上结合"六经"学说而有所发展。

4. "欲解时"目的在判断疾病预后

明确了"欲解时"的理论基础后，最后讨论张仲景提出"欲解时"的意义。

在《伤寒论》中不少"欲解"的条文，目的均在于凭脉证以判断预后，再考虑下一步的诊断治疗。如在 23 条说的"脉微缓者，为欲愈也"，这条即是凭脉判断欲愈；41 条说的"服汤已，渴者，此寒去欲解也"，此条即凭服药后见"渴"，以说明服药后的获效反应；110 条说"大热入胃，胃中水竭，躁烦必发谵语；十余日振栗自下利者，此为欲解也"，在胃中水竭之证却见"振栗自下利"，反映津液得复而能正气抗邪，故能欲愈；140 条说"太阳病，下之，其脉促，不结胸者，此为欲解也"，太阳病误下后可成结胸之证，假如不结胸而见"脉促"，反映正气意欲抗邪而病欲解。以上条文均是凭脉与证判断预后，疾病向愈是正气恢复的佳兆，反映正气不虚，抑或治疗得宜。又或如《伤寒论》208 条的情况："阳明病，脉迟，虽汗出不恶寒者，其身必重，短气，腹满而喘，有潮热者，此外欲解，可攻里也。"本条首先见"不恶寒"，其后见"潮热"，反映外证欲解，即将可改用攻下之法以治本，故此得知表邪欲解，是判断进一步治疗的重要条件。除此以外，假若凭脉证判断为"未解"，则需要考虑如何进一步治疗，如 23 条说："面色反有热色者，未欲解也……宜桂枝麻黄各半汤。"42 条说："外证未解，脉浮弱者，当以汗解，宜桂枝汤。"43 条说："下之微喘者，表未解故也，桂枝加厚朴杏子汤主之。"又如 78 条说："大下之后，身热不去，心中结痛者，未欲解也，栀子豉汤主之。"如此"未解"的例证还有不少，恕不逐一列举。因此，凭脉证判断病情是"欲解"抑或"未解"，类似于判断病情是否"传变"的情况，是对于病情下一步发展的预后判断。

　　至于"欲解时"的条文，则属于"脉证"以外另一种判断预后的方法，透过一天的时间来作判断，是考虑天人相应关系的思想，将人体的阳气与自然界相结合。在《伤寒论》中最典型的例子如在30条说的"师曰：言夜半手足当温，两脚当伸"，又如332条说的"后日脉之，其热续在者，期之旦日夜半愈"等，显然是以时间判断疾病预后的方法，而且对于疾病"欲解时"的验证，又可进一步确定诊断是否正确。"欲解时"是张仲景对于疾病本质掌握以后，对疾病的发展作出准确的判断，是中医"上工治未病"、"顺应四时"、"见微知著"的具体体现。故此《伤寒论》中"欲解时"的理论，应当给予十分重视，是将六经理论与四时天人相应的重要桥梁，亦是仲景学说临床应用的高级理论。

五、结语

　　本文对《伤寒论》的六经理论作一全面总结，提出了"三焦营卫伤寒说"的新说，此一理论能够完满解释六经的理论，解决历来多种不同六经学说的纷争，清晰说明了张仲景所创制的"六经"理论，有别于《黄帝内经》中的学术思想。

　　透过本书对仲景学说的大量重新考证、正本清源，还原仲景原意，对于从古至今"六经"理论的千古悬案，本书提出了充分而客观的证据，真正让张仲景自己解释自己。

　　由于仲景学说仍有大量内容尚未挖掘，透过本书所展示的研究方式，能替仲景学说的未来发展提供一种新思路、新方法，冀能抛砖引玉，促进当代仲景学说研究更进上一层。

参 考 文 献

1. 汉·张仲景. 仲景全书（赵开美翻刻宋版影印）. 北京：中医古籍出版社，1997.

2. 金·成无己. 注解伤寒论（影印版）. 北京：人民卫生出版社，1956.

3. 汉·张仲景. 金匮玉函经（影印本）. 北京：人民卫生出版社，1955.

4. 张仲景著∥李顺保校注. 金匮玉函经. 北京：学苑出版社，2005.

5. 钱超尘校注. 唐本伤寒论，北京：中国医药科技出版社，1994.

6. 汉·张仲景∥日·户上玄斐重校. 康治本伤寒论（影印本）. 北京：中医古籍出版社，1982.

7. 汉·张仲景. 古本康平伤寒论. 上海：千项堂书局，1947.

8. 梁永宣校注. 元邓珍本新编金匮方论校注. 学苑出版社，2009.

9. 山东中医学院，河北医学院校释. 黄帝内经素问校释（上、下册）. 人民卫生出版社，1982.

10. 山东中医学院，河北医学院校释. 灵枢经校释（上、下册）. 人民卫生出版社，1982.

11. 马继兴. 神农本草经辑注. 北京：人民卫生出版社，1995.

12. 晋·王叔和. 脉经（影印本）. 北京：人民卫生出版社，1956.

13. 福州市人民医院校释. 脉经校释（第二版）. 北京：人民卫生出版社，2009.

14. 南京中医学院校释. 难经校释（第二版）. 北京：人民卫生出版社，2009.

15. 秦越人. 难经集注. 北京：人民卫生出版社，1956.

16. 华佗. 中藏经. 北京：学苑出版社，2007.

17. 钱超尘主编∥黄作阵校注. 中藏经校注. 北京：学苑出版社，2008.

18. 唐·孙思邈. 千金翼方. 北京：人民卫生出版社，1955.

19. 清·吴鞠通．温病条辨．北京：人民卫生出版社，2005.

20. 熊曼琪．伤寒学．北京：中国中医药出版社，2003.

21. 梅国强．伤寒论讲义．北京：人民卫生出版社，2003.

22. 李培生．伤寒论讲义．上海：上海科学技术出版社，1985.

23. 范永升．金匮要略．北京：中国中医药出版社，2003.

24. 黄仰模．金匮要略讲义．北京：人民卫生出版社，2003.

25. 李克光．金匮要略讲义．上海：上海科学技术出版社，1985.

26. 孟如．金匮要略选读．上海：上海科学技术出版社，1997.

27. 邓中甲．方剂学．北京：中国中医药出版社，2003.

28. 周仲瑛．中医内科学．北京：中国中医药出版社，2003.

29. 郝万山．郝万山伤寒论讲稿．北京：人民卫生出版社，2008.

30. 熊曼琪．伤寒论（中医药学高级丛书）．北京：人民卫生出版社，2000.

31. 刘渡舟．伤寒论讲解．北京：光明日报出版社，1987.

32. 刘渡舟．伤寒论临证指要．北京：学苑出版社，1999.

33. 陈亦人．伤寒论求是．北京：人民卫生出版社，1987.

34. 陈亦人．伤寒论译释（第三版）．上海：上海科学技术出版社，1992.

35. 李克绍．伤寒百问．济南：山东科学技术出版社，1985.

36. 钱超尘．伤寒论文献通考．北京：学苑出版社，1993.

37. 裴永清．伤寒论临床应用五十论．北京：学苑出版社，1995.

38. 张效霞．脏腑真原．北京：华夏出版社，2010.

39. 张纲．中医百病名源考．北京：人民卫生出版社，1997.

40. 吴敦序．中医基础理论．上海：上海科学技术出版社，1999.

41. 谷衍奎．汉字源流字典．北京：语文出版社，2008.

42. 汉语大词典编纂处．康熙字典（标点整理本）．上海：汉语大词典出版社，2007.

43. 宗福邦，陈世铙，萧海波．故训汇纂．北京：商务印书馆，2003.

44. 夏征农．辞海（彩图本）．上海：上海辞书出版社，1999.